邱宇清◎编著

最新月子营养护理 1000问

ZUIXIN YUEZI YINGYANG HULI
1000 WEN

陕西出版传媒集团
陕西科学技术出版社

图书在版编目（CIP）数据

最新月子营养护理1000问/邱宇清编著. —西安：陕西科学技术出版社，2014.10
ISBN 978-7-5369-6253-8

Ⅰ. ①最… Ⅱ. ①邱… Ⅲ. ①产妇—妇幼保健—问题解答 Ⅳ. ①R714.6-44

中国版本图书馆CIP数据核字（2014）第217094号

最新月子营养护理1000问

出 版 者	陕西出版传媒集团　陕西科学技术出版社
	西安北大街131号　邮编　710003
	电话（029）87211894　传真（029）87218236
	http：//www.snstp.com
发 行 者	陕西出版传媒集团　陕西科学技术出版社
	电话（029）87212206　87260001
印　　刷	三河市南阳印刷有限公司
规　　格	710mm×1000mm　16开本
印　　张	26.25
字　　数	400千字
版　　次	2015年1月第1版
	2015年1月第1次印刷
书　　号	ISBN 978-7-5369-6253-8
定　　价	29.80元

版权所有　翻印必究

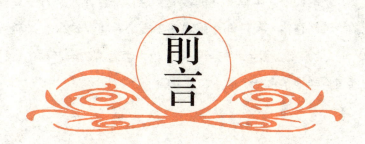

月子的重要性不言而喻，困扰新妈妈的不是坐月子，而是怎样健康地坐月子。是听从老一辈的经验之谈，还是相信科学的新观点？月子里到底能不能刷牙、洗头、洗澡？是不是必须完全卧床1个月？食物中是不是一点盐都不能加？患上产后抑郁症该怎么办？……

除了照顾新妈妈，宝宝的养育问题同样让人棘手。小宝宝带给父母的固然是难以言表的喜悦，可随之附赠的烦恼同样令人头疼。小小的、软软的、尚且不会开口说话的小宝宝，到底该如何给他最好的照料？各种问题接踵而来，常常令新爸爸妈妈手忙脚乱、不知所措，有一种爱很多，却不知道如何给予的感觉。

本书是一本有关坐月子常识的书籍。书中内容真实详尽，由国内权威孕产专家联合主编，从月子营养、月子护理两方面，为新爸妈详细梳理了他们想知道的、不知道的以及应该知道的各种知识，对新妈妈的孕产全程做了系统的科学指导。针对新妈妈最常问的1000个问题，采取问答的形式进行了详细的解答。书中的每一个问题，都是新妈妈生活的真实写照。内容渗透到怀孕全程的每个细微之处，不但详细地给新妈妈讲述了坐月子期间怎么吃、坐月子期间怎么护理、产后常见疾病怎样调养的问题，还讲述了怎么喂养新生儿、如何护理新生儿等实用、易操作的知识。新爸爸新妈妈只要了解了相关知识，掌握了正确的护理方法，就会发现，坐好月子很轻松，照顾新生儿也没有想象中那么难。

全书语言通俗、配图精美、图文相得益彰、互为补充，力求让每一位新妈妈在获得知识的同时，也享受到阅读的美感，从容面对坐月子和养育新生儿中出现的种种问题，实用性非常强。编者衷心希望，这本《最新月子营养护理1000问》能带给读者全新的孕产知识，为读者解决孕产期的各种疑难问题，帮助读者科学地孕育一个健康、可爱的宝宝。

编　者

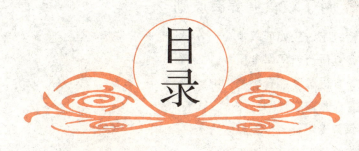

Part 1 月子营养篇

第一章 坐好月子，营养是关键

第1节 月子里不可或缺的营养素 ... 003

为什么蛋白质对新妈妈有益 ... 003
为什么脂肪对新妈妈有益 ... 004
为什么糖类对新妈妈有益 ... 005
为什么叶酸对新妈妈有益 ... 005
为什么钙对新妈妈有益 ... 006
为什么铁对新妈妈有益 ... 007
为什么锌对新妈妈有益 ... 008
为什么维生素 A 对新妈妈有益 ... 009
为什么维生素 B_{12} 对新妈妈有益 ... 009
为什么维生素 C 对新妈妈有益 ... 010
为什么维生素 D 对新妈妈有益 ... 010
为什么维生素 K 对新妈妈有益 ... 011

第2节 月子饮食调养有原则 012

- 月子传统吃法应如何取舍 012
- 哪些食物适合新妈妈食用 012
- 月子饮食进餐顺序有哪些讲究 013
- 产后补血食谱有哪些 013
- 新妈妈每天需要多少热量供给 015
- 月子饮食为何要营养均衡 015
- 月子饮食为何要少量多餐 016
- 新妈妈饮食为何以稀软为宜 016
- 新妈妈饮食为何要多豆少油 017
- 新妈妈饮食为何要菜品多样 017
- 剖宫产新妈妈饮食要点有哪些 019
- 为什么新妈妈应按体质进补 020
- 产后瘦身有哪些饮食原则 021
- 月子吃水果的要诀有哪些 021
- 月子饮食为何要杂又要精 022
- 哪些食物滋补效果胜过阿胶 022
- 为什么月子期新妈妈一人吃两人补 024
- 坐月子喝水有什么讲究 024
- 糖尿病新妈妈怎么吃 025
- 高血压新妈妈怎么吃 028
- 乙肝新妈妈怎么吃 030

第3节 月子饮食禁忌 033

- 月子期间为什么要少吃盐 033
- 月子期间为什么不宜盲目忌口 033
- 产后为什么忌马上服用人参 034
- 产后为什么不要急着喝"催奶汤" 034
- 月子期间为什么少食味精为妙 035
- 月子期间为什么忌马上节食 035
- 月子期间为什么忌常喝茶水 036

目录 CONTENTS

为什么产后忌立即吃老母鸡 ······ **036**
为什么不宜长时间喝红糖水 ······ **037**
月子期间为什么忌喝浓汤 ······ **038**
月子期间为什么忌大吃特吃 ······ **038**
月子期间为什么忌吃麦乳精 ······ **038**
新妈妈为什么要忌喝酒 ······ **038**
月子期间为什么要少吃巧克力 ······ **039**
月子期间为什么凉菜、冷饮忌贪多 ······ **039**
月子期间为什么忌多吃鸡蛋 ······ **040**
月子期间为什么忌大量进食滋补药膳 ······ **040**
为什么产后忌马上喝姜汤 ······ **041**
为什么产后忌吃油炸食品 ······ **041**
为什么月子期间忌吃辛辣食物 ······ **041**
为什么产后忌多喝黄酒 ······ **041**
为什么月子饮食忌长期加料酒 ······ **042**

第4节 哪些食材适宜月子调养 ······ **043**

为什么小米对产妇有益 ······ **043**
为什么芝麻对产妇有益 ······ **043**
为什么玉米对产妇有益 ······ **044**
为什么糯米对产妇有益 ······ **044**
为什么黑豆对产妇有益 ······ **045**
为什么黄豆对产妇有益 ······ **045**
为什么花生对产妇有益 ······ **045**
为什么红枣对产妇有益 ······ **046**
为什么黄豆芽对产妇有益 ······ **046**
为什么莲藕对产妇有益 ······ **047**
为什么黄花菜对产妇有益 ······ **047**
为什么西芹对产妇有益 ······ **047**
为什么海带对产妇有益 ······ **048**
为什么丝瓜对产妇有益 ······ **048**

为什么胡萝卜对产妇有益	048
为什么莴笋对产妇有益	049
为什么鸡蛋对产妇有益	049
为什么牛奶对产妇有益	049
为什么黑木耳对产妇有益	050
为什么鸡肉对产妇有益	050
为什么猪蹄对产妇有益	051
为什么鲫鱼对产妇有益	051
为什么鲤鱼对产妇有益	052
为什么榴莲对产妇有益	052
为什么苹果对产妇有益	052
为什么木瓜对产妇有益	053
为什么香蕉对产妇有益	053
为什么山楂对产妇有益	053
为什么橘子对产妇有益	054
为什么葡萄对产妇有益	054
为什么橙子对产妇有益	054
为什么麻油对产妇有益	055
为什么姜对产妇有益	055

第二章　月子四阶段营养饮食方案

第1节　0~7天，恢复元气，促进新陈代谢　056

为什么第1周饮食以清为主	056
为什么第1周以利水消肿为重点	057
如何吃好产后第1餐	057
剖宫产新妈妈怎样吃好第1餐	058
产后第1周适宜吃哪些食物	058
产后第1周饮食为何宜开胃而不宜滋补	062

CONTENTS 目录

如何吃好产后第 2 餐 ································ 063
如何吃好产后第 3 餐 ································ 063
产后第 2 天怎么吃 ···································· 064
产后第 3 天怎么吃 ···································· 064
产后 3 ~ 5 天的饮食原则有哪些 ··············· 065
产后 6 ~ 7 天的饮食原则有哪些 ··············· 065
本阶段调理食谱有哪些 ···························· 066

第 2 节 8 ~ 14 天，调理气血，刺激乳汁分泌 ··· 074

产后第 2 周饮食怎样以补血为要务 ········· 074
新妈妈如何通过饮食促进母乳 ················· 074
尽早开奶有什么好处 ······························· 075
月子餐的烹饪要点有哪些 ························ 075
怎样搭配月子饮食 ··································· 076
本阶段调理食谱有哪些 ···························· 076

第 3 节 15 ~ 28 天，改善体质，充分调养身体 ··· 085

本阶段的饮食原则是什么 ························ 085
怎样在本阶段饮食中强健骨骼 ················· 086
怎样在本阶段饮食中滋养进补 ················· 086
为什么说不是所有新妈妈都需要药膳调理 ··· 087
春季新妈妈怎样吃 ··································· 087
夏季新妈妈怎么吃 ··································· 089
秋季新妈妈怎么吃 ··································· 092
冬季新妈妈怎么吃 ··································· 095
本阶段调理食谱有哪些 ···························· 098

第 4 节 29 ~ 42 天，最后阶段，恢复昔日风采 ··· 106

为什么本阶段饮食以增强免疫力为重点 ··· 106
为什么本阶段饮食以补充膳食为重点 ······ 106
怎样做到产后不挑食 ······························· 107
为什么要调整进餐顺序 ···························· 108

新妈妈防辐射应怎样吃 ……………………………… 108
哪些食材有利于产后瘦身 ……………………………… 109
本阶段调理食谱有哪些 ………………………………… 111

第三章 产后问题，药膳调理

第1节 月子滋补常用药材 …………………………… 119

为什么党参适用于月子滋补 …………………………… 119
为什么沙参适用于月子滋补 …………………………… 119
为什么枸杞子适用于月子滋补 ………………………… 120
为什么桂圆适用于月子滋补 …………………………… 120
为什么肉桂适用于月子滋补 …………………………… 121
为什么莲子适用于月子滋补 …………………………… 121
为什么芡实适用于月子滋补 …………………………… 121
为什么阿胶适用于月子滋补 …………………………… 122
为什么黄芪适用于月子滋补 …………………………… 122
为什么当归适用于月子滋补 …………………………… 122

第2节 甩掉月子病，药膳来帮忙 ………………… 123

产后恶露不尽的调理药膳有哪些 ……………………… 123
产后水肿的调理药膳有哪些 …………………………… 125
产后腹痛的调理药膳有哪些 …………………………… 127
产后便秘的调理药膳有哪些 …………………………… 128
产后贫血的调理药膳有哪些 …………………………… 130
产后食欲不振的调理药膳有哪些 ……………………… 131
产后盗汗的调理药膳有哪些 …………………………… 132
产后失眠的调理药膳有哪些 …………………………… 133
产后脱发的调理药膳有哪些 …………………………… 134
产后乳腺炎的调理药膳有哪些 ………………………… 136
产后抑郁症的调理药膳有哪些 ………………………… 137

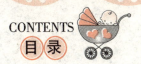

Part 2 月子护理篇

第一章 树立科学健康的月子观

第 1 节 话说月子 ……… 141

为什么要坐月子 ……… 141
坐月子要多久 ……… 142
春季坐月子要注意什么 ……… 143
夏季坐月子要注意什么 ……… 144
秋季坐月子要注意什么 ……… 146
冬季坐月子要注意什么 ……… 147
中医是如何看待月子的 ……… 148
西医是如何看待月子的 ……… 150
西方是怎样坐月子的 ……… 150
传统坐月子与现代坐月子有哪些区别 ……… 151

第 2 节 盘点坐月子的方式 ……… 154

家人照顾坐月子有哪些利弊 ……… 154
在婆家或娘家坐月子有哪些优劣之处 ……… 155
怎样请个合格的月嫂 ……… 156
坐月子中心的服务项目有哪些 ……… 157
月子护士的服务内容包括哪些 ……… 157
保姆照顾坐月子有哪些优劣之处 ……… 158
与月嫂相处的原则有哪些 ……… 158
哪些机构提供月嫂服务 ……… 160

第二章 月子里的日常生活护理

第1节 产后母体的变化与恢复 ... 161

- 产后腹部为什么有些松弛 ... 161
- 产后乳房有哪些变化 ... 162
- 产后如何护理好乳房 ... 162
- 产后内分泌为何会发生变化 ... 163
- 产后阴道为何会松弛 ... 164
- 产后为何会有子宫复旧不良 ... 164
- 子宫恢复的运动有哪些 ... 165
- 产后血液循环系统有哪些变化 ... 165
- 产后腹壁、皮肤有哪些变化 ... 166
- 产后为何容易尿失禁 ... 166
- 产后子宫有哪些变化 ... 166
- 产后骨盆肌肉有哪些变化 ... 167
- 新妈妈骨盆恢复有哪些方法 ... 168
- 产后为何会腰腿痛 ... 169
- 会阴侧切后的伤口怎样护理 ... 169
- 顺产后何时下床为好 ... 170
- 自然分娩后24小时怎样护理 ... 170
- 产后2小时为何要重点观察 ... 172
- 剖宫产后24小时怎样护理 ... 172
- 如何做好剖宫产的心理恢复 ... 173
- 剖宫产术后疤痕有什么特点 ... 174
- 疤痕护理应注意哪些事项 ... 174
- 剖宫产后复原操怎么做 ... 175
- 如何纠正乳头内陷 ... 176
- 怎样治疗乳头皲裂 ... 176
- 产后私处怎样护理 ... 177

第 2 节 月子里的生活保健 ... 178

产后为什么要进行检查 ... 178
产后检查的项目有哪些 ... 179
月子休养环境有什么要求 ... 179
坐月子需要完全卧床吗 ... 181
为什么早活动益处多 ... 181
坐月子为何不能捂 ... 182
产后还需要做好避孕吗 ... 183
产后头几天为什么会头晕 ... 183
产后到底是宜静还是宜动 ... 184
产后运动要遵循什么原则 ... 185
顺产后多久可以开始运动 ... 185
产后运动有什么禁忌 ... 186
为什么新妈妈不宜睡过软的床 ... 186
月子期新妈妈内衣怎么穿 ... 187
坐月子衣服换洗有什么讲究 ... 187
产后什么时候开始绑束腹带 ... 188
束腹带可以帮助新妈妈恢复体形吗 ... 188
使用腹带不当有什么危害 ... 189
什么是正确的腹带绑法 ... 189
月子期间睡眠有什么讲究 ... 189
新妈妈睡眠不好怎么办 ... 190
月子期间坚持梳头有什么益处 ... 192
新妈妈洗澡应注意哪些细则 ... 192
坐月子如何正确洗头 ... 193
月子期间怎样护理牙齿 ... 194
坐月子能不能碰凉水 ... 195
月子期间为什么不能忽视口腔卫生 ... 196
月子期间如何保持乳房清洁 ... 197

月子期间能不能穿高跟鞋	197
坐月子能吹电扇、开空调吗	198
新妈妈吹电扇、开空调需注意什么	199
坐月子能看书、看电视或上网吗	199
看书、看电视、上网需注意什么	200
坐月子亲友探望要注意什么	200
月子期间怎样科学用眼	201
坐月子常用热水泡脚有哪些益处	202
宫内节育器对身体有害吗	202

第3节 远离抑郁，重拾美丽心情 204

为什么新妈妈产后易抑郁	204
产后抑郁如何预防	205
如何平衡工作与育儿的矛盾	206
缓解焦虑的饮食法有哪些	207
什么是产后抑郁症	209
赶走产后抑郁有哪些方法	209
如何打造产后好心情	210
爸爸可以做些什么	212
如何处理好婆媳关系	212
怎样给自己尽可能多的积极暗示	213
如何解决与长辈的分歧	214
家人如何给予新妈妈最贴心的照顾	214
为何说月子里爱发脾气很正常	216
如何缓解剖宫产后的忧虑	216
为什么冥想能让心灵净化	217
为什么说睡眠是调整情绪的最佳方式	218
担心身材走形怎么办	219
新妈妈如何自测产后抑郁症	219
产后操，让心情更美丽	220

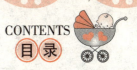

第4节 为重温"性"福生活做准备 ... 223

- 为何说哺乳期避孕安全系数低 ... 223
- 产后多久能进行性生活 ... 224
- 怎样使产后性生活更和谐 ... 224
- 产后最佳避孕方法是什么 ... 225
- 为何产褥期不宜过性生活 ... 226
- 为什么第一次亲密接触要小心 ... 227
- 产后月经要多久才能恢复 ... 227
- 剖宫产后怎样避孕 ... 228
- 产后性生活误区有哪些 ... 228
- 产后性冷淡有哪些原因 ... 229
- 如何纠正产后的性冷淡 ... 230

第三章 找回曾经的那份美丽

第1节 胸部护理,依旧做"挺"女人 ... 232

- 防止乳房下垂有哪些注意事项 ... 232
- 为什么乳房健美不宜放弃母乳喂养 ... 233
- 如何穿出胸部的曲线魅力 ... 233
- 哺乳期妈妈如何巧选文胸 ... 234
- 如何哺乳乳房不变形 ... 235
- 为何说喂奶使乳房"再发育" ... 236
- 乳房萎缩的原因有哪些 ... 237
- 如何防止乳房萎缩 ... 237
- 产后丰胸操如何做 ... 238
- 产后乳房保健按摩如何做 ... 239

第2节 呵护肌肤,恢复美丽容颜 ... 241

- 产后毛孔粗大如何处理 ... 241

肌肤的类型有哪几种	242
产后化妆有什么原则	243
产后如何正确使用化妆水	244
如何选择适合自己的洗面奶	245
如何修复新妈妈粗糙的皮肤	246
新妈妈肤色灰暗怎么办	246
新妈妈皮肤护理有哪几项内容	247
新妈妈皮肤护理要点是什么	248
如何消除眼睑水肿	248
额头的化妆方法有哪些	249
去黑头妙招有哪些	250
怎样吃掉孕期黄褐斑	250
如何让你远离眼部皱纹	251
如何赶走"蝴蝶斑"	252
怎样预防皮肤干燥	253
新妈妈如何做好面部护理	254

第3节 腹部运动,重现小蛮腰 256

大肚腩如何变成平坦小腹	256
如何科学使用束腹带	257
减腹运动如何做	258
如何淡化腹部妊娠纹	259
如何去除产后腹部疤痕	259
怎样锻炼腹部肌肉	260
什么是海盐按摩平腹法	261
睡觉时如何瘦小腹	261
精油按摩如何去除肚腩	261
办公桌前的瘦腹运动如何做	262

第4节 重塑身材,打造S型曲线 264

| 产后瘦身的有效时段 | 264 |
| 产后护腰有哪些细节 | 265 |

护腰技巧有哪些 ……………………………………… 266
产妇如何恢复苗条体形 …………………………… 266
胸、背、腰部如何保健 …………………………… 267
产后 10 天如何塑造美臀 ………………………… 268
产后如何做美腿操 ………………………………… 269
新妈妈如何做臀部减肥操 ………………………… 270
新妈妈如何做臀部塑形操 ………………………… 271
如何塑造完美的腰臀比例 ………………………… 272
塑造纤细双臂的绳操如何做 ……………………… 273
如何做消除手臂脂肪健身操 ……………………… 274
怎样恢复昔日秀美双手 …………………………… 274
如何"压出"美腿 ………………………………… 275
产后减肥有哪些注意事项 ………………………… 276
产后减肥常识有哪些 ……………………………… 277
如何让脚部更健美 ………………………………… 278
为何慎做脂肪抽吸术 ……………………………… 279
为何血型不同,瘦身有别 ………………………… 280

第四章　月子疾病调养

第 1 节　产后疾病预防 …………………………… 282

为什么要按时做产后体检 ………………………… 282
产后检查有哪些要注意的 ………………………… 283
如何预防产后痔疮 ………………………………… 284
如何防治产后便秘 ………………………………… 285
如何预防肛裂 ……………………………………… 286
怎样预防产后血栓 ………………………………… 288
怎样预防产后结核病 ……………………………… 288
产后如何预防感冒 ………………………………… 289

如何预防产后下肢静脉曲张	290
什么是产后乳腺炎	291
急性乳腺炎有什么症状	292
急性乳腺炎的生活如何调理	292
为何要当心乳汁瘀积引发乳腺炎	292
如何预防产后外阴发炎	293
如何防范哺乳期霉菌性阴道炎	294
如何预防膀胱炎	295
慢性盆腔炎如何预防和调理	295
子宫内膜炎如何预防和护理	296

第2节 告别产后各种疼痛　298

产后眼痛怎么办	298
引起腹痛的原因有哪些	299
产后腹痛较重怎么办	299
产后腰痛有哪些原因	300
如何预防产后腰痛	301
腰腿痛的原因是什么	302
如何防治腰腿痛	302
引起颈背酸痛的原因有哪些	303
如何缓解产后手指、腕部疼痛	303
产后乳房胀痛的原因是什么	304
如何减轻乳房疼痛	305
产后全身酸痛怎么办	305
产后足跟痛怎么办	306
怎样预防产后骨盆痛	307
如何预防产后尾骨疼痛	307
产后为什么会耻骨疼痛	308

第3节 产后其他疾病的调养　309

如何预防产后大出血	309
产后多汗怎么办	310

产后子宫脱垂的原因有哪些 ………………………… 310

如何治疗子宫脱垂 ………………………… 311

治疗痔疮怎样调养 ………………………… 311

发生乳房充血怎么办 ………………………… 312

乳房湿疹如何护理 ………………………… 312

乳头皲裂如何外治治疗 ………………………… 313

乳头皲裂应注意哪些事项 ………………………… 314

产后风怎么办 ………………………… 314

产后患有乳腺炎怎么办 ………………………… 315

产后恶露不尽怎么办 ………………………… 317

产后牙龈炎怎样护理 ………………………… 318

产后水肿怎样护理 ………………………… 319

如何调理产后贫血 ………………………… 319

如何应对产后血晕 ………………………… 320

产后尿潴留的原因有哪些 ………………………… 321

如何调理产后尿潴留 ………………………… 321

坐月子尿失禁怎么办 ………………………… 322

产褥感染的症状表现有哪些 ………………………… 322

产褥中暑怎么办 ………………………… 323

产褥感染的一般处理方法是什么 ………………………… 324

产褥感染如何预防 ………………………… 324

产褥感染如何调养 ………………………… 325

第五章　产后育儿一点通

第1节　了解新生儿的特点 …………………… 326

什么是"新生儿"期 ………………………… 326

新生儿具有哪些特点 ………………………… 328

新生儿天生就会哪些本领 ………………………… 328

吸吮手指，是宝宝探索世界的开始吗	330
新生儿有哪些常见原始反射	331
如何判断新生儿的"睡眠质量"	332
为什么新生儿体温容易波动	334
为什么新生儿的情绪易变	334
新生儿的听力怎么样	335
新生儿的手指为什么"掰不开"	335
头胎儿比多次胎儿体重更轻吗	336

第2节 新生儿成长护理 337

护理宝宝有哪些需要注意的	337
为什么初乳是新生儿的"黄金粮"	338
进行婴儿抚触需要注意什么	339
如何给宝宝做抚触按摩	340
适合新生儿的玩具有哪些	341
如何判断新生儿的皮肤是否正常	341
宝宝总是哭闹怎么办	341
如何测量新生儿的体温	343
如何预防新生儿发生脱水热	343
哪些护理习惯容易伤害到新生儿	344
如何应对哺乳中的小状况	345
怎样给新生儿洗澡	346
如何给新生儿喂药	347
怎样护理宝宝的小脐带	347
怎么给宝宝换尿布	348
如何清洗宝宝的耳朵	349
怎样呵护宝宝的私处	350
如何护理好宝宝的小屁屁	351
如何给满月宝宝穿衣服	351
新生儿睡觉时可以开灯吗	352
宝宝总是夜里哭怎么办	353

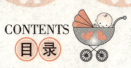

CONTENTS 目录

宝宝的头部如何护理 353
如何给宝宝洗脸 354
可以给新生儿枕枕头吗 355
怎样和新生儿交流 356
为什么要让新生儿听妈妈的心跳 357
新生儿鼻子不通气怎么办 357

第3节 新生儿喂养 358

母乳喂养到底有多重要 358
如何掌握喂养新生儿的时间 359
哪些情况下不宜给新生儿喂奶 359
如何判断母乳是否充足 361
母乳较少时怎么办 361
唇、腭裂新生儿如何用母乳喂养 362
早产儿宝宝应如何喂养 363
上班族妈咪也可以母乳喂养吗 363
新生儿发热时还能用母乳喂养吗 365
如何给宝宝添加鱼肝油 365
新生儿需要喂水吗 366
通过宝宝的肤色可以察觉出疾病吗 367
单用牛奶喂养有损新生儿健康吗 367
人工喂养要注意些什么 368
为什么不能在新生儿睡觉时喂养 369
如何判断新生儿是否已吃饱 369
混合喂养的最好方法是什么 370
多胞胎如何同时喂养 371
如何选择合适的哺乳姿势 371
如何饮用配方奶粉 372
满月宝宝的发育测评 373

第4节 新生儿常见疾病护理 374

新生儿需要做哪些体检 374

017

如何在家护理患儿	375
新生儿脑膜炎怎么办	375
新生儿出现腹泻怎么办	377
新生儿肺炎怎么办	377
新生儿感冒怎么办	379
新生儿出现发热如何处理	380
新生儿出现黄疸怎么办	381
新生儿出现脐炎怎么办	382
新生儿便秘怎么办	383
新生儿呕吐怎么办	384
冬季新生儿尿液呈白色正常吗	385
新生儿患了泪囊炎怎么办	385
新生儿出现鹅口疮怎么办	386
新生儿发热怎么办	387
新生儿出现红屁股怎么办	388

第5节 适合新生儿的美食　389

Part 1
月子营养篇

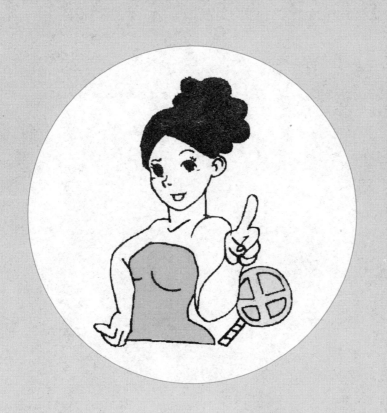

第一章
坐好月子,营养是关键

第1节 月子里不可或缺的营养素

为什么蛋白质对新妈妈有益

蛋白质是生命的物质基础,如果没有蛋白质,就没有生命。蛋白质能够调节人体的生理功能,促进人体酶、激素、抗体的形成;蛋白质参与合成DNA、RNA等遗传因素,促进人体细胞不断更新,从而促进人体的生长发育;蛋白质可以输送营养物质,可以解毒并提供人体必需的能量。对人体来说,蛋白质的含量占脑干总质量的30%~35%,我们的皮肤、肌肉、内脏、毛发、韧带、血液等都以蛋白质为主要成分。蛋白质如此重要,可是我们自身却不能合成。种类繁多的食物中含有多种蛋白质,是产妇补充这一营养素的重要途径。产妇在哺乳期间为了保证新生儿的生长发育,每天要分泌大量的乳汁,乳汁里含有蛋白质。如果在产后仅摄入正常量的蛋白质,产妇就可能出现负氮平衡。为保证产妇正常的乳汁分泌，每天应增加蛋白质的摄入。

那么，蛋白质来源于哪些食物呢？

● 豆类及豆制品

如腐竹、豆腐皮、黄豆、绿豆、蚕豆等。

● 动物肝脏

如猪肝、牛肝、羊肝等。

● 肉类

如猪肉、牛肉、鸡肉、羊肉等。

● 水产品

如鲢鱼、带鱼、黄花鱼、银鱼、干贝等。

● 蛋奶

如牛奶、鸡蛋、鸭蛋等。

● 果品

如莲子、瓜子等。

为什么脂肪对新妈妈有益

新妈妈在产后的饮食中适当地补充脂肪，对乳汁的分泌和增加乳汁中的脂肪成分非常有益。如果脂肪摄取不足，就需要动用新妈妈体内储备的脂肪，长期下去，不仅新妈妈脂肪补充不足，更会影响到宝宝对脂肪的吸收。新妈妈体内的脂肪酸有增加乳汁分泌作用，宝宝的发育及对维生素的吸收也需要足够的脂肪。同时，脂肪在人体的生理过程中也有着不可替代的作用，因此，新妈妈的膳食中必须有适量的脂肪摄入，来保证自己和宝宝的身体需求，每日应摄入50～130克脂肪。

那么，脂肪来源于哪些食物呢？我们在日常生活中食用的植物油和动物油，还有核桃仁、鱼、虾、动物内脏等都富含脂肪。新鲜的家禽、鱼、虾，

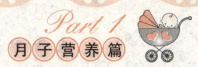

不但含有比动物肉更多的不饱和脂肪酸,还含有一种能健脑益智的营养物质——DHA。肉类和动物油含有动物脂肪;豆类、花生仁、核桃仁、葵花子、菜籽和芝麻中含有植物脂肪。

为什么糖类对新妈妈有益

一般人的膳食中粮谷占70%~80%。产后哺乳期需要摄入高蛋白和相应高能量(热量)膳食,应先计算蛋白质和所需维生素、矿物质的食物所供应的能量,再减去膳食中脂肪和烹调的热量,不足部分就是粮谷类需要量。新妈妈膳食中的碳水化合物摄入量不会影响乳汁中乳糖的比例,因为血液中的糖可由碳水化合物、蛋白质和脂肪共同取得平衡。如果产后摄食不足,就会消耗母体的脂肪和蛋白质,使母体严重亏损。

那么,糖类来源于哪些食物呢?生活中最好的糖来源于传统的食物,像不精制的完整谷物,包括糙米、全小麦,或是根类植物,如红薯、马铃薯、胡萝卜。它们提供的是"复糖",缓缓地消化成葡萄糖,供应给每个细胞。如果要较快速地为身体补给能量,则可以吃一些含糖量高的水果,例如葡萄、西瓜、荔枝、水蜜桃、石榴、柿子、蜜橘等。因为水果含的糖主要是果糖和葡萄糖,属于"单糖"类,吸收较快。

为什么叶酸对新妈妈有益

叶酸是一种水溶性B族维生素,在绿叶蔬菜、水果及动物肝脏中储存丰富。叶酸参与人体新陈代谢的全过程,是合成人体重要物质DNA的必需维生素。3岁以下的宝宝摄取足够叶酸,有助于促进其脑细胞生长,并有提高智力的作用。哺乳期的新妈妈在头6个月需要280微克,之后的6个月则需260微克。一般认为,对于无叶酸缺乏症的新妈妈来说,每日摄取不宜过多。必要时服用新妈妈专用的叶酸制剂即可,而不需服用普通用于治疗贫血所用的大含量叶酸片。

那么,叶酸来源于哪些食物呢?

● 绿色蔬菜

如莴苣、菠菜、龙须菜、花椰菜、油菜、小白菜、青菜、扁豆、豆荚、西红柿、胡萝卜、南瓜等。

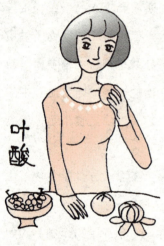

● 新鲜水果

如橘子、草莓、樱桃、香蕉、柠檬、桃子、李、杏、杨梅、海棠、酸枣、山楂、石榴、葡萄、猕猴桃、梨、胡桃等。

● 动物食品

如动物的肝脏、肾脏、禽肉及蛋类,如猪肝、牛肉、羊肉、鸡肉、蛋黄等。

● 豆类、坚果类食品

如黄豆、豆制品、核桃(包括核桃油)、腰果、栗子、杏仁、松子等。

● 谷物类

如全麦面粉、大麦、米糠、小麦胚芽、糙米等。

为什么钙对新妈妈有益

有关数据表明,处于哺乳期的新妈妈每分泌1000～1500毫升的乳汁,就会丢失500毫克左右的钙。在月子期,新妈妈体内的雌激素水平大大降低,催乳素水平较高,再加上月子期新妈妈更新钙的能力较差,因此新妈妈很容易缺钙,出现腰酸背痛、骨质疏松、牙齿松动易落等现象。新妈妈乳汁中钙含量充足,能够促进宝宝的生长发育;钙含量不足,不仅会直接影响宝宝牙

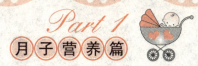

齿的萌出，还会影响宝宝的体格生长和神经系统的发育。

那么，钙来源于哪些食物呢？

● **牛奶**

250毫升牛奶含钙300毫克，还含有多种氨基酸、乳酸、矿物质及维生素，可以促进钙的消化和吸收。而且牛奶中的钙质人体更易吸收，因此，牛奶应该作为日常补钙的主要食品。

● **海带和虾皮**

海带和虾皮是高钙海产品，每天吃上25克，就可以补钙300毫克。并且能够帮助新妈妈降低血脂，预防动脉硬化。用虾皮做汤或做馅都是新妈妈日常补钙的不错选择。

● **豆制品**

大豆是高蛋白食物，含钙量也很高。500克豆浆含钙120毫克，150克豆腐含钙高达500毫克，其他豆制品也是补钙的良品。

● **动物骨头**

动物骨头里80%以上都是钙，鱼骨也能补钙，但要注意选择合适的做法。干炸鱼、焖酥鱼都能使鱼骨酥软，更方便钙质吸收，而且可以直接食用。

为什么铁对新妈妈有益

铁可以参与胶原的合成，加速体内抗体的产生，使免疫系统正常运作，从而增强身体的抗病能力，对抗由各种病毒引发的感冒。铁是维持生命活动的主要物质，能输送氧和二氧化碳，参与组织呼吸，为身体细胞与器官带来充足的氧气，还可改善血液循环，保持脸色红润。人体内所消耗的铁，有将近50%被用作血液中血红蛋白的原料。铁还与体内的能量释放密切相关。心、肝、肾这些具有高度生理活动能力和生化功能的细胞线粒体内，储存的铁特别多，线粒体是细胞的"能量工厂"，而铁则直接参与能量的释放。铁是构成血液中血红蛋白的主要成分。在分娩过程中新妈妈会流失大量血液，身体会出现缺铁现象，再加上产后哺乳时分泌出的乳汁也会损耗部分铁，所以新妈妈在月子期要注意铁的摄入。

那么，铁来源于哪些食物呢？一般植物性食品铁的吸收率较低，而动物性食品铁的吸收率较高。值得关注的是牛奶为贫铁食物，蛋类中铁的吸收率也较低。为了防止缺铁，产妇在日常膳食中应多吃动物肝脏、肉类、血和鱼类。此外，一些铁强化食品，如强化铁的食盐、奶粉也要多吃一些。富含铁的动物性食品有猪肾、猪肝、猪血、牛肾、羊肾、鸡肝、虾米、鸡肫、海蜇等。植物性食品有黑木耳、海带、桂圆、黄豆、油豆腐、银耳、芹菜、荠菜等。

为什么锌对新妈妈有益

锌的主要功能发挥在人体生长发育、免疫功能、物质代谢和生殖功能方面，尤其对胎儿及宝宝的生长发育作用明显。但是人体内没有特殊的锌储存机制，锌不能像能量一样储存在脂肪细胞里，如果新妈妈体内缺锌，将会导致宝宝出现一系列问题，所以补锌是新妈妈一项不容忽视的健康工程。锌还能起到防止新妈妈产后脱发的作用。乳汁中锌的需要量也很大，如果新妈妈锌摄入不足则会降低乳汁的营养质量。专家建议产后新妈妈锌的每日最佳摄入量为30毫克。

那么，锌来源于哪些食物呢？

● **豆类**

如黄豆、绿豆、蚕豆等。

● **肉类**

如牛肉、羊肉等。

● **海产品**

如牡蛎、干贝等。

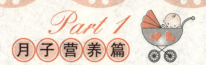

- **发酵类食品**

如面筋、烤麸等。

- **坚果类**

如黑芝麻、花生、核桃、栗子等。

为什么维生素A对新妈妈有益

维生素A具有多种生理功能,对于宝宝视力、上皮组织、骨骼的发育以及补充宝宝的营养都是必需的。对于保障新妈妈的睡眠也有一定作用。新妈妈对维生素A的需要量较怀孕前增加了近25%,妊娠早期母血中维生素A的浓度下降,晚期上升,临产时降低,产后又重新上升,所以适当补充维生素A对于新妈妈来说是必要的。维生素A还可以防止皮肤干燥和老化,使皮肤、毛发具有光泽,帮助新妈妈产后养颜美肤。

那么,维生素A来源于哪些食物呢?

- **动物性食物**

富含维生素A的食物主要有动物的肝脏、鱼类、海产品、奶油和鸡蛋等。此外,咸带鱼、鲫鱼、白鲢、鳝鱼、鱿鱼、蛤蜊、奶油、人奶、牛奶等也含有140~846微克的维生素A(每100克中)。

- **植物性食物**

各种含胡萝卜素的植物性食物,如绿叶菜类、黄色菜类以及水果类中均富含维生素A,含量较丰富的有菠菜、苜蓿、豌豆苗、红心甜薯、胡萝卜、青椒、南瓜等。

为什么维生素B_{12}对新妈妈有益

新妈妈乳汁中的维生素B_{12}含量与血液中的含量是相关的。也就是说,如果新妈妈缺乏维生素B_{12}，就会导致宝宝缺乏维生素B_{12}。而维生素B_{12}一般只来源于动物性食品，所以我们不提倡哺乳的新妈妈只吃素食。

那么，维生素B_{12}来源于哪些食物呢？维生素B_{12}主要存在于肉类中，植物中的大豆以及一些草药也含有维生素B_{12}，其主要的食物来源有：动物肝脏、肾脏、牛肉、猪肉、鸡肉、鱼类、蛤类、蛋、牛奶、乳酪、乳制品、腐乳。

为什么维生素C对新妈妈有益

维生素C是一种可溶性维生素，产后适当补充维生素C可以促进新妈妈的乳汁分泌。维生素C能帮助新妈妈改善心肌功能，降低毛细血管脆性，增强免疫力，并有助于产后伤口愈合；维生素C还有助于防癌；维生素C还能抗老化、修补日晒的伤害，使皮肤黑色素沉着减少，从而减少黑斑，对产后新妈妈美容养颜有益。维生素C可增强新妈妈的抵抗力，还可促进新妈妈对铁质的吸收。

那么，维生素C来源于哪些食物呢？含维生素C的食物多为新鲜的蔬菜和水果，分布非常广泛，其中红枣、猕猴桃、苋菜中的含量尤其高。

为什么维生素D对新妈妈有益

维生素D是类固醇的衍生物，具有抗佝偻病作用，被称为抗佝偻病维生素。维生素D可增加钙和磷在肠内的吸收，是调节钙和磷的正常代谢所必需的。新妈妈多食用富含维生素D的食物，或多晒太阳，都可以增加新妈妈乳汁中的钙质，让宝宝茁壮成长。

那么，维生素D来源于哪些食物呢？新鲜的蔬菜和水果，如青菜、韭菜、菠菜、柿子椒、芹菜、花菜、西红柿、大蒜、龙须菜、甜辣椒、萝卜叶、卷

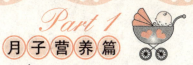

心菜、马铃薯、荷兰豆和柑橘、橙、柚子、红果、葡萄、酸枣、鲜枣、草莓、柿子、金橘中都含有丰富的维生素C。野生的苋菜、苜蓿、刺梨、沙棘、猕猴桃、酸枣等维生素C含量尤其丰富。需要注意的是，黄瓜里含有一种维生素C分解酶，会破坏其他蔬菜或维生素C片中的维生素C。

为什么维生素K对新妈妈有益

大多数人并不熟悉维生素K的作用，往往忽视这一营养素的摄取。其实，维生素K是脂溶性维生素，其主要作用是促进血液凝固，是正常凝血过程所必需的。维生素K有"止血功臣"的美称。维生素K还能帮助骨骼形成，将葡萄糖转化为肝糖储存在人体内。

那么，维生素K来源于哪些食物呢？在日常生活中，维生素K广泛存在于绿叶蔬菜和动物肝脏中，如苜蓿、萝卜缨、菜花、白菜、菠菜、莴苣、酸菜、紫甘蓝、动物肝脏、大豆、紫菜、蛋黄、鹌鹑肉、燕麦、小麦、黑麦、大豆油、鱼肝油等，必要时可每天口服维生素K。

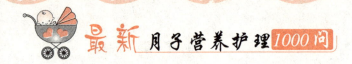

第2节 月子饮食调养有原则

月子传统吃法应如何取舍

　　中国传统坐月子的吃法，有些观点是合理的，有些却是不合理的，也不科学。一般认为月子期不能食用生冷的食物，此说法并非完全合理。因为蔬菜、水果含有丰富的维生素C、水分、矿物质以及纤维素，是人体所需之营养；而维生素C亦是造血的要素，不仅能保护皮肤，且能促进伤口的愈合；至于多吃纤维素则可防止便秘，这些营养均须在均衡饮食的原则下予以保持。可折衷选择一般人认为较温和的蔬菜、水果来吃，像苋菜、菠菜、卷心菜、红萝卜、哈密瓜、木瓜、葡萄、苹果、桃子。而需禁忌的凉性（寒性）食物有西红柿、梨子、西瓜、香蕉、白萝卜、冬瓜、空心菜、茄子、海鲜、茶、辣椒等。

哪些食物适合新妈妈食用

● 红糖

　　红糖补铁补血，一直都是月子里必吃的食物，但是不宜太早、太长时间食用。恶露排尽之前食用，有可能增加恶露量，食用时间太长则很容易引起肥胖，可以在恶露排尽后食用10～15天。

● 米粥

　　大米粥、小米粥新妈妈都可以吃。粥里可以加入各种材料，如肉末、鸡

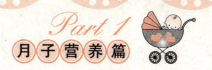

汤、赤豆等，让营养更丰富。

● 各种荤素汤品

汤品容易消化，水分含量足，对保护肠胃和促进泌乳都有益。几乎所有食物都可以入汤食用。

● 鸡蛋

鸡蛋营养丰富，且很容易被消化吸收，对于新妈妈身体康复和母乳分泌都有好处，可以多变换做法，煮鸡蛋、蒸蛋羹都可以。

月子饮食进餐顺序有哪些讲究

产妇在进食的时候，最好按照一定的顺序进行，因为只有这样，才能更好地被人体消化吸收，更有利于产妇身体的恢复。正确的进餐顺序应为：汤→青菜→饭→肉，半小时后再进食水果。饭前先喝汤。饭后喝汤的最大问题在于会冲淡食物消化所需要的胃酸。所以产妇吃饭时忌一边吃饭，一边喝汤，或以汤泡饭或吃过饭后，再来一大碗汤，这样容易阻碍正常消化。米饭、面食、肉食等淀粉及含蛋白质成分的食物则需要在胃里停留1～2小时，甚至更长的时间。所以要在汤后面吃。在各类食物中，水果的主要成分是果糖，无须通过胃来消化，而是直接进入小肠就被吸收。如果产妇进食时先吃饭菜，再吃水果，消化慢的淀粉、蛋白质就会阻塞消化快的水果，食物在胃里就会搅和在一起。所以饭后马上吃甜食或水果，最大的害处就是会中断、阻碍体内的消化过程。胃内腐烂的食物会被细菌分解，产生气体，导致肠胃疾病。

产后补血食谱有哪些

产后第2周新妈妈的胃口好转，肠胃功能已经得到恢复，并且婴儿的食量增大，所以不必太限制每餐的进食量，可根据新妈妈的需求量进食。

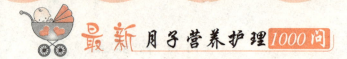

香菇木耳瘦肉粥

原料 大米、瘦猪肉各50克，香菇30克，木耳、银耳各15克，香菜少许，精盐适量。

做法 ①将香菇用清水浸泡至软，择洗干净，切丁；大米、木耳、银耳分别洗净，用清水泡软。

②猪肉洗净，剁成末，入沸水中氽烫一下；香菜洗净，切碎。

③将大米放入锅中，加入适量清水，用大火烧沸。

④再放入香菇、木耳、银耳、猪肉末，加入精盐，用小火煮至米、肉熟烂，出锅后撒上香菜即可。

功效 这道粥含有丰富的维生素和矿物质，营养丰富，清淡爽口，不但可帮助新妈妈增进消化，促进乳汁分泌，还有行血化瘀、健脾益胃的功效，是新妈妈的上好食品。

首乌红枣粥

原料 制首乌60克，红枣3～5枚，大米100克，红糖适量。

做法 ①制首乌煎取浓汁去渣（忌铁器熬煮），加入红枣和大米煮粥。

②将成时放入红糖，再煮一两沸即可。热温服。

功效 补肝益肾，养血理虚。尤其适宜于产后贫血新妈妈。

丝瓜鲫鱼汤

原料 活鲫鱼500克，丝瓜200克，姜、葱、黄酒、精盐各适量。

做法 ①鲫鱼洗净后,双面略煎一下。

②将煎好的鲫鱼放入锅中,加黄酒、姜、葱,小火焖炖20分钟。

③将丝瓜洗净切片,投入鱼汤,大火煮至汤呈乳白色,加精盐,再煮3分钟即可。

功效 此汤益气健脾、清热解毒,具有通调乳汁之功效。根据口味和习惯,丝瓜可用豆芽或通草代替。

冰糖莲藕茶

原料 莲藕1节,冰糖适量。

做法 ①将莲藕切成细条。

②水烧开,放入莲藕条,煮熟后,加入冰糖即可。

功效 藕有"凉血养血,利尿通经"等药用功效,妇女吃藕可补血,尤其是生过孩子的妇女吃糖藕既养身又防病治病。

新妈妈每天需要多少热量供给

采用全母乳喂养的新妈妈每天热能的供给量应为2500卡路里左右,而喂牛奶的新妈妈每天所需的热量要比完全母乳者少500~700卡路里,母乳和牛奶混合喂养的妈妈则要看母乳的分泌情况而定。

月子饮食为何要营养均衡

新妈妈产后饮食是否均衡,决定了其产后身体状况恢复是否良好。在新妈妈的日常饮食中,除了要摄取适量的肉类之外,还要搭配蛋类、海鲜和蔬菜。因为蛋类不仅含有丰富的蛋白质，还含有维生素 A、维生素 D、维生素 E 和磷、铁、钙等；而鱼虾等海鲜，不仅热量低，所含的蛋白质品质也较一般肉类好，是产后新妈妈绝佳的营养食品；蔬菜水果则含有多种丰富的矿物质和维生素，新妈妈多吃蔬果，其所富含的纤维素可以增加胃肠蠕动，使排便顺畅。

月子饮食为何要少量多餐

新妈妈分娩后，身体十分虚弱，食欲也不佳，因此，应该采取餐次增加，分量减少的方式，每日餐饮以 5～6 次为宜。这样有利于食物消化吸收，保证充足的营养。孕期时胀大的子宫对其他器官都造成了压迫，产后的胃肠功能还没有恢复正常，采用少食多餐的方式，既可保证营养，又不增加胃肠负担，有利于身体慢慢恢复。

新妈妈饮食为何以稀软为宜

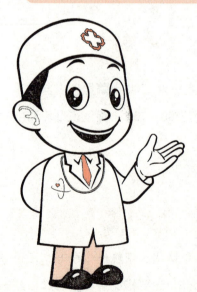

稀是指水分要多一些。由于需要分泌乳汁来哺乳宝宝，因此新妈妈体内对水分的需求量大大增加。此外，新妈妈产后大多会大量出汗，体表的水分挥发大于平时。因此，新妈妈除了要增加饮水外，饮食中的水分也可以多摄入一点儿，如多喝汤、牛奶、粥等。

软是指把食物烧煮得细软，易于下咽消化。新妈妈的饭煮得软一点，易于消化，也利于吸收营养。同时，新妈妈还要少吃油炸的食物，少吃坚硬的带壳的食物。因为产后

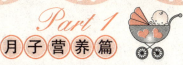

体力大量透支,很多新妈妈会有牙齿松动的情况,过硬的食物一方面对牙齿不好,另一方面也不利于消化和吸收。

新妈妈饮食为何要多豆少油

豆类富含蛋白质,是新妈妈产后恢复必不可少的营养素。另外,由于乳汁分泌的需要,新妈妈的身体对钙的需要量也很大,而豆类食品中含有更多的钙,所以膳食中要多补充豆类及豆制品。烹调用油一定要适量。炒菜时使用过量油脂,口味可能更浓厚些,但摄入过多的植物油脂一样会给身体造成负担,并造成产后肥胖。素食新妈妈可以多吃一些坚果,如腰果、核桃、甜杏仁等,这些坚果内的油脂成分多样化,不易给身体造成负担,可以弥补不吃动物类脂肪的缺憾,而且还富含其他对身体有益的营养成分。

新妈妈饮食为何要菜品多样

蔬菜是纤维素的主要来源,并且每一种蔬菜都有自己独特的营养,所以新妈妈每天应该至少吃3种以上的蔬菜,而且要尽可能每天不同。不同颜色的蔬菜拥有不同的营养和食疗作用,如能搭配在每天的菜肴里会更健康。绿色蔬菜如芥菜、菠菜等,含有丰富的维生素C、维生素B_1、维生素B_2、胡萝卜素及多种微量元素,对高血压及失眠有一定的治疗作用,并有益肝脏。黄色蔬菜如蒜黄、南瓜、胡萝卜等,富含维生素E,能减少皮肤色斑,调节胃肠道消化功能,对脾、胰等脏器有益。红色蔬菜如西红柿、红椒等,能提高食欲,刺激神经系统兴奋。紫色蔬菜如紫茄子、紫扁豆等,有调节神经和增加肾上腺分泌的功效。白色蔬菜如茭白、莲藕、竹笋、白萝卜等,可以调节视觉,安定情绪,对高血压和心脏病患者有一定的益处。

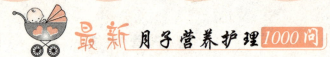

下面推荐几道菜肴：

南瓜浓汤

原料 南瓜300克，土豆100克，牛奶500毫升，洋葱50克，黄油、淡奶油、精盐、黑胡椒粉各适量。

做法 ①南瓜和土豆分别去皮、切块，洋葱切丁。

②平底锅烧热，将黄油放入，融化。

③放入洋葱丁，煸炒。

④倒入土豆块和南瓜块，煸炒。

⑤将煸炒过的材料倒入料理煲中。

⑥倒入牛奶和少许精盐、少许黑胡椒粉。

⑦开启西式浓汤功能，做好后，稍晾，倒入碗内。

⑧挤上少许淡奶油，划圈装饰即可。

功效 补中益气，调理肠胃，排毒塑身。

甘蔗栗子煲排骨汤

原料 肋排500克，黑甘蔗250克，栗子100克。

做法 ①将肋排飞水，然后再次洗净，放入汤锅中，一次性注入清水。

②放入黑甘蔗，盖锅盖，大火煮开。

③转小火，煲1.5小时。

④揭盖，放入洗净的栗子，盖锅盖，大火煮开。

⑤转小火再煲30分钟，即可关火上桌。

功效 滋阴壮阳，益精补血。

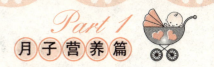

葡萄奶酥

原料 低筋面粉195克，蛋黄3个，奶粉12克，黄油80克，细砂糖70克，葡萄干80克，蛋黄液适量。

做法 ①将黄油切小块，放在室温软化以后，加入细砂糖和奶粉。

②用打蛋器打发，直到体积膨松，颜色略变浅。

③依次加入3个蛋黄，并用打蛋器搅打均匀，每次都要等蛋黄和黄油完全混合均匀再加入下一个蛋黄，搅打后的黄油应该呈浓稠、膨松的状态。

④将低筋面粉过筛以后倒入打发好的黄油中。

⑤用手把面粉和黄油混合均匀，倒入葡萄干，并搅拌均匀，揉成一个均匀的面团。把面团放在案板上压扁，用擀面杖擀成厚约1厘米的面片，用刀切去四周不规整的部分，将面片修整成长方形，并用刀切成大小约为4.5厘米×3厘米的小长方形。

⑥将切好的面团排入烤盘，并在表面刷上一层蛋黄液。将烤箱预热到180度，上下火烤15分钟左右，直到表面呈金黄色即可。

功效 葡萄含大量葡萄糖，对心肌有营养作用，同时钙、磷、铁的相对含量高，并有多种维生素和氨基酸，是老年人、妇女及体弱贫血者的滋补佳品，对贫血和过度疲劳者有较好的滋补作用。

剖宫产新妈妈饮食要点有哪些

剖宫产新妈妈对营养的要求比正常分娩的新妈妈更高。剖宫产手术中所需要的麻醉、开腹等治疗手段，对身体本身就是一种伤害，因此，剖宫产新妈妈在产后恢复会比正常分娩新妈妈慢些。因为剖宫产后有伤口，同时产后腹内压突然减轻，腹肌松弛，肠道蠕动缓慢，所以新妈妈易有便秘倾向。这些问题就导致剖宫产新妈妈的饮食要点与自然分娩新妈妈相比有些差别，大体上来说，剖宫产新妈妈的饮食要点有以下几个方面：

● **主食种类要多样化**

剖宫产新妈妈粗粮和细粮都要吃，比如小米、玉米粉、糙米、标准粉，它们所含的营养素要比精米精面高出好几倍。

● **多饮用各种汤饮**

汤类味道鲜美，且易消化吸收，还可以促进乳汁分泌，如鲫鱼汤、猪蹄汤、排骨汤等。剖宫产的新妈妈身体更为虚弱，可以多喝汤，但应汤肉同吃。也可喝些红糖水，但红糖水的饮用时间不能超过10天，因为饮用红糖水时间过长会使恶露中的血量增加，使新妈妈处于慢性失血过程而发生贫血。不过，汤饮的进量也要适度，以防引起奶胀。

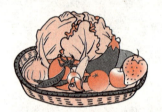

● **多吃蔬菜和水果**

新鲜干净的蔬菜和水果既可以提供丰富的维生素、矿物质，又可提供足量的膳食纤维素，可以防止新妈妈产后发生便秘。

● **饮食要富含蛋白质**

剖宫产新妈妈产后应比平时多摄入蛋白质，尤其是动物蛋白，比如鸡、鱼、瘦肉、动物肝、血。豆类也是必不可少的佳品，但无须过量，因为过多食用会加重肝肾负担，反而对身体不利，每天摄入95克左右即可。

● **忌吃酸辣食物，少吃甜食**

酸辣食物会刺激剖宫产新妈妈虚弱的胃肠，引起诸多不适；而过多吃甜食不仅会影响食欲，还可能使热量过剩而转化为脂肪，引起新妈妈身体肥胖。

为什么新妈妈应按体质进补

新妈妈应根据自己的身体状况合理调整饮食结构，制订科学的饮食计划，补充机体缺乏的营养物质，而不是让体内营养过剩，即不宜进补过度。正确

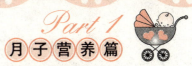

Part 1 月子营养篇

的进补方式应为，按照个人体质做饮食调整。若新妈妈本身的体质较壮，或在怀孕期间得到了充足的营养补充，体形较胖，在饮食上则应适量控制肉类的摄取。肉与蔬果的比例，最好维持2∶8，肉类适量减少摄取，维生素、微量元素以及纤维素含量丰富的蔬菜和水果则应增加食用。倘若新妈妈体质较差，产后恢复较为缓慢，尤其剖宫产新妈妈往往不如自然生产的新妈妈产后恢复得迅速理想，体形较瘦，体质较为虚弱，则可视状况将膳食中蔬菜与肉类调整至4∶6的比例，以增加蛋白质的摄取。虚弱的新妈妈应该多吃肉、蛋、奶等蛋白质、脂肪含量丰富的食物，以尽快补充能量，恢复体力，但仍应尽量以清淡为主要原则。

产后瘦身有哪些饮食原则

● 以鱼代肉

鲜鱼，尤其是白色肉质的鲜鱼，脂肪含量比其他肉类都低，且几乎不含胆固醇。

● 以蔬果代替零食

如果有想吃零食的念头，就选一些蔬果来吃，比如说黄瓜、西红柿等。

以 1/2 + 1 + 1/2 代替 1/2 + 1/2 + 1。早、中、晚饭量最好为早饭 1/2 碗，午饭 1 碗，晚饭 1/2 碗，虽说同样一天吃了两碗饭，但晚上吃 1 碗与中午吃 1 碗对体重的影响截然不同。

● 多吃菜少吃饭

那些不到肚胀不放碗的妈妈很难瘦身成功，这时应减少饭量，增加菜量。

月子吃水果的要诀有哪些

● 怕凉温一下再吃

饭后可吃些水果如苹果、橘子、香蕉等。吃水果时要注意清洁，如果水果刚从冰箱里拿出来，要在室温下放一会儿再吃。有的产妇身体素质稍差，或有胃病，饮食怕凉，可把水果切成块，用开水温一下再吃，也可加些糖，最好不要煮沸，以免破坏水果中的维生素。

● **考虑到水果的温、凉**

在食用水果的时候，要考虑到水果的温、凉，根据自己的体质和病情来选择水果。比如梨是凉性的，肠胃不好、经常腹泻的产妇就不能食用，尤其不能和冷食或冷饮一起用，否则会引起大便次数增多，甚至腹泻不止。橘子属热性，不能因自己喜好而食太多，葡萄也应彻底清洗干净以后，用开水烫一下再吃，以保安全。西瓜也属凉性，即使在夏天也不宜食用太多。

月子饮食为何要杂又要精

● **精，指量不宜过多**

产后过量的饮食除了能让新妈妈在孕期体重增加的基础上进一步肥胖外，对于身体恢复没有半点好处。如果新妈妈是用母乳喂养婴儿，奶水很多，食量可以比孕期稍多，但最多也只能增加 1/5 的量，如果新妈妈的奶量正好够新生儿吃，则与孕期等量即可；如果新妈妈没有奶水或是不准备母乳喂养，食量和非孕期差不多就可以了。

● **杂，指食物品种多样化**

虽然食物的量无须大增，但食物的质不可随意。新妈妈产后饮食应注重荤素搭配，进食的品种越丰富，营养越均衡，对新妈妈的身体恢复就越好。除了明确对身体无益和吃后可能会引起过敏的食物不吃外，荤素的品种应尽量丰富多样。

哪些食物滋补效果胜过阿胶

说到阿胶，几乎所有人都知道它具有补血的功效。那除了阿胶之外，还

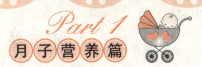

有没有别的补血佳品呢?答案是肯定的。一些生活中常见的瓜果同样具有奇妙的补血功效。下面就来为您详细说说。

●南瓜——补血之妙品

南瓜被清代名医陈修园赞誉为"补血之妙品",其富含植物性蛋白质、胡萝卜素、维生素、氨基酸、钙、锌、铁、钴、磷等。其中,钴是构成维生素B_{12}的重要成分之一,有助于血液中的红细胞正常运作;锌则会直接影响到成熟红细胞的功能;铁则是制造血红蛋白的基本微量元素。

●葡萄——历代中医推荐补血佳品

葡萄含有丰富的钙、磷和铁以及多种维生素和氨基酸,是老年人、女性、体弱贫血者和过度疲劳者的滋补佳品,对哺乳期的女性而言,好处就更多了,不仅有利于婴儿的营养吸收,也能使孕妇面色红润,血脉畅通。如果没有葡萄,也可以直接吃葡萄干。

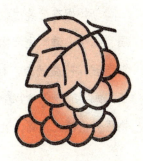

●甘蔗——补血果

冬季水果中,备受人们喜爱的甘蔗含有多量的微量元素,包括铁、锌、钙、磷、锰等等,其中以铁的含量最高,每公斤可以高达9毫克,位居水果之冠,因而有补血果之称。不过,从中医的角度来看,甘蔗性寒,脾胃虚寒者应少食用。

●龙眼肉——民间熟知的补血食物

龙眼肉即桂圆肉,每到夏季就有新鲜的龙眼上市。龙眼含维生素A、B族维生素、葡萄糖和蔗糖等,而且含有丰富的铁质。龙眼汤、龙眼酒等食物,非常适合孕妇和产妇食用,是颇佳的补血食物。

●红枣——补血养颜圣品

红枣含有丰富的维生素、果糖和各种氨基酸。中医认为红枣性暖,养血保血,可改善血液循环,而药理研究则发现,红枣所含的某些成分可以增加血液中红细胞的含量,增强骨髓造血功能,使脸色红润。和桂圆搭配,不但补血养气,还可以养颜美容,"爱面子"的美眉们不妨一试。

● 胡萝卜——补血人参

在日本,胡萝卜又被称为人参。胡萝卜含有丰富的β-胡萝卜素,非常有利于补血。常喝胡萝卜汤,在日常生活中就能轻松补血。

为什么月子期新妈妈一人吃两人补

新妈妈在分娩过程中损耗了大量的气血,流失了大量的营养成分,如蛋白质、脂肪、碳水化合物、维生素、无机盐等,因此新妈妈在分娩后需要加强饮食调理,补益气血,补给充足、多样化的营养,以促进身体恢复。另一方面,新妈妈平时吃的食物中的营养会通过母乳进入宝宝体内,如果新妈妈所吃的食物营养价值比较高,乳汁的营养也会相对较高,能促进宝宝的生长发育。

坐月子喝水有什么讲究

在民间习俗中,不少人都听过"坐月子禁喝水"的说法,认为坐月子喝水会导致小腹突出、胃下垂。坐月子真的必须滴水不沾吗?这是许多产妇关心的问题。其实不管依循中医还是西医的观点,能适合产妇身体状况的调养方式,才是最恰当的。

产妇易水肿,饮水需适量。怀孕时,孕妇体内水分增加,加上怀孕后期子宫压迫血管,均容易造成水肿。刚生产完,多数产妇仍有4成左右的多余水分遗留在体内,等待排出。所以一般在产后前2周,身体会排出相当多的水分,这时适量饮水,反而是重要的。在觉得口渴时,可以坐着喝温热的开水(冰水不宜),以小口喝,让水润喉后再慢慢吞咽,达到止渴的效果。

不喝水,容易造成感染、脱水、便秘。中医的典籍中,并没有产后不能喝水的说法,主张应视寒、热体质的不同进行调养。若刻意不喝水,不仅影响产妇的乳汁分泌，对体质燥热的产妇，也易加重燥热，引发脱水、便秘等问题。在西医的观点中，也没有不能喝水的限制，主张应视产妇身体状况适量饮水，甚至鼓励要多喝水。不喝水或水喝得太少，容易导致膀胱发炎，新陈代谢也较差。

以补汤、甜品、粥替代白开水。若家中长辈坚持"产妇不宜喝白开水"，建议可以选用黑豆、枸杞子、荔枝壳、红枣、桂圆、观音串（中药）等原料煮水喝，也可以从稀饭、各种药膳补汤、甜品中获得水分的补充。

糖尿病新妈妈怎么吃

科学的饮食方式、均衡的营养吸收才能使我们身体健康，所以我们每个人都必须注意膳食平衡，特别是处在产后康复期又患有糖尿病的新妈妈更加需要注意饮食，不能随便地乱吃食物，对月子期同时兼顾糖尿病的饮食宜忌，要心里有数。只有吃好了，喝好了，新妈妈才能使病情趋于稳定，早日康复，轻松、健康度过月子期。

● **饮食原则**

（1）少吃多餐。糖尿病新妈妈一次吃太多、太饱，血糖就容易突然升高，所以应该少吃多餐，将每天摄取的食物分成6餐，一般为3大餐、3小餐。

（2）少吃含糖饮料及甜食。患有糖尿病的新妈妈也不是完全不能吃糖，只是有关专家认为，患有此病的新妈妈重点应避免吃精制糖及制品，尤其要避免吃加有蔗糖、砂糖、果糖、葡萄糖、冰糖、蜂蜜、麦芽糖等含糖饮料及甜食，以防餐后血糖快速飙升。

（3）选择膳食纤维高的食物。糖尿病新妈妈在营养总量一定的情况下，要多摄取高纤维食物，特别是多选择豆类及豆制品（这类食物升血糖的指数低），如红豆、绿豆等，并添加进主食，做成红豆饭、绿豆饭等。

（4）控制脂肪。把糖看做糖尿病的主要病因是不正确的，试图用低糖饮食的方法来控制糖尿病也是不可取的。如果糖尿病新妈妈坚持接受低脂饮食，将脂肪的摄取量减少到较低水平，糖尿病就会得到较好的控制。

（5）摄取蛋白质要适当。糖尿病新妈妈每天蛋白质摄入要适量，80～100克（每100克肉类含蛋白质15～20克）即可，但应保证摄入的蛋白质1/3以上为优质蛋白质，如肉、奶、蛋、禽、海产品、豆制品等。糖尿病新妈妈最好每天喝至少两杯牛奶，以获得足够的钙质，但不要把牛奶当水喝，以免脂肪过高。

（6）多吃些蔬果。糖尿病新妈妈应该增加新鲜蔬菜、水果的分量，但最好不要喝果汁，这样搭配可延缓血糖的升高，控制血糖，新妈妈也比较有饱足感。但糖尿病新妈妈千万不可无限量地吃水果，尤其像葡萄、西瓜、龙眼等含糖分高的水果更应少吃，以免血糖快速升高。

● 食材选择

（1）限制食用的食物：蔗糖、冰糖、麦芽糖、红糖、糖浆、蜂蜜等糖类；各类糖果、糖水罐头、各种蜜饯；汽水、可乐、椰奶等含糖的甜饮品；黄油、肥肉、春卷、炸薯条、油酥点心等高脂肪及油炸食品；米酒、黄酒、啤酒、果酒及各种白酒等酒类。

（2）可适量选用的食物：粮谷类；豆类及豆制品；鲜奶、酸奶、奶酪；鱼、虾、瘦肉、禽肉、蛋；鲜果、土豆、山药、南瓜、花生、核桃、瓜子、腰果等；各类油脂、酱油等含盐的调味料。

（3）可随意选择的食物：包括含糖量在30%以下的绿叶蔬菜、瓜茄类，不含脂肪的汤、茶、饮用水。

● 饮食设计

三餐热量分配：早餐25%，午餐40%，晚餐35%。

一日餐次：5～6餐（包括加餐）。

可经常用的烹调方法：拌、蒸、炖、氽、熘、扒、卤。

可偶尔用的烹调方法：滑熘、爆炒、红烧（无糖）。

尽量不用的烹调方法：煎、炸、干烧。

一日摄盐量：低盐，每日盐的摄入量应控制在6克以下。

● 美食推荐

丝瓜木耳汤

- **原料** 丝瓜100克，白木耳10克。
- **做法** 将丝瓜、白木耳炖汤饮食即可。
- **功效** 丝瓜滋阴解渴，木耳补虚，二者合用能生津补虚，强壮体质。此汤主治糖尿病体虚善饥、津亏多饮。

炒洋葱

- **原料** 洋葱250克。
- **做法** 将洋葱用家常烹炒的方法制成菜肴，随饭食用。
- **功效** 洋葱有温中、下气、消积等功效，能提高血中胰岛素水平以降低血糖，还能抑制高脂肪饮食引起的血胆固醇升高，适用于糖尿病伴有动脉硬化的新妈妈食用。

绿豆南瓜羹

- **原料** 绿豆250克，南瓜500克。
- **做法** 将南瓜切块，和绿豆一起加水适量，煮熟食用。
- **功效** 绿豆甘、凉，有利尿、消暑、解毒的作用，含大量人体必需微量元素；南瓜性味甘、寒，无毒，有清热润燥、健脾止渴的功效，其中含有大量果胶，有促进人体内胰岛素分泌的功能，而且富含维生素，是高纤维素食。此方适用于消谷善饥的新妈妈，常食有稳定血糖作用。

高血压新妈妈怎么吃

患有高血压的新妈妈在月子期间要格外注意自己的身体状况，除了注意一般新妈妈在月子期应该注意的问题外，在饮食上，还应该针对自己的病证状况做出调整，在坚持药物治疗的同时，要做到饮食科学，膳食丰富，营养均衡。

● 饮食原则

高血压新妈妈应该吃高纤维、高蛋白、低钠的食物，多食蔬菜、白色肉类（例如鱼肉、鸡肉等），这样的饮食可以较快地改善高血压新妈妈水肿的情况。

新妈妈应坚持低盐、低脂肪饮食；一定要禁烟酒；避免情绪激动。

如果新妈妈有高血脂，应该同时治疗，否则降压效果不会太好。

● 适宜食物

（1）芹菜。因高血压引起头痛、头胀的新妈妈，常吃鲜芹菜可缓解症状。

（2）绿豆。绿豆对高血压新妈妈有很好的食疗作用，不仅有助于降压、减轻症状，而且常吃绿豆还可以防止血脂升高。

（3）荸荠。取荸荠、海蜇头（洗去盐分）各30～60克，煮汤，每日分2～3次服用，可治疗高血压。

（4）蚕豆花。鲜蚕豆花60克或干花15克加水煎服，可治疗高血压。

（5）西瓜皮。取西瓜皮、草决明各9克，水煎服，可治疗高血压。

（6）莲子心。莲子心有降压、强心作用，适用于新妈妈的高血压、心悸、失眠等证。取莲子心1～2克，开水冲泡代茶饮即可。

（7）葫芦。将鲜葫芦捣烂取汁，以蜂蜜调服，每日2次，每次半杯至一杯，有降血压的作用。

（8）黑木耳。用清水将黑木耳浸泡1夜后，上屉蒸1～2小时，再加入适量冰糖，每天服1碗，可治高血压、血管硬化等。

美食推荐

豆腐拌西芹

原料 西芹4根（约300克），豆腐1块（约150克），精盐少许。

做法 ①将西芹洗干净之后，切成长细条状盛盘。

②在碗里将豆腐磨成豆腐泥，加入精盐拌匀，然后将豆腐泥淋在西芹上即可。

功效 西芹含有丰富的钾，可以代谢人体内的钠，有降低血压的功效，还含有丰富的维生素C、铁和纤维素，十分适合身材较胖的高血压新妈妈。

核桃仁拌芹菜

原料 芹菜300克，核桃仁50克，精盐、味精、香油各适量。

做法 ①将芹菜择洗干净，切成3厘米长的段，下沸水锅中焯2分钟捞出，不要焯得太熟。

②焯后的芹菜用凉水冲一下，沥干水分，放盘中，加精盐、味精、香油。

③将核桃仁用热水浸泡后，去掉表皮，再用开水泡5分钟取出，放在芹菜上，吃时拌匀即可。

功效 芹菜鲜嫩，核桃仁脆酥、味清香。此菜有利于治疗产后便秘和高血压。

柠檬鲑鱼

原料 鲑鱼150克，柠檬汁15毫升，橄榄油、酱油、精盐、胡椒粉各适量。

做法 ①将柠檬汁、酱油和橄榄油掺在一起搅拌均匀做成汤。

②然后将鲑鱼放入其中，同时加上少许精盐和胡椒粉，腌浸约10分钟。

③用橄榄油起锅，放入鲑鱼，两面煎熟后盛盘；将前面做成的汤加热，然后淋在鲑鱼上即可。

功效 鲑鱼含有丰富的鱼油，可以稳定血压，利用柠檬汁的香气，可以减少腌鲑鱼的用盐量。新妈妈应该常吃鱼，以获得丰富的DHA及EPA来降低血压。

乙肝新妈妈怎么吃

患有乙肝的新妈妈，及时对乙肝进行治疗是非常重要的，而日常饮食对治疗乙肝有很大的辅助作用，有时甚至可以起到事半功倍的效果，能及时调理新妈妈的身体。另外，乙肝新妈妈的日常饮食对宝宝有很关键的作用，新妈妈的饮食结构是否合理，不仅关系到自身疗效，也影响着宝宝的健康成长。所以乙肝新妈妈一定要从饮食方面多加调整，以更有效地保证自己和宝宝的健康。

● **饮食原则**

（1）多摄取蛋白质。乙肝新妈妈摄入蛋白质一般应占总热能的15%，特别应保证一定数量的优质蛋白质，如动物性蛋白质、豆制品等的供给。

（2）不要饮食过量。乙肝新妈妈过多地吃肉类和糖类食品，会使多余的蛋白质和糖类转化为脂肪而储藏在体内，其中肝脏也是重要储藏点，长此以往，势必会形成脂肪肝，使新妈妈有病的肝脏负担更重。

（3）适当多饮果汁。乙肝新妈妈在日常饮食中供给充足的液体，可加速毒物排泄，保证肝脏正常代谢功能。

（4）保证维生素供给。维生素 B_1、维生素 B_2、烟酸等 B 族维生素以及维生素 C，对于改善新妈妈乙肝症状有重要帮助。新妈妈除了选择富含这些维生素的食物外，也可在医生指导下口服多种维生素制剂。

（5）不要饮酒。酒的主要成分是乙醇，乙醇在肝脏内可以转化为醛，对肝脏有直接的损害作用，可使肝细胞发生变性和坏死。乙肝新妈妈本身肝细胞已有损害，饮酒更会雪上加霜，促使病情向肝硬化甚至肝癌方向演变。

● 禁忌或减量的食物

（1）油炸、油煎食品。油炸、油煎食品属高脂肪食物，不易消化和吸收，容易引起吸收不良性脂肪肝，而且反复煎炸的食物油中会有致癌物质，对防止肝炎发展为肝癌是不利的。

（2）罐头类食品。罐头食物中的防腐剂、食用色素等会加重肝脏代谢及解毒功能的负担。

（3）葵花子。葵花子中含有不饱和脂肪酸，多吃会消耗体内大量的胆碱，可使脂肪较易积聚在肝脏，影响肝细胞的功能。

（4）腌制食物。腌制食物盐分含量太高，吃多了易影响水、钠代谢，对乙肝新妈妈不利。

（5）甜食。甜食中糖含量较高，糖在体内容易发酵产气，加重胃肠胀气，过量的糖易转化为脂肪，加速肝脏对脂肪的储存，促使脂肪肝发生。

● 美食推荐

板蓝根田螺汤

原料 板蓝根15克，猪瘦肉100克，白蔻仁8克，田螺30~40个，车前子15克，生姜10克，大枣15枚，精盐适量。

做法 ①将田螺用清水漂半天，去泥沙，烫死，取出螺肉，备用；其他用料洗净（车前子用纱布包好，白蔻仁打碎，生姜拍烂）。

②全部用料（除白豆蔻外）放入锅内，加水适量，文火煮1.5~2小时后放入白蔻仁，再煮6~10分钟，加精盐调味，随量饮用。

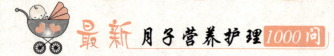

🥄 **功效** 此汤利湿化浊，清热解毒，对无黄疸型乙肝属于湿热蕴结型的新妈妈有功效。

芹菜蜜汁

🥄 **原料** 鲜芹菜100～150克，蜂蜜适量。

🥄 **做法** 将芹菜洗净捣烂取汁，加蜂蜜炖服。每日1次，温服，疗程不限。

🥄 **功效** 此汁清热解毒，养肝，适用于肝炎。

蒲公英粥

🥄 **原料** 大米50～100克，蒲公英40～60克（鲜品60～90克）。

🥄 **做法** ①取干蒲公英或鲜蒲公英（带根）洗净，切碎。

②煎取药汁，去渣，入大米同煮为稀粥，以稀薄为好。每日2～3次，稍温服。3～5天为1个疗程。

🥄 **功效** 清热解毒，消肿散结。此粥适用于肝炎、胆囊炎及急性乳腺炎、急性扁桃体炎、急性结膜炎等。

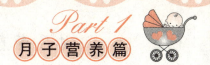

第 3 节

月子饮食禁忌

月子期间为什么要少吃盐

产后由于皮质激素分泌的增加，新妈妈体内会有水分和钠盐滞留，造成身体水肿，此时如果摄入的盐量过多，会加重肾脏的排泄负担，那些来不及排泄的水分和钠盐就会潴留在体内，从而加重水肿现象，还会增加患心血管疾病的危险。所以新妈妈在月子期间一定要尽量少吃盐，以保证身体健康。

但少吃盐并不代表完全不吃盐。因为产后新妈妈容易出汗，还要分泌乳汁，这些都会消耗体内大量的水分和盐分，使身体出现缺水、缺盐现象，此时适量吃点盐就可以保持体内钾、钠离子的平衡，从而改善身体的脱水现象。此外，新妈妈产后往往食欲不振，此时如果食物味道过淡，会大大降低新妈妈的进食欲望，很容易导致营养不良和厌食等。

所以月子期间盐可以吃，但用量要比平时少一些。还可以用钾盐来代替钠盐，因为钾盐的咸度比钠盐要重一些，这样既可以保持食物的口感，又不会使新妈妈摄入过多的盐分。

月子期间为什么不宜盲目忌口

产后要忌口的说法是不正确的。我们说，尽量避免食用一些已被证明了对产后身体恢复和泌乳不利的食物是应该的，如麦芽水、人参、韭菜、刺激性的食物、咖啡、浓茶、酒等，其他大多数食物则并没有科学根据证明对产后恢复是不利的。

产妇分娩时体力消耗很大。有创伤和出血，产后身体要恢复，同时又要泌乳和哺育婴儿，照顾婴儿，因此需要的能量和营养素较多，仅吃一两样食物不能满足产妇身体的需要，也不利于乳汁的分泌。因此主副食都应多样化，才能使营养全面和足够，乳汁也才能充足和营养全面。

产后为什么忌马上服用人参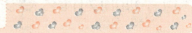

人参含有多种成分，其中某些成分能对人体中枢神经产生兴奋作用，可导致服用者出现失眠、烦躁、心神不安等不良反应。刚生完宝宝的产妇，精力和体力消耗很大，十分需要卧床休息。如果此时服用人参，反而会因兴奋难以安睡，而影响精力恢复。

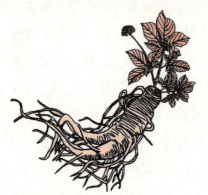

人参是大补元气的药物，可促进血液循环，加速血液的流动。产妇内外生殖器的血管多有损伤，服用人参，有可能影响受损血管自行愈合，造成流血不止，甚至大出血。

产后为什么不要急着喝"催奶汤"

据了解，不少想母乳喂养的新妈妈都很注重喝"催奶汤"。但真实情况是，一些性急的妈妈喝汤的时间太早了。多喝催奶汤可以补充新妈妈身体里的水分，增加乳汁的分泌，但喝汤的前提是新妈妈的乳腺管要全部畅通，如果乳腺管不畅通，分泌出的乳汁就会堵在乳腺管内，引起乳房胀痛，甚至增生肿块。因此产后2~3天内，新妈妈不要急于喝汤催奶，而应先让宝宝吮吸妈妈的乳房，疏通乳房，使乳腺管全部畅通后，才能喝"催奶汤"帮助下乳。

老母鸡、甲鱼、猪蹄、鲫鱼等熬汤均有助于促进乳汁分泌，除此之外，像花生粥、炒腰花等食品也有一定催奶功效。

即使时机合适，乳腺管已经完全通畅，新妈妈喝的"催奶汤"也不可过于油腻，以免增加乳汁中的脂肪含量，伤害宝宝的消化功能。

月子期间为什么少食味精为妙

味精的主要成分是谷氨酸钠，会在肝脏中的谷氨酸丙酮酸转氨酶的代谢作用下，转化生成人体特别需要的氨基酸。味精的加入，让一些原本口味平常的菜肴，变得美味起来。又因其化学成分有保肝益智的功效，适当食用对人体是有益无害的。

但是，对于产后的饮食来说，过多地食用味精则是有害的。

如果乳母在摄入高蛋白饮食的同时，食用过量味精，那么大量的谷氨酸钠，就会通过乳汁进入婴儿体内。过量的谷氨酸钠对婴儿（尤其对12周以内的婴儿）发育有严重的影响。谷氨酸钠能与婴儿血液中的锌发生结合，生成不能被机体吸收的谷氨酸，而锌却随尿排出，导致婴儿锌的缺乏。

因此，乳母在用乳汁喂养孩子时，至少在3个月内应少吃或不吃味精。

月子期间为什么忌马上节食

通常新妈妈分娩后体重会增加，许多人为了恢复产前的苗条身材，产后便马上开始节食，这样做不但有损身体健康，而且更不利于乳母授乳。新妈妈产后所增体重，主要为水分和脂肪。若是给宝宝授乳，势必要消耗体内的大量水分和脂肪，这些脂肪根本不够。新妈妈不仅不能节食，还要多吃营养丰富的食物，每天必须保证摄入2800千卡的热量。

月子期间为什么忌常喝茶水

有些新妈妈喜欢喝茶，但是在月子期间不宜饮用茶水。因为茶水中含有鞣酸，可以与食物中的铁相结合，影响肠道对铁的吸收，容易引起产后贫血。而且，茶水中还含有咖啡因，具有兴奋作用，新妈妈饮用后难以入睡，会影响体力恢复。另外，咖啡因还会通过乳汁进入宝宝体内，导致宝宝肠痉挛或突然无故地啼哭。

为什么产后忌立即吃老母鸡

老母鸡营养丰富，是补虚佳品，但产后新妈妈不能立即吃，尤其是哺乳的新妈妈。因为分娩后，血中雌激素与孕激素水平大大降低，泌乳素才能发挥泌乳的作用，促进乳汁的形成。母鸡肉中含有一定量的雌激素，产后立即吃老母鸡，就会使新妈妈血中雌激素的含量增加，抑制催乳素的效能，以致不能发挥作用，从而导致新妈妈乳汁不足，甚至回奶。另外，因老母鸡多肥腻，新妈妈产后体质较差，胃肠消化功能相对较弱，如过早吃老母鸡，容易影响胃肠的消化功能，从而影响营养物质的消化吸收。

老母鸡含有一定量的雌激素，有回奶作用，是不是新妈妈就不能吃了呢？不是的，这里特指新妈妈7~10天以内不宜吃，分娩10天以后，在乳汁比较充足的情况下，适当吃些老母鸡（包括母鸡），对新妈妈增加营养，增强体质是有好处的。

如果产后哺乳的话，应吃大公鸡，这样有利于增加营养，强壮身体，还

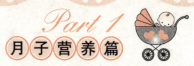

能使乳汁分泌增加。雄激素具有对抗雌激素的作用，公鸡肉中含有少量雄激素，若产后立即吃上一只清蒸小公鸡，连同睾丸一起吃掉，将会使乳汁增多。如果新妈妈分娩后，因各种原因不能哺乳，就可吃炖母鸡，以利身体的恢复。

为什么不宜长时间喝红糖水

在我国，无论南方还是北方，红糖是月子里的必备食品。红糖是由甘蔗制作的粗制糖，含糖原89%，含铁量较其他糖高。产后吃红糖有利于恶露的排出，还可补血。但是新妈妈不能无节制地食用红糖，否则对身体反而有害。

一般说来，红糖宜食用1周左右。红糖水有活血化瘀的功效，产后恶露不尽、经血阻滞，食用红糖有利于恶露的排出。然而现在大部分新妈妈都是初次生产的新妈妈，产后子宫收缩良好，恶露的色和量均正常，血性恶露一般持续时间为7~10天。如果新妈妈吃红糖时间过长，如达半个月至1个月以上时，阴道排出的液体多为鲜红血液，这样，新妈妈就会因为出血过多造成失血性贫血，还可能影响子宫复原和身体康复。此外，红糖性温，大量食用红糖会使汗液增多，口渴咽干，阴道流血增多，如伴有产后感染性疾病，可出现发热、头晕等症状。所以，新妈妈在产后吃红糖的时间不宜太长，最好不要超过10天，每天的量也不宜过多，大概一次一大匙调水喝就可以，每天不超过3次。也可以在烹饪时加入适量红糖，即可满足正常的需求。

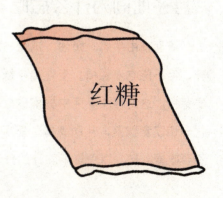

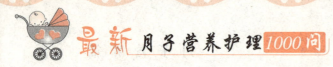

月子期间为什么忌喝浓汤

新妈妈产后多喝高脂肪浓汤，不但影响食欲，还会使人身体发胖，体态变形，并且使乳汁中的脂肪含量过高，会使新生的宝宝不能耐受和吸收，而引起腹泻。新妈妈适宜喝脂肪适量的清汤，如蛋花汤、鲜鱼汤等。

月子期间为什么忌大吃特吃

每天大吃特吃，过量摄取营养，会加重新妈妈的肠胃负担，不利于体内恶露和毒素的排出，还会导致新妈妈肥胖，不但体形难以恢复，还有可能使体内糖和脂肪代谢失调，增加患糖尿病、冠心病等疾病的概率。

月子期间为什么忌吃麦乳精

麦乳精由牛奶、奶油、鸡蛋、麦精等多种营养原料制成，产妇应补充营养，但不能吃麦乳精。麦乳精中除了含有以上营养成分外，还含有麦芽糖和麦芽粉。这两种从麦芽中提取的成分既有营养价值又具药用价值。它们能消化一切饮食积聚，补助脾胃，还可以帮助产妇回乳。因此，产妇在哺乳期内不要吃麦乳精，以免影响乳汁的分泌。

新妈妈为什么要忌喝酒

有的妇女在妊娠期停止吸烟、喝酒，怕吸烟给胎儿带来损害，可是分娩后又恢复吸烟、喝酒，以为宝宝已经生下来，吸烟、喝酒不会伤害宝宝了，这是不对的。

烟、酒是刺激性很强的东西，对母亲和宝宝都没有好处。吸烟可以使乳

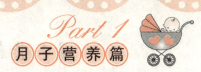

汁减少，而且香烟中含有尼古丁等多种有毒物质，这些有毒物质会浸入乳汁中，宝宝吃了这样的乳汁，当然会伤害身体。吸烟时呼出的烟雾、气体，也会直接危害宝宝的健康。酒中含有的酒精也可进入乳汁。少量饮酒对宝宝无影响，但大量饮酒可引起婴儿昏睡、手脚无力、生长缓慢等，有损宝宝健康。所以，为了宝宝的健康，新妈妈千万不要吸烟、喝酒。

月子期间为什么要少吃巧克力

巧克力中含有可可碱，会通过乳汁进入宝宝体内，损害宝宝的神经系统和循环系统，导致宝宝消化不良、尿量增加、爱哭闹、睡眠状况不佳等。

同时，巧克力是一种高热量、高脂肪食物，也不容易消化，新妈妈食用后很容易在体内郁积生热，出现上火症状，也会影响新妈妈伤口的愈合。

月子期间为什么凉菜、冷饮忌贪多

有的地方禁止坐月子的妈妈吃凉菜、冷饮，认为吃凉菜、冷饮会使新生儿着凉、泻肚。这种说法是没有科学根据的。

研究表明，有些物质是可以通过母乳进入婴儿体内的，对婴儿会产生一定影响。哺乳妈妈吃一些营养价值高的食品，乳汁的营养成分也会提高，对婴儿的生长发育是有好处的。有些药物也是可以通过乳汁排泄的，哺乳妈妈吃药等于婴儿吃药，这些都是指食物成分而言。

吃凉菜、冷饮之类的食物是不会直接被婴儿吸收的，因为食物要被母体消化道消化吸收，变成对身体发育有用的营养物质，再通过血液循环后参与到母乳成分中，因此已被母体"热化"了，并不是妈妈吃凉的，婴儿就吃凉的。相反，这些食物中因含有丰富的矿物质及维生素等还可以增强母亲及婴儿的健康。

在吃凉菜、水果、冷饮时，一定要做到讲究卫生，不要过冷也不要贪食过多。如果哺乳妈妈吃了不卫生的凉菜或冷饮，闹出病来，当然会影响乳汁的质量，直接关系到婴儿的健康。

月子期间为什么忌多吃鸡蛋

有的新妈妈为了加强营养，分娩后和坐月子期间，常以多吃鸡蛋来滋补身体的亏损，甚至把鸡蛋当成主食来吃。吃鸡蛋并非越多越好，医学研究表明，分娩后数小时内，最好不要吃鸡蛋。因为在分娩过程中，体力消耗大，出汗多，体液不足，消化能力也随之下降。若分娩后立即吃鸡蛋，就难以消化，从而会增加胃肠负担。在整个产褥期间，根据对孕妇、新妈妈的营养标准规定，每天需要蛋白质100克左右，因此，每天吃3~4个鸡蛋就足够了。研究还表明，一个新妈妈或普通人，每天吃十几个鸡蛋与每天吃3个鸡蛋，身体所吸收的营养是一样的，吃多了，并没有好处，甚至容易引起胃病。

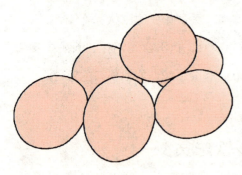

月子期间为什么忌大量进食滋补药膳

中医认为，新妈妈在分娩后1个月内对滋补性的食物吸收比较快，身体康复亦较好。如果调理得当，产后体质会比产前更好。但产后不宜快速进补，以免得不偿失。然而，有些新妈妈十分依赖药膳，这其实是不正确的。

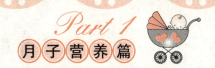

为什么产后忌马上喝姜汤

由于姜是辛温之物,可促进血液循环,过多食用会增加血性恶露,使恶露排不尽,子宫内膜修复不好,造成贫血、产后体弱,所以产后不能马上就吃姜或姜制品。

新妈妈可以自己观察,恶露颜色转为淡黄或白色时,是进食姜汤较理想的时机。但也不能天天喝一大碗,通常以隔天喝小半碗姜汤为宜,不宜饮用浓姜汁。

同时,饮用姜汤的时间不宜太长,一般可持续10天左右。如果恶露突然增多或颜色变鲜红,应暂时停止或减少姜汤的分量。

为什么产后忌吃油炸食品

油炸食品的营养在油炸过程中已经损失了很多,比其他食物营养成分要差,多吃并不能给新妈妈增加营养。同时,油炸食品也较难消化,产妇体质虚弱,消化能力又很弱,所以要少吃油炸食品,以免给肠胃增加负担。

为什么月子期间忌吃辛辣食物

辛辣食物助内热,容易使新妈妈出现口舌生疮、大便秘结等上火症状,而且内热还会通过乳汁进入宝宝体内,使宝宝也出现上火的症状。

所以,在产后尤其是产后5~7天内,新妈妈的饮食宜清淡,尽量远离辛辣食物,如辣椒、韭菜以及花椒、胡椒、茴香等辛辣刺激性的调味料。

为什么产后忌多喝黄酒

产后少量饮黄酒可以祛风活血,有利于恶露排出,子宫复旧,有舒筋活络的功效，但过量或饮用时间过长可助内热，使产妇上火，并通过乳汁影响新生儿，还会使恶露排出过多或持续时间过长，不利于产后恢复。饮用时间以产后1周为宜。

为什么月子饮食忌长期加料酒

料酒的作用是活血，因此刚刚分娩的新妈妈在烹调时加些料酒可以帮助排出恶露。但如果恶露已经排干净，仍然用料酒来烹调食物就不适宜了，特别是在夏天，因为料酒有可能导致子宫收缩不良。

第4节
哪些食材适宜月子调养

为什么小米对产妇有益

小米可以刺激食欲,其中的营养成分易被吸收,还可以防治消化不良。小米能帮助反胃和胃酸病人缓解症状,能够健脾利胃,调养身心。另外,小米还有很好的助眠效果。

小米能够滋阴养血、补养肾气、清除虚热,对体质虚弱的产妇来说非常重要。小米能够健胃和胃、清热解毒、解除烦躁、除湿安眠,对提高产妇的食欲、缓解孕吐和胃酸状况、治疗失眠有不错的效果。

为什么芝麻对产妇有益

芝麻中含有丰富的维生素 E,可起到防衰、抗衰的作用。

芝麻中含有丰富的卵磷脂,对头发早白和脱发具有改善作用,能保持发乌、秀美。

芝麻经炼制而成香油后,其中含有大量的亚油酸、棕榈酸、花生酸等不饱和脂肪酸,能溶解凝固在血管壁上的胆固醇,净化血管环境,避免心血管疾病的发生。

芝麻中含有大量的油脂,能起到润肠通便的作用。

芝麻富含蛋白质、脂肪、钙、膳食纤维等营养素,可以为新妈妈补充全面、均衡的营养，尤其对于因阴血亏虚导致的乳汁不足有很好的改善作用。

芝麻中含有的亚油酸可以促进恶露的排出，并且对子宫的收缩与恢复很有帮助。

芝麻有浓郁的香气，可增进食欲，产后新妈妈因消化和吸收功能下降，经常会出现食欲不振的现象，常吃芝麻可让新妈妈胃口大开。

为什么玉米对产妇有益

玉米含有丰富的纤维素，可帮助人体吸收胆固醇，加速肠蠕动，避免便秘和痔疮的形成。还可以刺激食欲、利尿、利胆、止血，并对水肿有一定缓解作用。

玉米中丰富的维生素C。玉米胚芽中的特殊物质，可以使产妇的皮肤更光滑、细腻，是理想的美容食品。玉米胚芽中的某些成分可缓解精神压力，平和情绪，调节神经系统和新陈代谢，消肿等。

为什么糯米对产妇有益

糯米含有蛋白质、脂肪、糖类、钙、磷、铁、维生素B_1、维生素B_2、烟酸及淀粉等，营养丰富，为温补强壮食品，对于刚刚经历生产的新妈妈来说具有补中益气、健脾养胃、止虚汗之功效；针对产后初期新妈妈的脾胃虚寒、食欲不佳、腹胀腹泻有一定缓解作用；糯米还有收涩作用，对尿频、盗汗有较好的食疗效果。

针对月子期的新妈妈，糯米的最佳食用方法是熬制成粥，可与银耳、红枣等一同熬制。

也可将糯米制成酒，用于新妈妈的产后滋补。如用糯米、杜仲、黄芪、杞子、当归等酿成"杜仲糯米酒"，此糯米酒有壮气提神、美容益寿、舒筋活血的功效，对于新妈妈因生产所造成的能量消耗和产后血虚有一定的疗效。

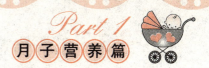

Part 1 月子营养篇

为什么黑豆对产妇有益

黑豆含有丰富的植物性蛋白质及维生素A、维生素C、B族维生素，对脚气、水肿、腹部和身体肌肉松弛有改善功效。

为什么黄豆对产妇有益

黄豆中所含的蛋白质几乎是同等重量猪肉的2倍多，其中还含有多种人体必需的氨基酸，对提高人体免疫力有很大帮助。

黄豆中有一种脂肪物质叫亚油酸，能降低血液中的胆固醇，是预防高血压、冠心病、动脉粥样硬化等的良好食品。

黄豆中含有蛋白酶抑制剂，能改善糖尿病病情。

黄豆中含有皂苷，有明显的降血脂作用，还可减少血清及肝中的脂质含量和脂肪含量。

黄豆中的钙质十分丰富，能促进骨骼发育，对因缺钙引起的骨质疏松症有改善作用。

黄豆中铁的含量较高，且易被人体吸收，非常适合气血亏虚的新妈妈食用。

为什么花生对产妇有益

花生可用于脾虚反胃、水肿、妇女白带、贫血及各种出血症及肺燥咳嗽、干咳久咳、产后催乳等病证。

花生所含的钙、铁对儿童、孕妇和产妇非常有益。

花生衣具有抗纤维蛋白溶解、增加血小板含量并改善其功能、加强毛细血管的收缩功能、改善凝血因子缺陷等作用，并含少量纤维素，具有良好的止血作用，能加速血肿消退，可用于内外各种出血症，包括血友病、血小板减少性紫癜、功能性子宫出血等。

为什么红枣对产妇有益

红枣中丰富的维生素C可使体内多余的胆固醇转化为胆汁酸，从而减少结石的形成。

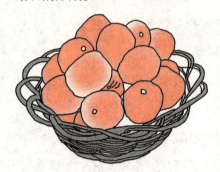

红枣所含的类黄酮能使血管软化，降低血压，预防高血压的发生。

红枣中丰富的维生素P有助于健全毛细血管，维持血管壁的弹性，预防心血管疾病。

红枣中含有丰富的维生素和无机盐，能加强人体的造血功能，对贫血有改善作用。

红枣能促进皮肤细胞代谢，防止色素沉着，使皮肤白皙细腻。

红枣热量高，有增强人体耐力和抗疲劳的作用，是体虚者的补养佳品。

红枣能补益脾胃、补中益气，产后脾胃虚弱的新妈妈多吃红枣能改善肠胃功能。

红枣能补气血，有助于增强体力，可改善新妈妈产后浑身无力等症状。

为什么黄豆芽对产妇有益

黄豆芽中含有大量蛋白质、维生素C、纤维素等，蛋白质是生长组织细胞的主要原料，能修复生产时损伤的组织，维生素C能增加血管壁的弹性和韧性，防止产妇出血，纤维素能通肠润便，防止产妇发生便秘。

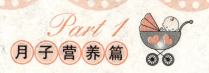

为什么莲藕对产妇有益

莲藕散发出一种独特清香,还含有鞣质,有一定健脾止泻作用,能增进食欲,有促进消化、开胃健中的功效,能帮助胃纳不佳、食欲不振的新妈妈恢复健康。莲藕富含铁、钙等元素,植物蛋白质、维生素以及淀粉含量也很丰富,有明显的补益气血、增强人体免疫力的作用。藕的含铁量较高,含糖量不高,又含有大量的维生素C和食物纤维,还含有丰富的维生素K,具有收缩血管和止血的作用。这些营养成分对于新妈妈十分有益。

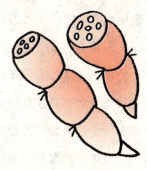

莲藕可生食、烹食、捣汁饮,或晒干磨粉煮粥,可炒、炖、炸及作菜肴的配料,如八宝酿藕、炸藕盒等。

为什么黄花菜对产妇有益

黄花菜俗称"金针菜",学名"萱草",古名"忘忧"。黄花菜性味甘凉,有止血、消炎、清热、利湿、消食、明目、安神等功效,对吐血、大便带血、小便不通、失眠、乳汁不下等有疗效,可作为病后或产后的调补品。

为什么西芹对产妇有益

西芹性凉、味甘,含有丰富的钾,可以代谢人体内的钠,有明显的降压功效,十分适合患有妊娠高血压的新妈妈食用。西芹纤维质高,多吃可预防新妈妈便秘。西芹含有芳香油及多种维生素、游离氨基酸等物质,有促进食欲、降低血压、健脑、清肠利便、解毒消肿、促进血液循环等功效。西芹有明显的降压作用,其持续时间随食量增加而延长,还有镇静和抗惊厥的功效。

为什么海带对产妇有益

海带中富含的碘是合成甲状腺的主要物质，能保护甲状腺的正常功能，是甲状腺功能低下者的最佳食品。

海带中的胶质能促使体内的放射性物质随大便排出体外，从而减少放射性物质在人体内的积聚。

海带含有的甘露醇有利尿消肿的作用，对肾功能衰竭、老年性水肿等症都有一定的缓解和改善作用。

海带中含有不饱和脂肪酸，对心脏病、糖尿病均有一定的预防作用。

海带中含有的铁是制造人体红细胞的主要原料，有预防缺铁性贫血的作用，其中丰富的碘还可以增加乳汁中碘的含量，新妈妈适当多吃海带则有利于宝宝的生长发育。

为什么丝瓜对产妇有益

丝瓜络味甘，性寒，有通行经络和凉血解毒的作用，可治气血阻滞、经络不通等症。

如果出现乳腺炎症，发奶时有包块，乳汁分泌不畅时，中医会建议将丝瓜络放在高汤内炖煮，可以起到通调乳房气血、催乳和开胃化痰的功效。

一些产妇将丝瓜与鲫鱼、猪蹄、腰花煨汤喝下后发现乳汁分泌旺盛，其实这主要还是高汤的作用，单纯将丝瓜煨汤是达不到催乳的效果的。

为什么胡萝卜对产妇有益

胡萝卜含有丰富的胡萝卜素、维生素A、维生素B、维生素C，最适合产妇食用。

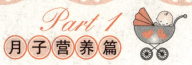

胡萝卜中的植物纤维，吸水性强，在肠道中体积容易膨胀，可加强肠道的蠕动，从而利膈宽肠，通便防癌。

胡萝卜中的维生素A是骨骼正常生长发育的必需物质，有助于细胞增殖与生长，是机体生长的要素，对促进婴幼儿的生长发育具有重要意义。

为什么莴笋对产妇有益

莴笋分叶用和茎用两种，叶用莴笋又名"生菜"，茎用莴笋则称"莴笋"，都含有十分丰富的营养素。据分析，除铁质外，其他所有营养成分均是叶子比茎含量高。因此，食用莴笋时，最好不要将叶子弃而不食。

莴笋性味苦寒，有通乳功效。产妇乳少时可用莴笋烧猪蹄食用。这种食法不仅减少油腻，清香可口，而且比单用猪蹄催乳效果更佳。

为什么鸡蛋对产妇有益

鸡蛋的营养价值很高，含蛋白质丰富且吸收利用率最高，还含有脂肪、卵磷脂、卵黄素、钙、铁及维生素A、B族维生素、维生素D等，脂肪极易被人体消化吸收和利用，并且卵磷脂和卵黄素在维护神经系统的健康中有着重要作用。但是要注意适量，不要吃得过多。如过多进食鸡蛋，会使体内蛋白质过剩，增加机体负担，诱发其他营养素缺乏，导致机体生理功能失调，结果也会引起多种疾病。

为什么牛奶对产妇有益

牛奶中含钙尤其丰富，一般一杯牛奶大约含钙290毫克，低脂牛奶、脱脂牛奶中的含钙量会更高。

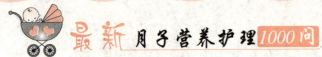

牛奶能给人体提供大量的蛋白质，并且其中还含有人体生长发育所需的全部氨基酸。

牛奶中的乳糖能帮助体内的乳酸杆菌进行繁殖，从而能抑制腐败菌的生长；其还能促进消化腺的分泌和胃肠的蠕动，有助于消化和吸收。

牛奶中含有维生素A以及多种无机盐，能发掘皮肤细胞的活力，滋润皮肤，淡化皱纹。

牛奶中含有一种色胺酸，进入人体后可转换成一种褪黑激素，有很好的助眠作用。

牛奶中含有丰富的营养物质，对新妈妈有很好的调养补益的作用。

新妈妈在分娩过程中体内的钙质会大量流失，喝牛奶可以极大地补充体内钙质的不足。

牛奶强大的美容作用能使新妈妈皮肤变得光滑且富有弹性。

为什么黑木耳对产妇有益

黑木耳含丰富的钙和铁，有补血的功效，还能帮助产后的新妈妈预防白发及掉发。黑木耳含有植物胶质，能吸附消化系统中的残质，并将其排出；可防止淋巴管炎等疾病。其所含卵磷脂是抗衰老的有效成分，是一种长寿补品；还能消耗体内脂肪，有瘦身功效。黑木耳有滋补强壮、和血止血、润肺生津、补脑强心、益气补中、清热止血、防高血压等功效。它能防治贫血、养血驻颜、祛病延年，还能增强人体免疫力，经常食用甚至能防癌、抗癌。

为什么鸡肉对产妇有益

产后食用老母鸡是民间常用的一种滋补方法。鸡肉和鸡的内脏中都含有

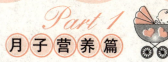

丰富的营养素，尤其是蛋白质、脂肪、钙、铁以及维生素A等营养素的含量特别高。用老母鸡炖汤（小火长时间炖制），可使鸡肉中的一些营养素分解，如蛋白质分解为氨基酸以及多肽，脂肪分解为脂肪酸，钙也可以从鸡骨中溶解出来。这种小分子的物质，人体能够直接吸收，或稍加消化后就可以吸收。这些小分子物质还能使鸡汤味醇、浓、鲜，如新妈妈的食欲不好，喝些汤也照样可以补充营养素，同时还能增加食欲；当然，对食欲好的新妈妈来说，吃些鸡肉能获得更多的营养素。

为什么猪蹄对产妇有益

猪蹄含有丰富的胶原蛋白，脂肪含量也比肥肉低，有壮腰、补膝和通乳之功效，可用于肾虚所致的腰膝酸软和新妈妈产后缺少乳汁之症。而且，多吃猪蹄对于女性具有丰胸作用。吃些猪蹄还可改善组织纳水功能低下的状况，有利于组织细胞正常生理活动的恢复，加速新陈代谢。

猪蹄为主要材料熬制的汤对于哺乳期的新妈妈能起到催乳和美容的双重作用，另外还有通乳脉、滑肌肤、去寒热之功效。

为什么鲫鱼对产妇有益

鲫鱼可以促进食欲，减少痔疮出血，提高人体免疫力，防治高血压、心脏病、肝炎、肾炎、慢性支气管炎、慢性肾炎水肿、肝硬化腹水、营养不良而导致的水肿、脾胃虚弱、糖尿病溃疡、气管炎、哮喘等。

鲫鱼中的蛋白质种类齐全，易于吸收，非常适合产妇食用，既能补充营养，又可以提高免疫力。另外，鲫鱼子可以促进宝宝的脑部发育，是益智食物。

为什么鲤鱼对产妇有益

鲤鱼是一种营养素组成比较全面、含量比较高的水产品，特别是含有丰富的优质蛋白质及钙、铁等，是哺乳期新妈妈最需要的食物。中医认为，鲤鱼具有较好的泌乳作用。如果产后7天内新妈妈乳汁分泌不多，可以选用新鲜的鲤鱼煮汤服用。另外，鲤鱼性平味甘，有利小便、解毒的功效；能治水肿胀满、肝硬化腹水、妇女血崩、产后无乳等证，对排恶露也很有效果。

为什么榴莲对产妇有益

榴莲味甘性热，盛产于东南亚，有水果之王的美誉。因其性热，能壮阳助火，对促进体温、加强血液循环有良好的作用。产后虚寒，不妨以此为补品。榴莲性热，不易消化，多吃易上火，与山竹伴食，即可平定其热性。不过，剖宫产后易有小肠粘连的产妇谨食。

为什么苹果对产妇有益

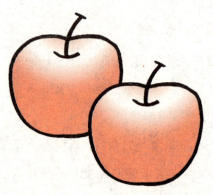

苹果特有的香味可以缓解压力过大造成的不良情绪，还有提神醒脑的功效；苹果中富含粗纤维，可促进肠胃蠕动，协助人体顺利排出废物，减少有害物质对皮肤的危害；苹果中含有大量的镁、硫、铁、铜、碘、锰、锌等微量元素，可使皮肤细腻、润滑、红润有光泽。

苹果中含有丰富的鞣酸、果胶、膳食纤维等特殊物质，生果胶可软化大便，膳食纤维又能起到通便作用。所以，生吃苹果可以起缓解便秘的作用。

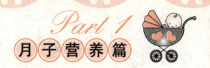

为什么木瓜对产妇有益

木瓜味甘性平，其功效很多，如降压、解毒、消肿、帮助乳汁分泌、让胸部更丰满、消脂减肥等。

木瓜的营养成分主要有糖类、膳食纤维、蛋白质、维生素B、维生素C、钙、钾、铁等。我国自古就有用木瓜来催乳的传统。木瓜中含有一种木瓜素，有高度分解蛋白质的能力，鱼肉、蛋类等食物在极短时间内便可被它分解成人体很容易吸收的养分，直接刺激母体乳腺的分泌。同时，木瓜自身的营养成分较高，故又称木瓜为乳瓜。产妇产后乳汁稀少或乳汁不下，均可用木瓜与鱼同炖后食用。

为什么香蕉对产妇有益

香蕉中含有大量的纤维素和铁质，有通便补血的作用。新妈妈多爱卧床休息，胃肠蠕动较差，常常发生便秘。再加上产后失血较多，需要补血，而铁质是造血的主要原料之一，所以新妈妈多吃些香蕉能防止产后便秘和产后贫血。新妈妈摄入的铁质多了，乳汁中铁质也多，对预防宝宝贫血也有一定的帮助作用。

为什么山楂对产妇有益

山楂味甘酸，性温，含大量碳水化合物、维生素及钙、磷、铁等，其中钙含量为诸果之冠。还含有山楂酸、柠檬酸、苹果酸、果糖及黄酮类，有散瘀消积、化痰解毒、提神清脑、止血清胃和增进食欲的作用，还能降低血压及血胆固醇的含量，对脾胃虚弱、肝功能不良和厌油纳呆的产妇有辅助治疗作用。

山楂中含有丰富的维生素和矿物质,对产妇有一定的营养价值。还含有大量的山楂酸、柠檬酸,能够生津止渴、散瘀活血。产妇分娩后过度劳累,往往食欲不振、口舌干燥、食量减少,如果适当吃些山楂,能够增进食欲,帮助消化。山楂散瘀活血的作用,还能帮助产妇排出子宫内的瘀血,减轻腹痛。

为什么橘子对产妇有益

橘子中含维生素C和钙质较多,维生素C能增强血管壁的弹性,防止出血。新妈妈生孩子后子宫内膜有较大的创面,出血较多,吃些橘子,便可防止产后继续出血。钙是构成宝宝骨骼、牙齿的重要成分,新妈妈适当吃些橘子,能够通过新妈妈的乳汁把钙质提供给宝宝,不仅能促进宝宝牙齿、骨骼的生长,而且能防止宝宝发生佝偻病。另外,橘核、橘络(橘子瓣上的白丝)有通乳作用,新妈妈乳腺管不通畅时,除可引起乳汁减少外,还可发生急性乳腺炎,影响对宝宝的喂养。吃橘子能够减少以上现象的发生。

为什么葡萄对产妇有益

葡萄味甘酸,性平,有补气血、强筋骨、利小便的功效。因其含铁量较高,所以可补血。制成葡萄干后,铁占比例更大,可当作补铁食品,常食可消除困倦乏力、形体消瘦等症状,是健体延年的佳品。新妈妈产后失血过多,可以以葡萄作为补血圣品。

为什么橙子对产妇有益

橙子中含有丰富的维生素C、维生素P,能增强机体抵抗力,增加毛细血

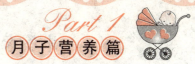

管的弹性。橙子中所含的纤维素和果胶物质,可促进肠道蠕动,有利于清肠通便,排出体内有害物质。它的维生素C含量丰富,能增强人体抵抗力,亦能将脂溶性有害物质排出体外。橙皮又叫黄果皮,除含果肉中的成分外,胡萝卜素含量也较多,可作为健胃剂、芳香调味剂。

橙子味甘、酸,性凉。具有生津止渴、开胃下气、帮助消化、防治便秘的功效,有便秘的产妇可以吃些。

为什么麻油对产妇有益

胡麻油中含有大量的多元不饱和脂肪酸,而不饱和脂肪酸已被认为是构成细胞不可或缺的因子,可以预防血管硬化或老化现象,促使子宫复原;但多元不饱和脂肪酸在高温下容易分解,所以最好以低温来烹煮。同时,选用低温烘焙的胡麻油,才不会太燥热、火气大,对新妈妈恢复健康才有帮助。

为什么姜对产妇有益

姜具有健胃矫味的作用,可以增加食欲,促进新陈代谢,治疗呕吐、咳嗽及头痛等。但是,必须用老姜,切成薄片,爆成浅褐色后(不可焦黑)方可使用。因为爆透的老姜会对人体产生温和作用,并且会刺激体内脏器,使身体从内部暖和起来,不至于造成口干舌燥、痔疮、咳嗽等现象。

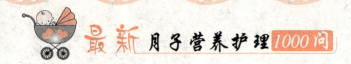

第二章 月子四阶段营养饮食方案

第1节 0~7天，恢复元气，促进新陈代谢

为什么第1周饮食以清为主

　　清，指清除身体多余水分、排除体内恶露、清肠通便、健脾开胃、通乳、催乳等，以代谢和排毒为主。在怀孕后期，孕妇体内储存了大量的水和钠，会随着分娩排出，表现为大量出汗、排恶露和其他废物，这是一个自然的生理反应。家里人如果不懂，就会以为产妇虚了，就进行大补特补。这样做其实是在增加产妇的肾脏负担，进而影响身体排水、排恶露。其实，产妇需要清淡饮食，以便清理体内的水和钠，如麻油猪肝、鱼汤、生化汤、红豆汤、糯米粥等。剖宫产的新妈妈此阶段尤其应忌吃虾、贝壳等海产品。

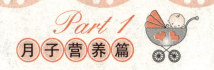

为什么第1周以利水消肿为重点

新妈妈在产后一般都会出现水肿的现象,而产后第1周正是身体代谢、排毒的黄金时期,这一时期要让孕期体内潴留的水分尽量排出,否则将会导致大量的代谢产物堆积在体内,如废水、毒素等,成为产后肥胖的原因之一。因此,建议新妈妈在坐月子第1周不要大量喝水,如果在关键性的第1周不能达到利水消肿的目的,反而毫无顾忌地喝进许多水,将可能影响和阻碍身体恢复。

如何吃好产后第1餐

新妈妈分娩后体内激素水平大大下降,身体过度耗气失血,阴血骤虚,在这种情形下很容易受到疾病侵袭。因此依照个人体质,产后第一餐的饮食调养非常重要。产后第一餐应首选易消化、营养丰富的流质食物。糖水煮荷包蛋、蒸蛋羹、冲蛋花汤、藕粉等都是很好的选择。

分娩让新妈妈的身体经历了一场艰难的考验,虚弱的身体急需补充营养。哪怕您什么都不想吃,也要强迫自己慢慢吃点东西,至少要喝点水,否则您可能会脱水。

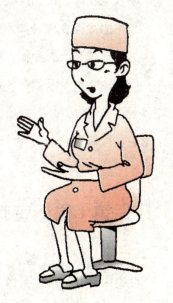

产后第一餐进补充足的碳水化合物有利于恢复能量;蛋白质可以快速修复身体;新鲜水果和蔬菜可以利尿通便;丰富的铁和帮助铁吸收的维生素C也是必需的营养素,可以帮助身体恢复生产时失去的血液。另外,给宝宝喂哺母乳时,骨骼会流失很多钙,所以及时补充钙也很必要。

剖宫产新妈妈怎样吃好第1餐

做过剖宫产手术的新妈妈应该在术后 6 小时内禁食。因为麻醉药的作用尚未完全消失，新妈妈全身的各种反应也比较慢，如果过早吃东西，很容易引起呛咳、呕吐。

6 小时以后多数新妈妈已排气，这时可以吃一些流食，如喝一些萝卜汤，以促进肠道蠕动和排气，减少腹胀。但是，糖果、黄豆、豆浆、淀粉类等容易大量产气的食物应少吃或不吃，以免腹胀更加严重。

产后饮食禁忌：

忌吃易胀气的食物。剖宫产手术后，易发酵、产气多的食物，如糖类、黄豆、豆浆、淀粉等，新妈妈要少吃或不吃，以防腹胀。术后 1 周内禁食蛋类及牛奶，以避免胀气。

忌吃油腻的食物。

忌吃含深色素的食物，以免疤痕颜色加深。

忌饮用咖啡、茶、辣椒、酒等刺激性食物。

忌吃生冷类食物（如大白菜、白萝卜、西瓜、水梨等），禁食 40 天为宜。

忌吃辛辣温燥的食物，如：韭菜、大蒜、胡椒等。

经过剖宫产手术的新妈妈，胃肠功能的恢复需要一定时间，产后建议少吃多餐，以清淡、高蛋白质饮食为宜，同时注意补充水分。要适当吃些粗粮、杂粮，切忌偏食。

产后第1周适宜吃哪些食物

● 红枣

红枣中含有丰富的蛋白质、脂肪、糖类、果酸、维生素 A、维生素 C 和钙，其有补中益气、养血安神的保健功效，是新妈妈产后的良好食物。

红枣中富含铁，这对帮助新妈妈补充铁质，预防缺铁性贫血具有十分重要的意义。红枣味甘性温，具有补中益气、养血生津的功效。新妈妈常吃红枣，不但可以养血补血，还可以调和脾胃，促进消化，对新妈妈摆脱虚弱状态，早日恢复元气具有很大帮助。

● 红糖

红糖是一种未精炼的糖，含有大量的钙、铁、维生素 B_2、维生素 B_3 以及锰、锌等矿物质。

月子里，新妈妈最怕受寒着凉，红糖则可以祛风散寒。针对新妈妈产后淤血导致的腰酸、小腹痛、恶露不净，红糖可以活血化淤和镇痛。新妈妈活动少，容易影响食欲和消化，红糖可以健脾暖胃。分娩时失血过多的新妈妈，食用红糖可以补血。

● 小米

小米含有多种维生素、氨基酸和糖类，营养价值较高，对于新妈妈来说，小米可以说是最理想的滋补品。

小米含铁量高，对于新妈妈产后滋阴养血大有功效，可以使新妈妈虚寒的体质得到调养，帮助恢复体力。小米具有健胃消食，预防反胃、呕吐的功效。胃口不好的新妈妈，吃了小米后既能开胃又能养胃。小米含有丰富的淀粉，进食后能使人产生温饱感，可以促进胰岛素的分泌，从而提高进入脑内的色氨酸的数量。新妈妈常食小米粥，不仅睡得快、睡得香，而且第二天早晨面色红润，精力充沛。

● 玉竹

玉竹为百合科植物玉竹的根茎，有养阴润燥、生津止渴的功效。

玉竹味甘多脂、性平微寒、质柔而润，长于养阴，久服不伤脾胃，属滋阴、养气、补血之佳品。新妈妈食用玉竹，能起到滋阴、补血的作用。玉竹平补而润，补而不腻，兼有出风热的功效，能有效改善新妈妈由于机体失衡带来的失眠多梦、疲乏无力等问题，让新妈妈精力充沛、体态轻盈。

● 糯米

糯米是一种营养价值很高的谷类食品，味甘、性温、香糯黏滑，常被用于制作风味小吃。其中，紫红糯与黑米是糯米中的珍品。

糯米固表止汗，能缓解气虚所导致的盗汗、产后腰腹坠胀、因劳动损伤导致的气短乏力等症状。经常腹泻的新妈妈食用糯米有较好的疗效，由脾胃虚弱导致的腹泻、消化不良，可将糯米酒煮沸加鸡蛋煮熟食用。糯米能补中益气、健脾暖胃，主治脾胃虚寒、反胃、食欲缺乏以及消化道慢性疾病等。

● 干贝

干贝即扇贝的干制品，其味道、色泽、形态与海参、鲍鱼不相上下。

干贝有补五脏、益精血的功效，适于虚劳羸瘦、肢体乏力、产后虚弱的新妈妈食用。干贝有稳定情绪的作用，可辅助治疗产后抑郁症。

● 推荐饮食

红豆酒酿蛋

原料 红豆50克，糯米酒酿200毫升，鸡蛋2个，红糖适量。

做法 ①将红豆洗净，清水浸泡1个小时。

②将浸泡好的红豆和清水放入高压锅中，将红豆煮烂（如果用砂锅大约需要1个小时）。

③将煮好的红豆倒入小锅中，加入糯米酒酿和鸡蛋，烧沸后加入红糖即可。

功效 红豆有滋补强壮、健脾养胃、利水除湿、和气排脓、清热解毒、通乳汁和补血的功效；酒酿可活血通经、养血散瘀。两者的搭配适合产后恶露不下的新妈妈食用。

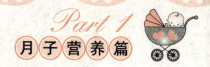

蚕豆焖肉

原料 猪肉150克，蚕豆瓣350克，精盐、料酒、植物油、胡椒粉、鲜汤、味精、水淀粉等各适量。

做法 ①蚕豆瓣洗净；猪肉洗净，切成片。

②锅置火上，放入植物油，将肉片炒松散，放入蚕豆瓣同炒1分钟，加入鲜汤、胡椒粉、味精、料酒，加盖焖约5分钟，淋入水淀粉勾芡，加精盐调味即可。

功效 此菜味道鲜美，营养丰富，产后食用可以帮助新妈妈恢复体能，提高免疫力。

豆浆莴笋汤

原料 莴笋300克，豆浆750克，精盐5克，味精2克，猪油50克，大葱10克，姜10克。

做法 ①将莴笋去皮，切成长7厘米、筷子头粗的条，洗净；姜切片、葱切段待用。

②锅置火上，下猪油烧热至六成热，下姜、葱稍炸出香味，下莴笋条、精盐炒至断生，拣去姜、葱不要，冲入豆浆，烧开加味精即可。

功效 豆浆具有平补肝肾、增强免疫力的功效；莴笋具有利五脏、通经脉等功效。适用于小便不利、乳汁不通等症。

南瓜炒肉丝

原料 猪肉丝45克，南瓜250克，姜片15克，酱油、精盐、植物油、葱末各适量。

做法 ①南瓜洗净，去皮、瓤，切成块状，备用。

②锅倒油烧热，爆香姜片、葱末，然后放入肉丝、酱油及精盐，略炒1分钟，再加入南瓜，翻炒2分钟，加水，盖上锅盖，以小火焖煮10分钟，待南瓜熟软即可。

功效 猪肉含有丰富的蛋白质、B族维生素和锌；南瓜营养价值较高，性温，味甘，补中气，消炎止痛，润肺化痰，可以治疗多种疾病。此菜对于新妈妈体质的恢复有很大帮助。

桃仁红糖大米粥

原料 桃仁35克，大米100克，红糖50克。

做法 ①将大米淘洗干净；桃仁去皮尖，清水洗净。

②将大米与桃仁齐放入洗干净的煮锅中，加清水适量，置于炉火上煮，待米烂汁黏时离火，加入红糖搅化调味即可食用。

功效 此粥化瘀止血，养血益胃，对新妈妈瘀血内停所致的产后出血有较好的功效。

产后第1周饮食为何宜开胃而不宜滋补

不论是哪种分娩方式，新妈妈在刚刚生产的最初几日里都会感觉身体虚弱、胃口比较差。如果这时强行填下重油重腻的"补食"，只会让食欲更加减退。在产后的第1周里，可以吃些清淡的荤食，如瘦牛肉、鸡肉、鱼肉等，配上时鲜蔬菜一起炒，既口味清爽，又营养均衡。橙子、柚子、猕猴桃等水果也有开胃的作用。

如何吃好产后第 2 餐

分娩后新妈妈的第 2 餐饮食应稀软、清淡，以补充水分、易消化为主。可以先喝一些热牛奶、粥等。牛奶不仅可以补充水分，还可以补充新妈妈特别需要的钙。粥类甜香可口，有益于脾胃，新妈妈不妨多喝一些。第 2 餐也可开始进食少量普通饮食，如煮鸡蛋、挂面汤、排骨汤、新鲜水果和蔬菜，但要注意把汤里的浮油弃去，以免使乳汁含脂过高，引起宝宝腹泻。

● **顺产妈妈**

顺产的新妈妈在产后如果肠胃消化功能较好，从第 2 餐开始可以进食鸡蛋，如蒸鸡蛋羹、煮鸡蛋、荷包蛋，可以换着花样吃，但要注意不要多吃，一天 3～4 个足够，鸡蛋含有的营养有助于新妈妈恢复体力，维护神经系统健康，减少抑郁情绪。

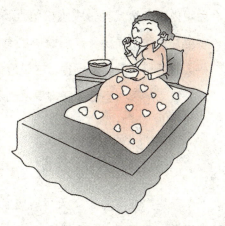

● **剖宫产妈妈**

剖宫产的新妈妈在术后，可以喝一点开水，刺激肠的蠕动，等到排气后，才可进食。刚开始进食的时候，应选择流质食物，然后由软质食物、固体食物渐进。所以在手术后，新妈妈可先喝点萝卜汤，帮助因麻醉而停止蠕动的胃肠道保持正常运作功能，以肠道排气作为可以开始进食的标志。

如何吃好产后第 3 餐

产后的第 3 餐，新妈妈需要补充必需的营养素，来补充身体营养和体力的消耗。除了摄入适量的优质蛋白以外，还应注意各种维生素和热量的补充，以促进新妈妈精力的快速恢复。

● 顺产妈妈

顺产的新妈妈在产后的第3餐，身体仍然很虚弱，很容易感到饥肠辘辘，可吃些不刺激又容易消化的食物，如小米红枣粥、鸡蛋挂面、馄饨、鸡蛋汤等，也可以进食一些增加食欲的食物如山楂。新妈妈只有保持良好的胃口，才能汲取更多的营养，这样也可以为新妈妈的哺乳打下好的饮食基础。

● 剖宫产妈妈

剖宫产新妈妈产后恢复会比顺产妈妈慢些。剖宫产后因有伤口，同时产后腹内压突然减轻，腹肌松弛，肠道蠕动缓慢，易有便秘倾向。产后的第3餐要注意防止便秘。产后妈妈的身体还是很虚弱，伤口仍然疼痛，年轻的妈妈会有便秘和肿胀的感觉，这是麻醉所引起的，因此大量饮水是非常必要的。最好饮用热茶和不低于室内温度的水，这些都能促进肠道的蠕动。

产后第2天怎么吃

新妈妈在产后第2天可以进食一些半流质食物，如稀粥、面汤、藕粉、蒸蛋羹、蛋花汤、卧鸡蛋等，同时也可以喝一些鲫鱼汤。

剖宫产新妈妈在产后第2天，可以开始吃些稀、软、烂的半流质食物，如肉末、肝泥、鱼肉、蛋羹、烂面、烂饭等，每天吃4~5次。

产后第3天怎么吃

新妈妈产后第3天基本就可以进食普通食物了。可以喝些营养丰富的荤汤，但要炖得清淡一些，如肉骨汤、鸡汤、肉丝蛋花汤、猪蹄汤、桂圆红枣汤、黄花猪蹄汤、猪蹄花生汤等。这些鲜美可口的汤，对于新妈妈来说，可以补充营养，增加水分，促使乳腺分泌出足量优质的乳汁，有利于新妈妈和宝宝的身体健康。

剖宫产新妈妈在产后第3天也可以开始食用普通食物了，不过要注意摄入充足的优质蛋白质、各种维生素和矿物质，以利于伤口的早日愈合。剖宫产新妈妈每天可以摄入主食350～400克，肉类150～200克，鸡蛋3～4个，蔬菜水果500～1000克，牛奶250～500毫升，植物油30克左右。

产后头3天，新妈妈的体力尚未恢复，食物总体上应以清淡、不油腻、易消化、易吸收、营养丰富为佳，形式为流质或半流质。新妈妈产后前3天应忌食刺激性食物，在之后的整个月子期也最好少吃或不吃这类食物。产后新妈妈的日常饮食应以少食多餐为原则，特别是剖宫产新妈妈，在饮食上应有更严格的要求，每餐不要进食过多，这样既可以保证营养的充分供给，又不致给肠胃增加过多负担，利于身体更快地恢复。

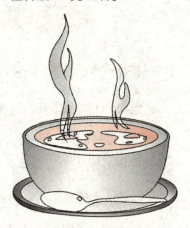

产后3～5天的饮食原则有哪些

产后3～5天，新妈妈的食物要清淡、有营养、易消化，如米粥、蛋花汤、烂面等。需要注意的是，虽然鸡汤、猪蹄汤有滋补功效，但新妈妈也不能天天吃，否则容易腹胀、腹泻。鱼汤营养丰富，但给新妈妈吃的时候要去掉上层的油，还要注意汤不要过咸。

由于新妈妈要分泌乳汁，所以对水的需要量会有所增加，新妈妈需要大量饮水以补充流失的水分，并且多喝水还能促进肠胃的蠕动。

产后6～7天的饮食原则有哪些

产后6～7天，新妈妈可以将饮食恢复至正常，可以吃鲤鱼、鲫鱼、薏米、香菇、白萝卜、南瓜等营养丰富的食物，但是依然要以清淡的饮食为主，精盐和味精也要少放，否则乳汁进入宝宝体内，会影响宝宝的肾脏发育。

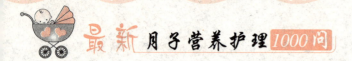

本阶段调理食谱有哪些

鸡蛋阿胶粥

原料 鸡蛋2个，阿胶30克，米酒100克，精盐少许。

做法 ①鸡蛋磕开，打散，搅匀。

②阿胶打碎放在锅里浸泡，加入米酒和少许清水，用小火炖煮。

③煮至胶化后，加入蛋液，加少许精盐调味，稍煮片刻后即可盛出。

功效 鸡蛋营养丰富，一直是月子里的最佳补益品之一。阿胶具有补血、止血的功效，对子宫出血具有辅助治疗作用。

枸杞子小米豆浆

原料 大豆50克，小米30克，枸杞子20粒，白糖适量。

做法 ①将大豆用清水浸泡至软，洗净；小米、枸杞子分别用清水洗净。

②将泡好的大豆、小米和枸杞子一同放入全自动豆浆机杯体中，加水至上下水位间，接通电源，按"五谷豆浆"键煮成豆浆即可。

③依个人口味加入适量白糖调味即可。

功效 补肾益精，滋阴养血，补充雌激素，是妇女产后的理想食品。

板栗花生汤

原料 清水1瓶，花生50克，火腿80克，西蓝花50克，大白菜叶50克，胡萝卜2根，牛奶2大匙，板栗、精盐各适量。

🥄 **做法** ①将火腿切成块；板栗控净水；花生洗净，放入适量清水煮熟后去皮。

②西蓝花放入盐水中洗净，切小朵；大白菜叶洗净撕块备用；火腿切片待用。

③胡萝卜洗净，去皮切成段，放入打汁机内，加入适量清水搅打成汁。

④汤锅中加入适量清水，倒入胡萝卜汁、牛奶搅匀煮沸，下入其他原料，加精盐煮沸后，续煮10分钟即可。

🥄 **功效** 此汤养胃健脾，补肾强筋，调气养血。

虫草乌鸡汤

🥄 **原料** 公乌骨鸡1/2只，冬虫夏草11克，熟地5克，党参10克，枸杞子5克，香菇5朵，冬笋1根，绍酒2大匙，精盐2小匙。

🥄 **做法** ①药材洗净；乌骨鸡洗净、切块；冬笋去皮、洗净、切片；香菇去蒂、泡软。

②烧一锅水，水滚后，放入冬笋片烫过，以去除冬笋的苦味。

③鸡块铺在蒸盅底，放入药材、冬笋片、香菇、精盐、绍酒，再加入水，隔水蒸2小时。

🥄 **功效** 滋补养身。乌骨鸡富含维生素与矿物质，营养价值高；冬虫夏草能保肺益肾；党参、熟地补气血，枸杞子补肝肾。此汤品可有效恢复体力。

红糖姜汁蛋汤

🥄 **原料** 鸡蛋1个，姜150克，红糖适量。

🥄 **做法** ①将姜洗净，切片，放入汤锅内，倒入适量清水，先用大火煮开,再改用中小火煮20分钟左右。

②然后转为小火,将鸡蛋打入锅内(不要搅散),煮至荷包蛋浮起。

③加入红糖继续煮开,搅匀即可。

功效 益脾胃,补血破瘀。适用于产后新妈妈的调理。

红枣养肝汤

原料 红枣7枚,滚开过的米酒水280毫升。

做法 ①洗净红枣,再以刀切开去核。

②红枣放在容器中,将米酒水冲下,加盖泡8小时。待烧开水后,用小火煮,约1小时即成。

功效 新妈妈喝此养肝汤能有效保护肝脏,帮助肝脏解毒,并能起解渴之用。

四物汤

原料 当归、熟地、川芎、白芍各适量。

做法 将上述草药放入锅中煮,或用开水冲泡后服用。也可以加入红枣、枸杞子、姜片、鸡肉等一起慢炖。

功效 养血舒筋。

南瓜肉丸汤

原料 嫩南瓜200克,牛肉300克,番茄2个,甜玉米罐头1罐,鸡蛋液1碗,鸡精1/2小匙,香菜、葱、精盐各适量。

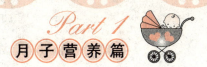

做法 ①南瓜洗净切开去子，去皮，切丁备用。

②甜玉米开罐沥干水分；番茄洗净放入开水中轻烫去皮、子，切丁备用。

③将牛肉洗净剔净筋膜，用搅肉机搅打成肉泥放入容器内，加入鸡蛋液、精盐、鸡精、葱花搅至上劲。

④起锅加色拉油烧热，用手挤出约 15 克重的丸子，小火炸至丸子熟透捞出备用。

⑤锅入 2 大匙色拉油烧热，炒香葱，下入南瓜炒软。加入适量清水煮沸后，下入番茄丁、甜玉米粒、牛肉丸子煮至熟透，加精盐调味，撒入香菜末即可。

功效 此汤健胃消食，补中益气。

茭白炖排骨

原料 排骨、茭白各 100 克（带皮），龟鹿胶 15 克，丹参 20 克，姜 1 片，葱 1 根，米酒 1/4 小匙，精盐 1/2 小匙。

做法 ①排骨氽烫，捞出，冲冷水；茭白洗净，去皮切片；葱洗净、切段；龟鹿胶和丹参洗净，放入纱布袋。

②汤锅倒 3 杯水，放姜、葱和米酒煮至水滚，加排骨和药材纱布袋，大火烧开后，转小火煮 30 分钟。

③加茭白片，煮 5 分钟，熄火，捞出葱段和药材纱布袋，加精盐调味。

功效 排骨富含铁与钙，龟鹿胶可补充胶质和胶原蛋白，丹参可补血活血，茭白能降低油腻感。此汤品可补充钙，强筋健骨。

生化汤

原料 当归 30 克，益母草 22.5 克，川芎、炮姜、炙甘草各 5.6 克，桃仁 3.75 克。

做法 ①将上述原料中加入 3 碗水，上火煮至 1 碗水后滤渣备用。

②将 2 碗水加入药渣，用小火煮至 1 碗水后滤汁备用。

③将 2 次所得药液混合在一起，分成 2 次喝。

功效 生化汤的最大作用在于帮助子宫收缩和恶露排出。若子宫异常出血、严重腹痛、发热、发炎，则不能服用生化汤。当归有润肠作用，产妇如腹泻，服用生化汤时要咨询医生。

鲫鱼蒸蛋

原料 鲫鱼 1 条，鸡蛋 4 个，葱丝、红椒丝、精盐、酱油、色拉油各少许。

做法 ①鲫鱼去鳞及内脏，洗净，在鱼身的两边各划几刀，放入沸水中汆烫片刻，捞出，沥干水分，将其平放于盘中，备用。

②鸡蛋打入碗中，加入适量清水、精盐、色拉油搅拌均匀，然后倒入放有鲫鱼的盘中，再把盘移入蒸锅蒸约 10 分钟，待鱼熟、蛋液凝固后取出，最后淋入酱油，撒入葱丝、红椒丝即可。

功效 生精养血，补益脏腑，下乳催奶。

胡萝卜菠菜粥

原料 大米、糙米各 60 克，胡萝卜 20 克，菠菜 50 克。

做法 ①将胡萝卜削皮，洗净，切成小丁；菠菜择洗干净，用水汆熟，切成碎末；大米、糙米分别淘洗干净，备用。

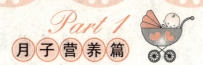

②将淘好的大米、糙米加适量水煮开，然后转成小火，加胡萝卜丁继续煮至软烂，最后放入菠菜碎末，稍煮片刻即可。

功效 滋阴平肝，降气止咳。

黄芪猪肝汤

原料 猪大骨100克，猪肝200克，麦门冬、枸杞子、姜丝各15克，黄芪10克，生姜3片，葱2根，精盐30克，胡椒粉10克，香油少许。

做法 ①将猪肝切成薄片；黄芪、麦门冬、猪大骨、葱、姜片，加600毫升水一起放入锅中，大火煮滚后，再用小火续煮40分钟，取高汤。

②热锅入油，放姜丝爆香，再放入高汤，大火煮滚后加入猪肝、枸杞子和调味料，煮熟即可食用。

功效 黄芪补气生血、保肝健脾，并具有扩张血管的作用，能促进全身血液循环，供给人体所需的营养，并对多种细菌有抵抗作用。

木瓜西米捞

原料 木瓜1个，西米50克，杏仁20克，椰奶3杯，白糖适量。

做法 ①将木瓜去皮、去子、切长条。

②西米用清水浸泡3小时，放入沸水煮开，熄火浸泡10分钟，捞出控水。

③将椰奶倒入汤锅中，放入木瓜、杏仁、适量清水，旺火烧开，再放入浸好的西米，小火煮至西米透明，加白糖调味即可。

功效 此汤平肝和胃，润泽肌肤，健脾润肺。

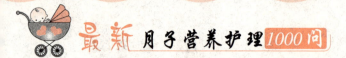

玉米粥

- **原料** 玉米粒100克，大米200克，白糖适量。
- **做法** 玉米粒碾碎，与大米同煮，等粥煮得比较烂时加白糖，即可食用。
- **功效** 玉米粥能健脾开胃，适合脾胃虚弱、气血不足的产妇食用。

姜汁牛肉汤

- **原料** 牛肉175克，姜1块（约30克），葱末少量，精盐、白糖、酱油各1/2小匙，白酒1小匙。
- **做法** ①姜去皮，现磨去渣，滤出姜汁。

  ②牛肉切片后放碗中，加姜汁、白酒、精盐、白糖和酱油，腌渍10分钟。

  ③牛肉片和4杯水倒入锅里，以小火炖煮1小时，撒上葱末略煮，即可食用。

- **功效** 牛肉富含蛋白质与铁，有补血功能。姜性温，有温胃、祛寒、解毒的功效。此道汤品能调理身体，有助于产妇体力的恢复。

菠菜炒猪肝

- **原料** 猪肝400克，菠菜200克，姜少许，干辣椒1个，精盐、米酒、干淀粉、香油各适量。
- **做法** ①菠菜洗净切段，放入沸水中余烫一下；猪肝切薄片后冲净，加入干淀粉抓匀，入沸水中余烫一下；姜洗净，切末；干辣椒洗净，切段。

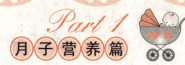

②净锅倒油烧热,加入姜末、干辣椒段炒香并盛出。

③猪肝片入锅以大火快炒,再倒入米酒煮至将干时,加入菠菜段、姜末、干辣椒段炒匀,加精盐调味,淋香油即可。

功效 利五脏,有预防和治疗缺铁性贫血的作用。

黑豆蜜茶

原料 黑豆100克,蜂蜜1大匙。

做法 ①黑豆洗净,干炒至皮裂。

②水3杯倒入锅中,煮沸后,加入黑豆,转小火煮10~15分钟。

③颜色变深后,熄火略闷,滤豆渣加入蜂蜜即可饮用。

功效 黑豆富含蛋白质、维生素B_1、叶酸,有活血利水作用,能促进血液循环和伤口愈合。此茶饮能帮助消化,改善产妇水肿问题。

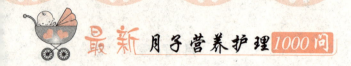

第2节

8～14天，调理气血，刺激乳汁分泌

产后第2周饮食怎样以补血为要务

进入月子的第2周，新妈妈的伤口基本上愈合了。经过上一周的精心调理，胃口应该明显好转。这时可以开始尽量多食补血食物，调理气血。

含铁丰富的食物主要包括肝脏、肾脏、心脏、胃肠和海带、紫菜、黄豆、菠菜、芹菜、油菜、番茄、杏、枣、橘子等，民间也常用大枣、花生衣作为补血食品。

蛋白质是构成血红蛋白的重要原料，应多食用含蛋白质丰富的食物，如牛奶、鱼类、蛋类、黄豆及豆制品等。苹果、梨、香蕉能减轻便秘症状又富含铁质，动物内脏更富含多种维生素，是良好的维生素补剂和补血剂。

新妈妈如何通过饮食促进母乳

有些新妈妈在哺乳期乳汁甚少，甚至全无，不足以喂养宝宝，被称为产后缺乳。缺乳的程度和情况各不相同，有的开始哺乳时缺乏，以后稍多；有的全无乳汁。那么，新妈妈应该如何促进乳汁分泌呢？

一般产后缺乳是由以下原因导致的：宝宝没有及时吮吸新妈妈乳头，宝宝过早食用配方奶粉，新妈妈喂食时间过短、睡眠不足、压力过大等。专家指出，促进乳汁分泌最有效的两种食物就是鲫鱼和猪蹄。中医也认为，鲫鱼

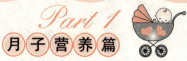

具有较好的泌乳作用,如果产后新妈妈乳汁分泌不多,可以选用新鲜的鲫鱼煮汤服食,而猪蹄具有补血、通乳的作用。用猪蹄炖汤,或与鲫鱼同炖,对于促进新妈妈乳汁分泌有较好的辅助食疗作用。

尽早开奶有什么好处

分娩后 10~15 分钟就可以让宝宝吸吮乳头,最晚也不要超过 6 小时。虽然此时乳汁较少,但仍然含有大量珍贵的营养物质,对宝宝的健康很有益。而且这样可以尽早建立催乳和排乳反射,促进乳汁分泌,有利于子宫收缩。

哺乳时间以 5~10 分钟为宜,哺乳的时间和频率与宝宝的需求以及新妈妈感到奶胀的情况有关。

月子餐的烹饪要点有哪些

根据营养医生推荐,新妈妈产后饮食应以精、杂、稀、软为主要原则。在烹饪时还需兼顾新妈妈的体质特点,采取适当的烹调方法。

(1)月子餐要保证量少质精,菜量和饭量不需要太大,但要精选食材,尽量使荤素菜的品种丰富多样;以烹调简单的菜式与食材为主,不增加育儿生活的负担。

(2)产妇饮食中的水分可以多一点,如多喝汤、牛奶、粥等。

(3)为了使食物容易被消化,产妇的饭菜要煮得软一点,在烹调方法上多采用蒸、炖、焖、煮,不宜采用煎、炸的方法。因为食品在加工烹饪过程中也会发生一系列的物理化学变化,使某些营养素遭到破坏,因此,在烹饪过程中要尽量利用其有利因素提高营养,促进消化吸收,同时控制不利因素,尽量减少营养素的损失。

(4)坚持中医产后"热补"原则,以麻油、老姜、米酒水做料理。

(5）月子餐应做到口味清淡，烹调时尽量少放精盐和酱油，同时不可做得过分油腻。

怎样搭配月子饮食

月子饮食除了要满足月子里产妇营养素的需求量，还要注重月子餐的保健效用，新妈妈每天的饮食均应对餐次与菜品的搭配做好规划。少食多餐。每天除3次正餐外，可增加2~3餐副餐。产后胃肠弱，新妈妈一次进食过多过饱，反而增加胃肠负担，从而减弱胃肠功能。采用多餐制则有利于胃肠功能恢复。食物应干稀搭配。每餐注意多喝汤。汤类味道鲜美，易消化吸收，还可促进乳汁分泌。新妈妈适合的汤类有红糖水、鲫鱼汤、猪蹄汤、排骨汤等，需注意的是一定要汤和肉一同进食。

本阶段调理食谱有哪些

海鲜蒸蛋

原料 鸡蛋4个，蛤蜊12个，虾仁6个，白果6颗，豌豆苗适量，精盐少许。

做法 ①将蛤蜊泡1夜水，使其吐净沙粒，与虾仁一起汆烫至蛤蜊微张口，取出，备用。

②将鸡蛋磕入碗中搅散，倒入多于3倍蛋液的水，加入调料，与蛤蜊、虾仁、白果混合，用保鲜膜覆盖，入蒸锅以中火蒸至蛋凝固，加入洗净的豌豆苗，继续蒸30秒即可。

功效 滋阴利水，养心补血。适用于新妈妈产后调理。

茼蒿腰花汤

原料 猪腰 400 克，茼蒿 100 克，姜 2 片，香油、精盐各适量，高汤 300 毫升。

做法 ①茼蒿洗净，切碎末；猪腰去白筋后洗净，对半剖开，切花。

②煲锅内倒入高汤煮沸，加入香油、精盐调味，待汤煮沸后放入茼蒿末，再加入腰花及姜片，待汤再次煮沸时关火。

③盖上锅盖闷约 5 分钟，待腰花熟透后盛出装碗即可。

功效 消食开胃，促进肠蠕动，消除水肿。

杜仲猪腰

原料 猪腰 1 副，杜仲粉 15 克，姜片、麻油、米酒各适量。

做法 ①猪腰洗净，切成小片。

②热锅入麻油及姜片爆香，然后入猪腰大火快炒，并加入米酒续煮约 1 分钟。起锅前加入杜仲粉拌匀即可。

功效 杜仲有补益腰肾，滋润肝脏，强壮筋骨的功效，有利于产后骨盆的恢复。

黄花菜炒香菇

原料 水发黄花菜 300 克，香菇 3 朵，胡萝卜半根，精盐、香油各少许。

做法 ①黄花菜洗净，入沸水中氽烫，捞出后放入凉清水中浸泡。

②香菇泡软后去蒂，洗净，切小片。

③胡萝卜洗净，切成丝，装盘备用。

④油锅烧热，加入香菇片炒香，放入胡萝卜丝和黄花菜，以大火快速翻炒片刻，待黄花菜熟软，加精盐调味。

⑤出锅前淋入香油搅拌均匀即可。

功效 美容养颜，具有一定的减肥作用。

鸡蛋菜花

原料 菜花150克，鸡蛋3个（取蛋清），胡萝卜10克，青椒1个，精盐少许，白糖2克。

做法 ①将菜花切成小朵；胡萝卜去皮后切菱形片；青椒去子，切菱形片。

②将菜花入沸水中煮至熟透，捞起装盘。

③净锅下油烧热，将蛋清、精盐、白糖、胡萝卜片、青椒片兑调搅匀，倒入锅内，用小火炒至菜熟后铲起，倒在菜花上即可。

功效 补脾和胃，养阴清热。

甜酒酿汤圆

原料 芝麻汤圆3个，甜酒酿1杯，桂花酱1大勺，冰糖适量。

做法 ①水烧开，放入芝麻汤圆煮熟，捞出备用。

②将甜酒酿倒入锅中，然后加1杯水，等水开后加入汤圆、桂花酱、冰糖，搅拌均匀。

功效 甜酒酿汤圆香甜、可口，有助于产妇平和心态，缓解产后抑郁症状。

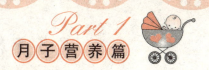

牛奶红枣粥

原料 牛奶2000毫升,红枣10枚,大米50克,红糖10克。

做法 ①将大米、红枣用清水洗净,红枣切成粒。

②将牛奶倒入锅中烧开,放入大米,用小火煮约30分钟,放入红枣,加入白糖,继续煮15分钟即可。

功效 牛奶营养丰富,容易消化吸收,而且物美价廉、食用方便,人称"白色血液",是理想的天然食品;红枣具有养血补血的功效,可助产后气血的调养。

当归羊排汤

原料 羊小排150克,当归10克,生地、生黄芪各20克,姜2片,精盐1/2小匙。

做法 ①羊小排切块,用滚水氽烫。

②所有原料加水5杯依序入锅,以小火炖煮至羊肉烂熟。

③加精盐调味即可。

功效 羊肉性温,可温补气血、开胃通乳;生黄芪可补气固表、利尿、脱毒排脓、敛疮生肌;当归能补血;生地能止血。

鲫鱼炖豆腐

原料 鲜鲫鱼1条,豆腐250克,油、葱、姜、清汤、料酒、精盐、鸡精各适量。

做法 ①鲜鲫鱼去鳞、内脏、腮，洗净；豆腐切成方块。

②锅置火上加底油，下葱段、姜片爆出香味，放入鲫鱼，加料酒、清汤烧开，撇开浮沫，放入豆腐。旺火煮数分钟，转小火煨至肉烂，汤呈乳白色。

③加入适量精盐、鸡精即可。

功效 健脾利湿，通乳，补脾益胃，生津润燥，清热解毒。用于治疗产后缺乳。

归芪乌鸡汤

原料 炙黄芪、当归各30克，乌骨鸡1只，葱段20克，姜块15克，精盐1小匙，绍酒适量。

做法 ①将乌骨鸡洗净再砍成小块，备用；黄芪、当归去净灰渣，备用。

②起锅置火上，倒入适量清水，待水沸腾后，倒入鸡块焯一下，捞起。

③取紫砂煲放入焯好的鸡块、黄芪、当归、姜块、葱段、精盐、绍酒，用大火焖30分钟后改用小火慢炖2小时；撇去葱段、姜块，盛碗即可。

功效 黄芪有补气升阳、固表止汗、排脓生肌、消肿利尿的作用；当归具有活血调血的功效，它既能够活血化瘀，也能够补血。以乌鸡、黄芪和当归同炖，具有滋阴、补气、和中的功效，最适合气血两虚的新妈妈食用，是一道美味食疗药膳。

鸡丁炒豌豆

原料 鸡胸肉80克，豌豆50克，胡萝卜、葱末各适量，精盐少许，香油、干淀粉各适量。

🥄 **做法** ①胡萝卜去皮，洗净，切成小丁；鸡胸肉洗净，切成小丁，用干淀粉上浆，备用。

②锅内加香油烧热，放入葱末煸出香味，然后下鸡肉丁炒至变色，加入豌豆、胡萝卜丁，用大火快炒至熟，加精盐调味即可。

🥄 **功效** 益脾健胃，温中益气。

虾仁鱼片汤

🥄 **原料** 鲜虾仁200克，鱼肉150克，青菜心80克，香菜、熟猪油、淀粉、精盐、香油、葱、姜、蒜、肉汤各适量。

🥄 **做法** ①虾仁洗净，放油锅中微炒，捞出。

②鱼肉洗净切成片，放热水锅中氽烫捞出。

③青菜心洗净切段；葱、姜、蒜、香菜洗净切末。

④锅置火上，加热猪油，油热放葱、姜、蒜末爆锅，放青菜心微炒，加入肉汤。

⑤锅开后放虾仁、鱼片，再开后勾芡，随后放入精盐、香油，撒上香菜末即可。

🥄 **功效** 营养丰富，丰肌壮骨，提高免疫力。

腰花薏米粥

🥄 **原料** 猪腰1只（约300克），薏米120克，香菇2朵，生黄芪20克，葱1根，精盐1/2小匙，米酒1/2大匙。

🥄 **做法** ①薏米泡水一夜；香菇去蒂、泡水；葱切成碎末；猪腰去膜，切花再切片，放入滚水中氽烫，捞出。

②薏米、香菇放入锅中，加水煮至软烂，再加黄芪煮至入味。

③加猪腰片和精盐、米酒共煮，最后撒上葱末。

功效 猪腰营养丰富，对体内器官具有修护作用；薏米有健脾、清热和解毒功效，能促进代谢。此粥有助产妇各器官的恢复。

鱼香肉片

原料 猪肉200克，胡萝卜150克，黑木耳100克，葱花、姜末、白糖、醋、酱油、香油、干淀粉各适量。

做法 ①将白糖、醋、酱油和香油调拌在一起做成鱼香酱，备用。

②胡萝卜去皮，洗净，切丁；木耳泡发后撕成大片。

③猪肉洗净后切片，用酱油和干淀粉抓匀腌拌后，放入热油锅中炒至变白，捞起。

④原锅留底油，爆香葱花、姜末，再倒入猪肉片、胡萝卜丁、黑木耳片及鱼香酱炒熟即可。

功效 补中益气，美容养颜。

猪心藕片汤

原料 猪心1个，莲藕200克，香菇30克，大葱1/2根，碎芹少许，精盐适量，酱油1大匙，鸡精1/3小匙，料酒2大匙，姜汁1小匙，色拉油2大匙。

做法 ①将猪心洗净从中间切开，去除血块，切成片备用。

②香菇去柄切十字花刀。

③莲藕洗净去皮切片，大葱去皮斜切成圈。

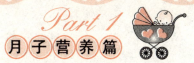

④锅中加2大匙色拉油烧热,下入大葱圈、猪心片、酱油、姜汁、料酒,炒至半生,倒入适量清水,加入香菇、精盐、藕片煮30分钟,加鸡精调味,撒入碎芹末即可。

> **功效** 此汤益心补血,清热润肺,安神定惊。

黑芝麻糙米粥

> **原料** 糙米100克,黑芝麻2大匙,水适量,白糖1小匙。

> **做法** ①糙米洗净沥干。

②锅中加清水煮开,放入糙米,搅拌一下,待煮滚后再改中小火熬煮45分钟,放入黑芝麻续煮5分钟,加入白糖煮溶即可。

> **功效** 糙米是补充营养元素的基础食物,更是B族维生素的主要来源。黑芝麻能加速人体的代谢功能,有效预防贫血,消除血管胆固醇,还可改善乳汁不通的症状。

山药炒猪皮

> **原料** 猪皮300克,山药60克,小油菜100克,甜椒50克,姜30克,柴鱼(鳕鱼的干燥制品)少许,橄榄油、香油各1小匙,精盐1/2小匙,胡椒粉1/4小匙。

> **做法** ①所有食材洗净、沥干;山药切条,小油菜切段,甜椒切片,姜切碎。

②猪皮氽烫后,去除猪皮上的毛,洗净,切小片。

③锅放橄榄油加热,爆香姜末,再加猪皮片、山药条及2大匙水略煮。最后加调味料、小油菜及甜椒,拌炒熟后摆盘,撒柴鱼片即可。

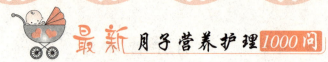

◢ **功效** 猪皮富含胶原蛋白，能促进生长发育，延缓人体老化；山药含有的皂苷，可以转换成人体所需的荷尔蒙原料，有助于恢复肌肤弹性。

番茄鸡蛋面

◢ **原料** 切面150克，鸡蛋1个，番茄、菠菜、精盐、鸡精、香油各适量。

◢ **做法** ①菠菜汆烫后切段；番茄切成片；鸡蛋磕开打散。

②锅中放油，加番茄炒至出汤，然后加水，烧开后放入切面煮，直至煮烂为止，然后放入菠菜、蛋液、精盐、鸡精，出锅前滴入适量香油。

◢ **功效** 这样煮熟的面条易消化，适合产妇吃。

第 3 节
15~28 天，改善体质，充分调养身体

本阶段的饮食原则是什么

新生儿食量不断增大，如果打算母乳喂养的话，新妈妈也需要为新生儿准备更加营养丰富的母乳。催乳是营养重点。

● 保证热量供给

新妈妈在生产时消耗了大量体力，产后 1~2 周中，反复地为新生儿哺乳也会损耗体力，从而造成新妈妈一直处于疲惫状态。这一时期，新妈妈需要增加营养来恢复精神，所以这一时期，需要摄入较多热量。

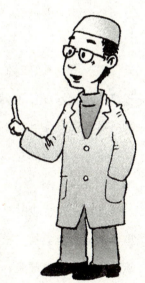

热量是维持人体生命活动的能量，如物质代谢、肌肉收缩、腺体分泌等都需要热量。而哺乳的新妈妈还需要一部分热量来支持自身特殊的生理变化，婴儿的组织生长同样需要热量。碳水化合物、脂肪和蛋白质都会经过体内氧化释放能量，是人体热量的来源。

哺乳的新妈妈每天饮食一般应包括：粮食 500~700 克，蛋类 200 克（4 个），肉类 200~250 克，豆制品 50~100 克，牛奶 250 克，汤水 1000~1500 毫升，蔬菜 500 克（其中绿叶菜不少于 250 克）。

● 保证营养丰富全面

月子期间补充营养要充足丰富，蛋白质、脂肪、糖类、各种维生素、微量元素、矿物质等样样不可或缺，因此食物的种类要丰富，因为没有哪一类的食物可以含有所有营养素。在这期间，新妈妈切忌挑食偏食，鱼、肉、蛋、蔬菜、瓜果都要适当摄取。

怎样在本阶段饮食中强健骨骼

孕妈妈在怀孕期间往往需要通过食补和补充钙制剂的方法来满足每日对钙的需求。新妈妈在产后的哺乳过程中也会流失大量的钙，有关数据显示，新妈妈如果每日泌乳 1000~1500 毫升，就会失去 500 毫升左右的钙。因此，此时仍然需要通过食补和补充钙制剂的方法来补钙，否则很容易引发产后骨质疏松症。

通过食物补钙时，要选择那些含钙、磷、维生素 D、蛋白质等营养素比较高的食物，以促进骨骼的健康。酸奶、豆制品、银耳、黑木耳、口蘑、动物肝肾、海产品（如虾米、虾皮、海带、紫菜、海鱼等）及坚果都是上好的补钙佳品，新妈妈可以适当补充。另外，产后新妈妈一定要注意多休息，多晒太阳。

此外，饮食少盐也能减少体内钙质的流失，因为盐中大量的钠元素会加重肾脏的排泄负担，根据中医理论中"肾主骨"的说法，肾脏功能受损也会直接影响骨骼的健康，所以新妈妈的日常饮食中要控制盐分的摄入。

怎样在本阶段饮食中滋养进补

坐月子前 2 周往往只建议新妈妈适量进补，而到了第 3 周，新妈妈就可以开始真正滋养进补了。可以食用花生猪蹄汤、桂圆山药炖乌鸡等富有营养

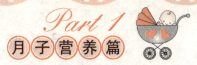

的食物。这里特别需要指出的是,通过进补改善体质的一大原则就是"温和地热补"。中医认为,"产前要凉补,产后要热补"。这其实说的就是温和地热补,而不是大补特补。

食补误区:一些新妈妈在这个时期只吃肉类等油腻的饮食,其实这是进入了饮食的另一个误区。专家强调,新妈妈第3周开始进补需要做到营养全面均衡,荤素搭配,要多吃些绿叶蔬菜和水果。

为什么说不是所有新妈妈都需要药膳调理

并不是每一个新妈妈都适合在产后服用药膳。运用药膳调理身体、改善产后疾病,必须注意以下问题。

用药膳需视身体强弱而定。身体向来强健且产后无疾病的新妈妈,宜每日服1剂,连服3~4日,脾胃一向较弱的新妈妈,可连服半个月。凡素来身体强健、产后无明显虚损的新妈妈,服肉类药膳时,一般只宜服1~2剂。凡食用肉类药膳,冬季宜选择羊肉类药膳,夏季宜选用鸭、猪、鱼、龟肉类药膳;春秋季宜选择鸡、鱼、猪肉类药膳。凡药膳中有肉桂者,最好在冬季产后服食,但阳虚者例外。凡服肉类药膳,最好早晨服,或空腹服。需强调一下的是,服用药膳应咨询医生,在医生指导下选择服用。

吃食疗药膳后感到身体舒适者,可以坚持吃几剂,若出现身体不适,应立即停用,并及时咨询医生,按照医生的指导进行调理,以免损害身体。

春季新妈妈怎样吃

春季是万物复苏的时节,尤其冬春交替的时候,气候总是忽冷忽热。新妈妈在分娩后身体非常虚弱,这时风邪最容易乘虚而入,可能导致新妈妈出现感冒、头痛、四肢关节疼痛等症状。那么初春时节,新妈妈该怎样坐月子呢?

● 饮食清淡忌油腻

春天有许多当季的瓜果蔬菜，新妈妈可以适当吃些新鲜的蔬菜。尽管补充营养很重要，但产后最初几天还是吃些清淡、易消化、营养丰富的食物为好。特别要注意不宜吃过燥热、过辛辣和过油腻的食物。油炸、油腻食物及辛辣饮食容易加重便秘，也会影响乳汁分泌，或通过乳汁刺激婴儿诱发湿疹、腹泻等疾病。

● 多饮水、多喝汤

春季气候比较干燥，室内外湿度比较低，新妈妈在坐月子期间要特别注意多喝水，或者多喝些汤水。母乳喂养的新妈妈更应保证充足的水分，这样不仅可以补充由于气候干燥而过多丢失的水分，还可以增加乳汁的分泌。新妈妈宜多喝红糖水、水煮蛋、炖母鸡汤、鱼汤、小米粥，如果再配以适量的新鲜蔬菜、水果，就更有益于新妈妈身体复原和哺乳。

● 推荐食谱

蛋花粥

原料 鸡蛋1个，糯米100克，精盐少许。

做法 ①米先加水如常法煮粥，待粥将熟时，把鸡蛋打匀后加入粥内。
②再煮片刻，放入精盐少许。

功效 鸡蛋有滋阴润燥、养血安神的作用。鸡蛋与糯米煮成粥，具有补益五脏、填精补血的功效。适于春季产后体虚女性食用。

阿胶粥

原料 阿胶25克，糯米150克，红糖适量。

做法 ①将糯米洗净入锅熬熟，加入阿胶，待阿胶完全溶化后即可食用。

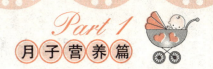

②服食时加入适量红糖。

🥄**功效** 阿胶药粥是在中医基础理论的指导下,以阿胶为主,配合其他滋补性药物,与米谷配伍,再加入适当的调料,同煮而成。其营养成分有利于产后新妈妈充分吸收。

带鱼木瓜汤

🥄**原料** 鲜带鱼、生木瓜各250克。

🥄**做法** ①鲜带鱼去肠肚洗净。

②生木瓜剥去绿色瓜皮,除去白色瓜核,切成条状,加带鱼、适量清水煎汤,饮汤食鱼及木瓜。

🥄**功效** 滋阴补虚,通乳。适合于产后乳汁不足、纳少者食用。

红糖小米粥

🥄**原料** 小米45克,红糖适量。

🥄**做法** 小米如常法煮粥,加红糖拌匀即可。

🥄**功效** 含铁量高,对产妇产后滋阴养血大有功效,可以使新妈妈虚寒的体质得到调养,帮助体力快速恢复。

夏季新妈妈怎么吃

夏天坐月子的新妈妈不能捂得太厉害,房间要保持通风透气,除此之外更要在饮食上多加调理,营养摄取要均衡,以清淡饮食为主,不要盲目进补。夏季分娩的新妈妈,由于出血、排恶露和大量出汗,会损失大量的维生素、矿物质、蛋白质和水分等,所以夏季坐月子的新妈妈应有意识地补充这些营养素。

● 补水补盐

新妈妈夏季坐月子,在饮食上要保证充足水分和盐分的摄入,最好适当喝点淡盐水、青菜汤、绿豆汤和西瓜汁等,这类饮品有利于新妈妈消暑解渴。

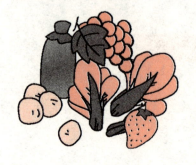

● 蔬果不可少

在夏季坐月子的新妈妈,更应该多食新鲜的蔬菜、水果。如果新妈妈在产褥期只大吃特吃鸡、肉、蛋等高蛋白、高脂肪类食物,缺少绿叶蔬菜及新鲜水果,就容易造成多种维生素、矿物质等营养物质的缺乏,加上夏天天气燥热、纤维素缺乏,就容易发生便秘。因此,新鲜蔬果对夏天坐月子的新妈妈来说必不可少。

● 饮食卫生

夏天食物容易变质,新妈妈饮食必须注意卫生,以防患上胃肠疾病。新妈妈食用的食物要新鲜、卫生且易消化,每餐膳食量不可太多,最好是当次吃完。蛋、肉等食品一餐吃不完,隔餐后,应加热消毒处理后再食用。

● 推荐食谱

藿香粥

原料 藿香15克(鲜品30克),大米100克。

做法 ①藿香煎汁,另用大米煮粥。

②粥成后加入藿香汁调匀煮沸,一日内分3次服完。

功效 藿香中的挥发油有刺激胃黏膜、促进胃液分泌、帮助消化的作用。适用于夏季新妈妈食欲不佳、腹胀等。

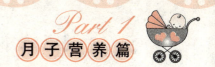

王瓜根肝糊汤

原料 王瓜根10克,牛肝(或猪肝)200克,洋葱、胡萝卜各1个,老姜1块,鸡骨汤、奶油、精盐、胡椒粉各适量。

做法 ①先将肝在开水里烫一下,使其稍硬可较易处理,然后切成豆粒大的细丁。

②洋葱、胡萝卜切成细丁;老姜剁碎。在油锅内先放奶油,随即将全部原料放入,放鸡骨汤约5碗,用小火慢煮,直到全部原料煮熟而烫成糊状时,加精盐、胡椒粉等调味。

功效 王瓜根微带苦味,可用黄精或青蒴子15克代替。本品具有强肝生血、催乳作用,适用于产妇夏季乳汁稀少者。

黑芝麻粥

原料 黑芝麻25克,大米适量。

做法 ①将黑芝麻捻碎,大米洗净。

②加水适量煮成粥。每日2～3次,或经常佐餐食用。

功效 黑芝麻有"仙家食品"之称,为滋补肝肾的养生佳品。大米有"五谷之长"之称,为补益强壮养生食品。适宜于夏季新妈妈食用。

生炒糯米

原料 糯米500克,红豆、龙眼肉各25克,红枣15枚,白糖150克,猪油50克。

做法 ①将红豆、龙眼肉、红枣（去核）洗净。

②糯米洗净，沥干水分。

③炒锅置于火上，下猪油烧至四成热时，将糯米倒入翻炒，加入红豆、龙眼肉、红枣和白糖，翻炒均匀，加适量清水，大火煮沸，再翻炒至水与米持平，最后用筷子在饭上扎几个洞，用小火焖30分钟即可食用。

功效 此饭补中益气，助消化。可治疗女性产后贫血，尤其适宜于夏季产后调理滋补。

枇杷叶糯米粽

原料 新鲜枇杷叶若干张，糯米250克。

做法 ①糯米先用清水泡浸1宿，鲜枇杷叶去净叶上绒毛，洗净后包粽子。

②蒸熟后即可食用。

功效 糯米营养价值高，富含蛋白质、脂肪、糖类、钙、磷、铁、维生素 B_1、维生素 B_2、烟酸及淀粉等，有补中益气、健脾养胃、止虚汗、缓解腹胀腹泻的功效。适合夏季产后气血两亏、多汗者食用。

秋季新妈妈怎么吃

秋天不但气候宜人，还是一个收获的季节，不管是应季蔬菜还是坚果种类都很多。产后妈妈正好有口福可以补补身子。

● 适当吃点野菜

因为野菜养分丰富，以蕨菜为例，其铁质、胡萝卜素、维生素C的含量分别为大白菜的13倍、16倍和8倍。

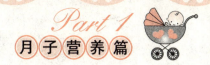

● 多食绿叶蔬菜

秋天盛产的绿叶蔬菜最著名的要属菠菜和甘蓝了。菠菜含有丰富的叶酸和锌，甘蓝则是很好的钙源。月子期，每天如能保证吃上一大盆蔬菜沙拉，最好不过了。甘蓝、洋葱、番茄、红黄彩椒和黄瓜，加上一点精盐和橄榄油拌匀，不但能促进食欲，更可以满足哺乳期母亲一天所需的大部分维生素、矿物质等营养素，有助于产妇温和补身，身体尽快康复。

● 适量食用坚果类

比如花生、栗子、核桃等。脂肪是保证产后妇女健康和乳汁质量所必需的。每天适量吃些坚果，可以用它们中所含的不饱和脂肪来代替油脂和肉类中的饱和脂肪。但由于坚果的热量和脂肪含量较高，每天的摄入量不要超过28克。

● 新鲜大豆宜多食

新妈妈可以让家人采购些秋季新收获的大豆，每天做成豆浆饮用。与其他季节的大豆相比，秋天的新大豆所含蛋白质和微量元素都要丰富许多。

● 推荐食谱

莲子猪肚汤

原料 猪肚1个，水发莲子（去心）40粒，花生油、精盐、生姜、味精各少许，面粉适量。

做法 ①将生姜去外皮，洗净，切成细丝；猪肚用面粉、精盐分别揉搓，反复清洗干净。

②将水发莲子放入洗好的猪肚内，用线缝合好，放入盘内，隔水炖至肚熟，取出晾凉后切块。

③锅置火上，放花生油烧热，下姜丝煸香后放入猪肚莲子烩炒，用精盐、味精调味即成。

功效 猪肚有补中益气、益脾胃、助消化、止泄泻、止渴消积的作用。此汤有健脾益胃、补虚益气、易于消化的作用。适用于秋季产后常食。

洋葱炒猪肺

原料 猪肺280克，洋葱150克，油、精盐、生抽各适量。

做法 ①锅中放少量油，入洋葱丝、精盐炒软。

②倒猪肺，加入少许生抽翻炒匀后出锅。

功效 猪肺质嫩，有补虚、止咳、止血之功效；洋葱可降血糖，抗衰老。用于秋季产后肺虚咳嗽、久咳不止等。

芝麻肝

原料 猪肝250克，芝麻1000克，面粉50克，鸡蛋2个（用蛋清），精盐、姜末、葱末、豆油各适量。

做法 ①将猪肝洗净，切成薄片；鸡蛋清、面粉、精盐、葱末、姜末调匀，放入猪肝沾浆，粘满芝麻。

②锅中放油，烧至7分熟，放入沾满芝麻的猪肝，炸透，起锅装盘。

功效 猪肝的营养是猪肉的10倍，蛋白质含量很高，所含氨基酸与人体接近，易被吸收利用。芝麻具有破血的功效，能将子宫内的血块打散以利排出。适宜于秋季产后食用。

淮山核桃汤

原料 淮山药30克，核桃仁20克，猪脑1个，精盐适量。

做法 ①将猪脑挑去筋膜，洗净后放碗中；淮山药、核桃仁捣细末，

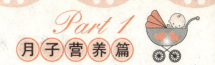

撒于猪脑上,加适量水及精盐。

②放锅内隔水炖至猪脑熟透即可食用,每天1剂。

功效 益气补肾,健脑生发。适用于女性产后肾气亏虚而引起脱发者食用。

冬季新妈妈怎么吃

在寒冷的冬天坐月子,新妈妈身体容易受寒,而且冬天蔬果类食物又比较少,因此新妈妈在饮食上需要注意的问题就较前3个季节多一些。那么新妈妈如何通过正确的饮食来缓解冬季坐月子的问题呢?如何饮食可以驱除冬季的寒气呢?以下这些新妈妈可以参考。

● **蔬菜、水果不可少**

寒冷的冬天,蔬菜水果可能没有夏秋季那么多,特别在我国北方,反季节蔬果无论数量和质量与应季蔬果相比都有一定的差距。但经历过分娩的新妈妈,体内维生素、矿物质等营养素含量不足,还是应该尽量找些新鲜、营养高的蔬果来吃,以使身体内营养平衡。但新妈妈应该注意的一点是,冬季坐月子饮食应忌寒凉,特别是体质虚寒的新妈妈,在冬天吃生冷水果可能会引起肠胃不适,此时,可以将这些水果切块后用水稍煮一下,连渣带水一起吃,就可以避免这个问题了。

● **勤于补钙**

冬季坐月子的妈妈要记住勤于补钙。新妈妈刚生完宝宝,体内钙的流失量较大;加上天气寒冷,冬季坐月子不可能开窗晒太阳,这样就不利于钙的合成和利用。所以冬季坐月子的新妈妈必须注意补钙。如果新妈妈体内缺钙严重,容易导致骨密度降低,出现骨

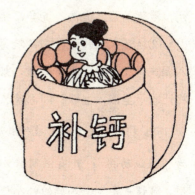

质疏松症状，从而会发生小腿抽筋、腰背酸痛、牙齿松动等。如果新妈妈在整个月子期都不注意补钙，不良状况可能会延续到分娩后2年。

● 选择温热、健脾、暖胃的食物

胡萝卜、核桃、板栗、羊肉等都是适合在冬季坐月子的新妈妈的理想食材。胡萝卜能够增强新妈妈的体力和免疫力，激活内脏功能和血液运行，从而达到调理内脏、暖身、滋养的功效；核桃富含磷脂和维生素E，具有增强细胞活性、促进造血功能、增进食欲的功效，可以提高新妈妈的身体素质，对抵御寒冷大有益处；板栗有养胃健脾、强筋活血等功效；而羊肉具有暖中补肾、开胃健脾、御寒去湿等功效。当然，温热、健脾、暖胃的食物还有很多，新妈妈可以在日常饮食中合理搭配、科学选用。

● 推荐食谱

栗子焖鸽

原料 鲜乳鸽1只，栗子150克，冬菇5~6只，姜1片，干葱1段，豆豉酱1茶匙，姜汁、酒各1茶匙，精盐小半茶匙，上汤或水1杯多些，生抽大半汤匙，糖半茶匙，油、麻油、胡椒粉各适量。

做法 ①鲜乳鸽剖洗净，抹干，用调味料搽匀鸽身内外，腌约15分钟，待用；栗子去壳去皮后，洗净，用滚水煮至七成熟，捞出，沥干水分待用；浸软冬菇，去蒂，洗净，沥干水分，待用。

②烧热3汤匙油，把鸽略煎，跟着爆香干葱、姜片及豆豉酱，溅酒，注入调味料、上汤或水，煮滚，加入冬菇及栗子，文火焖约20分钟至材料熟，将汁收干至浓，上碟，即可趁热供食。

功效 栗子具有益气补脾、活血止血、抵抗衰老等作用。鸽子民间称为"益血动物"，具有滋阴壮阳、调整血糖、延年益寿等功效。两种食材合用，可谓是冬季新妈妈的补养佳品。

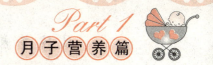

银鱼大米粥

原料 大米50克，小银鱼100克，精盐2克，胡椒粉1克。

做法 ①小银鱼泡水，洗净备用。

②大米煮成稀粥，放入小银鱼煮熟，加入精盐、胡椒粉，调拌均匀即可。

功效 银鱼是一种高蛋白低脂肪食品，可宣肺、利水，可治脾胃虚弱、肺虚咳嗽、虚劳诸疾。尤其适宜产后血糖久不降者。

芦笋牛柳

原料 牛里脊、芦笋、蚝油、料酒、油、淀粉各适量。

做法 ①牛里脊切小条，淀粉加一点水和料酒调成淀粉水，倒入牛肉中，再倒少量蚝油，然后使劲抓个几十下，盖好盖子静置约15分钟后，倒入两三滴炒菜的油再抓匀备用；芦笋洗净，用削水果皮的那种刮子刮去根部的外皮，然后斜切成段。

②锅先稍微加热一下，然后可以试着喷入少许油，下牛肉条滑开。炒熟后即捞出备用。把锅里炒牛肉出的水倒出，再喷少许油加热，下芦笋翻炒。

③芦笋炒断生后，把牛肉重新倒回锅里翻炒即可。

功效 竹笋味甘，性微寒，归胃、肺经，具有滋阴凉血、和中润肠、清热化痰等功效；牛肉补气，生血。适宜于产后虚弱、轻微贫血者食用。

蛋奶鲫鱼汤

原料 鲫鱼1条，胡椒粒5颗，蛋奶20克，姜、葱各10克，精盐、鸡精各适量。

做法 ①将鲫鱼剖腹后,清洗干净待用。

②把鲫鱼放置3成热的油中过油,以去除鲫鱼的腥味。加入适量水和调料,用小火清炖40分钟。

③起锅时加入少许蛋奶,能使汤变得白皙浓稠,口感更佳。

功效 鲫鱼的营养十分丰富。鲫鱼汤不但味香汤鲜,而且具有较强的滋补作用。尤其适宜产后体虚的新妈妈食用。

本阶段调理食谱有哪些

松仁炒玉米

原料 玉米仁200克,松仁80克,青豆仁100克,胡萝卜丁、洋葱粒各50克,精盐、白糖、水淀粉各少许。

做法 ①松仁、玉米仁、青豆仁均用清水洗净,再分别入沸水中氽烫,而后捞出沥干水分。

②锅内倒油烧热,放入洋葱粒炒香,下入松仁、玉米仁、青豆仁、胡萝卜丁炒熟,调入精盐、白糖,用中火炒至入味,最后倒入水淀粉勾芡即可。

功效 美容,延缓皱纹的产生,预防心脑血管疾病。

参枣炖肉

原料 人参5克,淮山药20克,杜仲5克,大枣10枚,猪瘦肉500克,姜、葱、胡椒粉、精盐各适量。

做法 ①将人参切片,烘干碾成末;淮山药润透切片;大枣洗净,抠

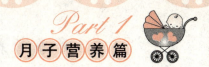

去枣核,待用。

②猪肉洗净,入沸水锅中汆烫去血水,捞出切成2厘米见方的块。

③将猪肉、山药、大枣、杜仲一起放入锅中,加入适量清水,大火烧沸后转小火炖至肉熟烂。

④加入人参粉末,烧开,加入精盐、姜、葱、胡椒粉调味即可。

功效 人参是大补药物,可以帮产后虚弱的新妈妈补足生产中和产后前两周双虚的气血,但一定要适量。

猪蹄肉皮汤

原料 猪蹄1只,老姜20克,胡麻油10毫升,米酒水800毫升,咸肉、冬笋、黑木耳、肉皮、葱各适量。

做法 ①肉皮泡水切片;黑木耳泡水;猪蹄洗净切成小块,用沸水煮3分种去腥,捞出滤干。

②将胡麻油入锅,放入老姜、葱爆透,再将猪蹄放入锅内炒至外皮变色为止。

③换高压锅,将炒好的猪蹄与咸肉、冬笋放入,加米酒、水大火上气后,变小火。入黑木耳和肉皮小火煮15分钟即可。

功效 肉皮中的角蛋白有很强的扩张血容量的药理作用,它还能够保留水分。此汤不仅对产妇的调养有莫大帮助,也是一道不错的美容佳品。

芹菜牛肉末

原料 牛肉50克,芹菜200克,葱、姜、酱油、水淀粉、油各适量,精盐少许。

做法 ①将牛肉洗净,切成碎末;将酱油、水淀粉倒入碗内搅拌好。

②将葱、姜洗净切末；将芹菜择好，洗净切碎，入沸水锅中汆烫，备用。

③锅内倒油烧热，放入葱末、姜末煸炒，然后放入牛肉末，用大火快炒几下，取出备用。

④将锅中余油烧热，放入芹菜末快速翻炒，放精盐，然后再放入炒过的牛肉末，用大火快速翻炒。

⑤最后放入搅拌好的酱油和水淀粉，稍翻炒后即可出锅。

功效 本菜对手术后、病后调养身体，补充失血、修复组织特别适宜。

黄豆炖排骨

原料 黄豆100克，排骨500克，精盐1/2小匙。

做法 ①把黄豆和排骨洗干净。

②坐锅点火，锅内加入清水，放入排骨和黄豆，先大火烧开再小火煨20分钟，最后放精盐调味即可食用。

功效 黄豆是含蛋白质最丰富的植物性食物，它的蛋白质的质量和蛋、奶食物中的蛋白质相似，并且它的蛋白质含量比奶制品高出很多。此外，黄豆还含有大量磷酸钙、骨胶原、骨黏蛋白等，可为产妇提供钙质。

莲子猪肠汤

原料 猪小肠150克，莲子50克，嫩姜2片，水3杯，米酒1小匙，精盐1/4小匙。

做法 ①所有原料洗净；猪小肠去除肥油，切段；姜片切丝。

②猪肠段和姜丝放入锅内，加水煮沸后转小火，续煮20分钟。

③加莲子再煮20分钟，最后加精盐和米酒煮沸。

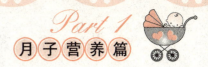

功效 猪肠含蛋白质和脂肪,可补充体力,润肠通便;莲子含蛋白质、钙、磷、铁,能补脾胃,养心安神,稳定情绪,预防产后忧郁。

三豆双菇汤

原料 黄豆、黑豆、红豆各50克,花生仁、香菇、金针菇各适量,橘皮少许,姜2片,精盐少许。

做法 ①红豆、花生仁、黄豆、黑豆均洗净,用清水浸泡2小时。

②香菇、金针菇去蒂,洗净,沥干;橘皮浸软。锅中加适量水、橘皮,以大火煮沸,放入姜片、黄豆、红豆、黑豆、花生仁煮沸,改小火煮约60分钟,加入香菇和金针菇煮约15分钟,最后加精盐调味即成。

功效 消肿,通乳。

牛膝排骨汤

原料 牛膝15克,枸杞子10克,排骨200克,精盐1小匙,酒2大匙。

做法 ①所有食材洗净沥干;排骨切块,再用沸水略烫,备用。

②汤锅加2000毫升的水,放入牛膝及枸杞子,煮至水滚。

③再加入排骨,煮滚后转小火煮2小时。以精盐、酒调味即可。

功效 牛膝有补肝肾、强筋骨、改善产后瘀血腹痛之疗效;排骨富含完全蛋白质及多种维生素、钙,对预防产后骨质疏松很有益处。

芹菜拌腐竹

原料 腐竹100克,芹菜250克,香菇10克,香油10毫升,精盐、鸡精各适量。

> **做法** ①腐竹在温水中浸泡2个小时，等柔软后捞出，切成段，然后放入热水中焯熟，之后捞出控水。

②芹菜择净洗净，切成段，然后放沸水中焯一下，然后放入凉开水中凉一下，捞出控干水分。

③香菇洗净用温水泡开，切成条，放入沸水中焯一下，然后捞出与腐竹、芹菜拌匀，放入精盐、鸡精、香油，搅拌即可。

> **功效** 利水消肿，增白美颜。

香菇西蓝花

> **原料** 干香菇5朵，西蓝花250克，鸡汤200克，葱丝、姜片各适量，植物油15克，水淀粉、精盐、鸡精各适量。

> **做法** ①香菇用温水泡发，去掉菌柄，洗净；西蓝花洗净，切块，放入沸水锅里焯一下，捞出来沥干水。

②锅内倒油烧热，下葱、姜煸炒出香味，加鸡汤、精盐、鸡精烧开，捞出葱、姜，放入香菇、西蓝花，用小火稍煨入味，用水淀粉勾芡，等汤汁稍稠，即可出锅。

> **功效** 补充维生素D，促进钙质吸收。

黄豆海带汤

> **原料** 水发海带300克，黄豆100克，猪瘦肉50克，姜、枸杞子各适量，精盐、鸡精各少许。

> **做法** ①水发海带切成小片；猪瘦肉洗净后切片。

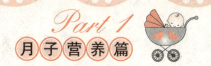

②姜去皮，切成片；枸杞子、黄豆泡透。

③油锅烧热，下入姜片炒香，倒入适量清水，加入黄豆、水发海带片，用中火煮约5分钟。

④再加入猪瘦肉片、枸杞子，用大火煮沸，待猪瘦肉片熟软，加入精盐、鸡精调味即可食用。

功效 促进血液循环，适合精力不振、体虚的新妈妈食用。

陈皮炖鸡

原料 鸡1/3只（约750克），陈皮20克，葱2根，姜4片，香油、米酒各1大匙，冰糖1小匙，精盐1/2小匙，酱油1/2大匙。

做法 ①鸡洗净，切块；葱洗净，切段。

②香油入锅烧热，爆香姜片，加入葱段、陈皮和鸡块一起翻炒2分钟。

③加入精盐、冰糖、米酒、酱油和5杯水煮沸，转小火，盖上锅盖，再续煮20分钟即可。

功效 鸡肉含蛋白质、多种维生素和矿物质，可补益五脏；陈皮有开胃功能，有助于肠胃蠕动。此餐可促进食欲和营养吸收。

北杏仁蒸雪梨

原料 北杏仁5～10克，白糖30克，雪梨1个。

做法 ①雪梨洗净，去核，切成块。

②将雪梨块与北杏仁、白糖一起放入碗中，加入适量清水，隔水蒸1个小时，至梨肉熟烂，喝汤吃梨。

功效 本方可以降火去燥，常食有助于改善便秘。

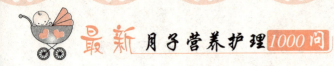

生姜大米粥

原料 姜30~50克，大米50克，油、红糖各适量。

做法 ①姜洗净切片；大米淘净备用。

②锅中加油，烧热，放入大米，炒熟，加水煮成粥，后加姜、红糖煮熟即可食用。

功效 姜有解毒功效，米粥有补气和胃的功效。适用于产妇吃。

豆芽银鱼

原料 银鱼20克，豆芽300克，鲜豌豆、胡萝卜丝各50克，葱花适量，精盐、白糖、醋各少许。

做法 ①将银鱼汆烫后沥干；豌豆煮熟后备用；豆芽洗净。

②炒锅加底油，放入葱花爆香，放入豆芽、银鱼及胡萝卜丝翻炒。

③翻炒片刻后加入豌豆，放入精盐、白糖、醋调味即可。

功效 滋补脾胃，治疗体虚之证。

牛奶粥

原料 大米100克，牛奶500克，水300克。

做法 ①大米拣去杂物，淘洗干净。

②锅置火上，放入大米和水，大火烧开后改用小火熬煮30分钟左右，至米粒涨开时，倒入牛奶搅匀，继续用小火熬煮10~20分钟，至米粒黏稠，溢出奶香味时即可。

③食用时既可以直接食用，也可以根据个人喜好加白糖或精盐，成为不

同口味的奶粥。

功效 此粥色泽乳白,黏稠软糯,奶香浓郁,含有丰富的钙,是孕妇补充钙质的良好来源。同时牛奶具有饱腹感,所以这道粥也是新妈妈瘦身的首选食品。

红豆乌鸡汤

原料 乌鸡1只,红豆200克,陈皮、姜片各10克,精盐少许。

做法 ①将乌鸡洗净,剁成块状,入沸水中汆烫一下,出锅备用。

②红豆洗净,用清水浸泡30分钟左右。

③陈皮、姜片均洗净。

④将乌鸡块、红豆、陈皮、姜片放入煲盅内,加入适量清水,用中火煲约2小时左右。

⑤离火前放入精盐调味即可。

功效 利水消肿,滋阳补虚。

地三鲜汤

原料 土豆1个,小黄瓜1根,干黑木耳1大匙,青、红椒丝各适量,酱油、精盐各少许。

做法 ①将土豆削皮、切片;黄瓜洗净,切片。

②将黑木耳泡发,撕成小朵。

③锅中加入5杯水,放入黑木耳、土豆片煮至沸腾。加入黄瓜片,待再次煮沸后即可,加入所有调料调味,至黄瓜片略变色,加青、红椒丝点缀,关火即可。

功效 调理肠胃,补脾胃之虚,有美容作用。

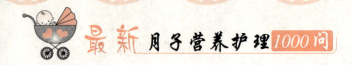

29～42天，最后阶段，恢复昔日风采

为什么本阶段饮食以增强免疫力为重点

从营养学角度来看，产后新妈妈体内会流失大量的微量元素，当人体内缺乏必要的微量元素时，身体的防护能力就会大大削弱，很容易导致疾病的发生。从中医学角度来看，产后新妈妈体内的气血大为亏虚，身体对抗外界邪气的能力大大减弱，极易引发疾病。新妈妈此时只有增强抗病能力，在体内建造一道预防疾病入侵的"防火墙"，才能让健康的根基更稳固。

蛋白质、维生素E、维生素C、胡萝卜素、锌、硒、镁等营养素可以增加人体免疫细胞的数量，所以新妈妈在坐月子期间要多吃含蛋白质、维生素和微量元素比较丰富的食物，如芹菜、西红柿、大白菜、西蓝花、橘子、苹果、香蕉等。

为什么本阶段饮食以补充膳食为重点

产后新妈妈因为长时间卧床，腹肌和盆底肌肉松弛，导致肠道的蠕动大大减弱，此时补充一些富含膳食纤维的食物，可使肠道中粪便的体积增大，缩短食物在肠道内的通过时间，加快其运转速度，减少其中有害物质接触肠壁的时间，对保护肠道、排出毒素功不可没，从而使新妈妈远离便秘的困扰，还能有效预防产后发胖。

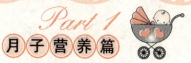

新妈妈补充膳食纤维可从玉米、小米、燕麦、胡萝卜、四季豆、豌豆、甘薯等食物中获取，但要注意不能过量食用，否则会产生腹胀感，导致食欲不振，影响其他营养素的吸收和利用。

怎样做到产后不挑食

从营养的角度看，产后新妈妈每天大约需要 2700~2800 千卡热量，饮食量也应比怀孕前增加 30% 左右，应增加含有丰富蛋白质、碳水化合物以及适量脂肪的食物。新妈妈也不要过分忌口或挑食，应充分摄入五谷杂粮、鸡鱼肉蛋、新鲜蔬菜和各种水果。一般只要不挑食，不偏食，也就不需要"大补"。

主副食种类要多样化。新妈妈不能只吃精米精面，还要搭配杂粮，如小米、燕麦、干米粉、糙米、赤小豆、绿豆等。这样既可保证各种营养的摄取，还可使蛋白质起到互补的作用。

注重荤素搭配，多吃蔬果和海藻类。产后禁吃或少吃蔬菜水果的习惯应该纠正。新鲜蔬菜和水果中富含维生素、矿物质、果胶及足量的膳食纤维，海藻类还可提供适量的碘。这些食物既可增加食欲、防止便秘、促进乳汁分泌，还可为新妈妈提供必需的营养素。

多渠道补充蛋白质。蛋白质的功能的确是其他营养素所无法取代的，但是新妈妈不一定要天天大鱼大肉才可以获取充足的蛋白质。肉类、乳酪与鱼类的蛋白质含量约在 19%~30%，坚果 16%，蛋 13%，谷物 7%~14%，豆类 7%，牛奶 3.5%。新妈妈可以采取多种方式来补充蛋白质。

别忘吃含钙铁食物。哺乳妈妈对钙的需求量很大，需要特别注意补充。另外吃一些含血红素铁的食物，如动物血或肝、瘦肉、鱼类、油菜、菠菜及豆类等，就可防止产后贫血。

月子期间要保证从各类食物中获取蛋白质、碳水化合物、适量脂肪以及矿物质元素。在营养充足的同时，还需要想办法使每日膳食多种多样。新妈妈可选用品种、形态、颜色、口感多样的食物，并进行同类互换，即以粮换粮、以豆换豆、以肉换肉。如大米可与面粉或杂粮互换；馒头可与面条、面包或烙饼互换；大豆可与豆制品互换；瘦猪肉可与鸡、鸭、牛、羊、兔肉互换；鱼可与虾、蟹互换。

为什么要调整进餐顺序

餐前先喝1杯水，接着吃蛋白质类食物（肉、鱼、蛋、豆类）适量，接着吃脂肪类食物，再吃蔬菜、水果，最后吃淀粉主食（米、面、马铃薯）的进食方法，可以帮助新妈妈减少胰岛素的分泌和防止暴饮暴食，对减重有帮助。

因为蛋白质其营养价值很大，如果蛋白质摄取不足，则人体的瘦肉组织，包括肌肉、内脏就会逐渐分解消失。这对健康很不利，故蛋白质的摄入要足够。

接着是脂肪，脂肪让人有饱胀感，可以缓和饥饿的感觉，且最不会刺激胰岛素分泌，从而预防长胖。最后吃主食类，是为了防止主食过量，导致胰岛素浓度上升，从而妨碍减肥。

新妈妈防辐射应怎样吃

不要以为新妈妈在月子里只会围着宝宝打转，实际上新妈妈也有许多自己的活动安排，比如休闲一下看个电视、玩会儿电脑，与同事朋友通手机电话等。这个时候，新妈妈就会不可避免地受到许多辐射干扰，然而此时其正处于恢复身体的特殊时期，应尽量远离辐射侵害。因此，新妈妈不妨来了解一些有关防止辐射的饮食建议。

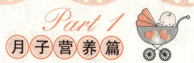

饮食中可适量增加胡萝卜、豆芽、西红柿、油菜、卷心菜、瘦肉、动物肝脏等富含维生素 A、维生素 C 和蛋白质的食物，这些食物均能加强机体抵抗电磁辐射的能力。

多吃营养物质丰富的新鲜水果、蔬菜等。新鲜蔬菜是人体内的"清洁剂"，其奥妙在于蔬菜拥有"秘密武器"——碱性成分，可使血液呈碱性，溶解沉淀于细胞内的毒素，使之随尿液排泄掉。

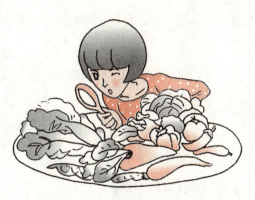

多吃能够排毒的食物。黑木耳的最大优势在于可以帮助排出纤维素物质，使这些有害纤维在体内难以立足。海带是放射性物质的"克星"，含有一种被称作海带胶质的物质，可促使侵入人体的放射性物质从肠道排出。另外，香菇、蜂蜜、柑橘、大枣、绿豆等也是不错的排毒食物，其中绿豆在民间素有"绿豆汤解百毒"之说。现代医学研究证实，绿豆含有帮助排泄体内毒物，加速新陈代谢的物质，可有效抵抗各种形式的污染。

哪些食材有利于产后瘦身

● 苹果

苹果虽然热量很高，但富含维生素和矿物质，而且纤维素含量极高。

● 黄瓜

黄瓜有助于抑制各种食物中的碳水化合物在体内转化为脂肪，清热祛火，是良好的减肥食物。

● 萝卜

萝卜能使肠管紧张度增高、肠蠕动增强，缩短食物在肠道的存留时间，利于食物代谢及废物的排出，达到减肥效果。

●冬瓜

冬瓜不含脂肪，却含有丰富的纤维素、铁、钙、磷等，能利尿清热，其所含的丙醇二酸，可阻止体内脂肪堆积。

●香菇

香菇可以抑制胆固醇的增加，达到减肥目的。

●豆芽

豆芽脂肪量和热量都很低，水分和纤维素含量多。常吃豆芽不仅可以减肥，还对健康非常有益。炒豆芽时加入一点醋，既可以防止B族维生素流失，又可以加强减肥作用。

●苦瓜

苦瓜能除邪热、解劳乏、清心明目，而且还能快速排除毒素，避免体内毒性的堆积，同时也可以阻止脂肪吸收，是减肥保健、清热祛火的好食材。

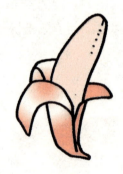

●香蕉

香蕉虽然热量很高，但脂肪含量却很低，而且含有丰富的钾，又饱腹又低脂，可减少脂肪在下身的积聚，是减肥的理想食品。

●魔芋

魔芋内含大量食物纤维和水分，有利于新妈妈减肥。

●芹菜

芹菜大部分是水分和纤维素，并富含维生素A和维生素C，性味清凉，可降血压、血脂，更可清内热，是减肥的良好食材。

●水产品

虾、海蜇、章鱼、蛏子、海参等水产品的蛋白质含量很高，但脂肪含量极低，很少有脂肪超过1%的，是理想的减肥食物。

● 紫菜

紫菜除了含有丰富的维生素 A、维生素 B_1 及维生素 B_2，还含有丰富的纤维素及矿物质，可以帮助排走身体内的废物及积聚的水分，从而收到减肥之效。

本阶段调理食谱有哪些

银耳海参汤

原料 海参 150 克，银耳 200 克，枸杞子适量，精盐 1 小匙，鸡精、料酒各少许。

做法 ①海参泡涨发，洗净，撕块；银耳洗净，浸泡至透，去蒂，撕块；枸杞子洗净，备用。

②锅内加适量水烧沸，放入海参稍煮片刻，捞起沥干，将海参、枸杞子、银耳、料酒放入瓦煲内，加入适量清水并用中火煲约 1 小时，最后加入精盐、鸡精调味即成。

功效 补肾，强筋骨。适用于孕妇产后之虚。

奶汁鲫鱼汤

原料 鲫鱼 1～2 尾，冬瓜、葱、姜、精盐各少许。

做法 ①将鲫鱼洗净；葱、姜改刀；冬瓜切小片。

②鱼下冷水锅，大火烧开，加葱、姜，后改小火慢炖。当汤汁颜色呈奶白色时下入冬瓜，调味稍煮即可。

功效 鲫鱼汤是补气血、通乳汁的传统食疗方，冬瓜具有利水作用，

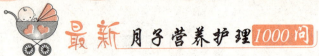

同样利于乳汁分泌。鱼肉中的蛋白质是乳汁分泌所必需的营养。

凤梨桑葚汁

原料 菠萝300克,浓缩桑葚汁50毫升。

做法 ①将菠萝洗净,去皮,切成块状。

②菠萝块放入榨汁机中,加水打成汁。

③倒入杯中,加入桑葚汁和水摇晃均匀。

功效 菠萝富含维生素C,可消除疲劳,增进食欲;桑葚富含维生素C与铁,有助补血;两者搭配可加速恢复生理功能,增强免疫力。

猕猴桃汁

原料 猕猴桃1个,草莓1个,柑橘少量。

做法 ①把猕猴桃去皮切成块;草莓洗干净用盐水浸泡10分钟。

②将猕猴桃、草莓和柑橘加适量开水一起倒入榨汁机中搅拌,就可以饮用了。

功效 猕猴桃含丰富的维生素A、维生素C、维生素K、矿物质等,经常饮用能润肤淡斑、增强抵抗力。

番茄玉米汤

原料 玉米粒150克,番茄100克,香菜末、奶油高汤、精盐各适量。

做法 ①番茄洗净,用开水烫一下去皮,然后切开去子,切成丁。

②玉米粒洗净控干水分。

③将奶油高汤加入锅中煮沸,然后放入玉米粒、番茄丁,用精盐调味,

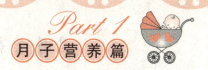

煮5分钟,而后撒上香菜末。

功效 健胃消食,抑制、延缓皱纹,使皮肤光滑。适用于产后身体恢复。

一品上菜

原料 芹菜、荷兰豆、水发黑木耳各150克,野山菌50克,杏仁25克,精盐、鸡精各1小匙,葱末、姜末、清汤、水淀粉、香油各适量。

做法 ①芹菜切片;荷兰豆洗净;水发黑木耳撕片;野山菌、杏仁均洗净。

②净锅倒油烧热,下入葱末、姜末炝锅,下入芹菜片、荷兰豆、黑木耳片、野山菌、杏仁快速翻炒,边炒边淋入清汤,最后加入精盐、鸡精,用水淀粉勾芡,淋上香油即成。

功效 瘦身排毒,有利于产后身体恢复。

黄芪蒸鲈鱼

原料 黄芪20克,鲈鱼100克,姜丝、枸杞子各10克,精盐少许。

做法 ①将鲈鱼洗净,氽烫,捞起;黄芪洗净,加1碗水,用小火煮,直到锅中剩1/2碗汤汁。

②将所有食材放入电饭锅蒸煮,等鱼熟透后加精盐,出锅即成。

功效 这道菜适合产妇补身、补气。

番茄山药泥

原料 山药150克,番茄50克,醋16小匙,代糖(有甜味但无糖的

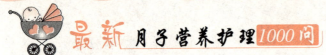

热量的甜味剂）1小匙，精盐1/3小匙。

做法 ①番茄去子切小块，备用。

②把所有调味料拌匀，备用。

③山药洗净去皮后，用布包住，捣成泥。

④将所有材料与调味料拌匀即可。

功效 山药能促进血液循环，且具提升人体免疫力之效；搭配富含维生素C的番茄，是一道具有抗衰老功能的养颜美容餐点。

鲜味馄饨

原料 肉馅200克，小油菜300克，黄豆芽70克，柳松菇（茶树菇）50克，牛蒡丝30克，胡萝卜丝100克，馄饨皮150克，精盐1小匙，香油、酱油、白糖各1小匙，淀粉1大匙。

做法 ①小油菜汆烫后沥干切碎；柳松菇切段。

②肉馅打出黏性，加入小油菜与酱油拌匀后，再用馄饨皮包起。

③将柳松菇、胡萝卜丝加入滚水中略煮，依序放入包好的馄饨、牛蒡丝、黄豆芽与调料煮熟即可。

功效 小油菜、黄豆芽、柳松菇、牛蒡丝、胡萝卜均富含纤维及多种维生素，有助肠道消化吸收；肉馅含蛋白质，可恢复生理功能。

苹果虾仁

原料 虾仁300克，苹果2个，姜末少许，鸡蛋1个（取蛋清），干淀粉、水淀粉、精盐、料酒各少许。

做法 ①虾仁用清水浸泡后去净泥、肠，加精盐、料酒腌渍10分钟，

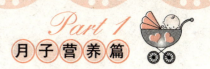

然后再加入鸡蛋清与干淀粉搅拌均匀,备用。

②油锅烧热,放入姜末爆香,再放入虾仁炒至七分熟,捞起备用。

③将苹果洗净,切块(注意苹果不要提前切好,以免放置过久引起苹果块表面变黄),放入锅中,先用水淀粉勾芡,再倒入虾仁,加精盐炒至入味即可。

功效 安胎,和胃肠。有通乳作用,对妊娠水肿也有疗效。

雪梨奶露

原料 雪梨1/2个,蜂蜜1小匙,乳酸菌饮料3小匙,鲜奶1/3杯,柠檬汁少量。

做法 ①把雪梨削皮、去核,切成小块。

②将雪梨块、蜂蜜、乳酸菌饮料及鲜奶放进搅拌机内,约搅拌30~40秒。

③加入柠檬汁拌匀就可以了。

功效 此饮品具有美颜功效,能消除疲倦。此外,果汁中含有均衡的营养,对产后美容及恢复体力均有极佳的效果,同时还是瘦身佳品。

虾皮萝卜汤

原料 青萝卜200克,虾皮30克,粉丝10克,色拉油、精盐、鸡精、葱、姜、香油各适量。

做法 ①萝卜洗净切丝;虾皮温水略泡;粉丝温水泡软。

②锅中倒入色拉油,油热,放入葱、姜爆香。

③放入虾皮、萝卜煸炒片刻,倒入水。

④等水开,放入粉丝,加入精盐、味精,淋入香油,出锅食用。

功效 虾皮补钙,非常适合产妇吃。

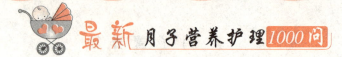

百合银耳粥

原料 百合50克，银耳、莲子、桂圆肉干各10克，红枣20克。

做法 ①莲子洗净，泡水2小时。

②锅内加水下百合、银耳、红枣、莲子同煮，至莲子熟软。

③再放入桂圆肉干煮5分钟即可。

功效 此汤不仅含有高纤维，而且低糖；利用桂圆肉干本身甜味不再另外加糖，还可减少一些热量摄取，具有减肥功效。

豆芽白果汤

原料 鸡胸肉条80克，黄豆芽100克，洋葱条、土豆条、竹笋条、胡萝卜条各150克，白果2颗，杏鲍菇30克，奶油1大匙，白糖1小匙，精盐半小匙，蔬菜高汤800毫升。

做法 ①黄豆芽、白果均洗净；杏鲍菇洗净，切段，备用。

②锅中放入奶油烧溶，加入洋葱条、土豆条、胡萝卜条、竹笋条炒出香味，倒入蔬菜高汤，加入鸡胸肉条、杏鲍菇段、白果煮沸约20分钟，加入白糖、精盐和黄豆芽稍煮即可。

功效 滋补脾胃，有使肌肤气血红润的作用。

香油橘饼

原料 甜橘饼10个，姜2片，香油7大匙。

做法 ①香油倒入锅中烧热，放入姜片炒香。

②甜橘饼入锅,以小火慢慢煎至橘饼变色。

🥄 **功效** 香油性温热,具温补作用;姜有祛寒功效,能促进血液循环,可有效改善手脚冰冷;甜橘饼富含维生素C,可增加抵抗力。

炒竹笋

🥄 **原料** 竹笋250克,瘦猪肉20克,葱2小段,植物油3大匙,鸡精1/2小匙,酱油2小匙。

🥄 **做法** ①把竹笋剥开后切成长条。

②把瘦猪肉切成丝;葱切成粒。

③油锅烧热后,先将葱爆香。

④再放入竹笋条、瘦猪肉丝翻炒。

⑤最后加入鸡精、酱油炒匀,入盘即可。

🥄 **功效** 竹笋富含B族维生素及烟酸等营养素,具有低脂、低糖、多膳食纤维的特点,本身可吸附大量的油脂,是一道瘦身好菜。

板栗烧牛肉

🥄 **原料** 牛肉500克,板栗200克,姜片、葱段、胡椒粉、精盐、料酒、糖色、植物油各适量。

🥄 **做法** ①牛肉洗净,入沸水锅中氽透,切成长块。

②锅置火上,倒入植物油烧热,下板栗炸2分钟,再将牛肉块炸一下,捞起,沥去油。

③锅中留油,入葱段、姜片炒出香味,下牛肉、料酒、糖色、清水。

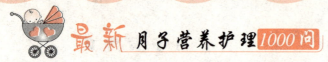

④烧开后撇去浮沫,改用小火慢炖20分钟,下板栗烧至肉烂收汁,加精盐、胡椒粉调味即可。

功效 牛肉含有丰富的蛋白质,氨基酸组成比猪肉更接近人体需要,能提高机体抗病能力,对产后调养的新妈妈在补充失血和修复组织等方面特别适宜;板栗具补肾强骨、健脾养胃、活血止血等功效,可用于肾虚骨弱、脾胃气虚等症状。

第三章
产后问题，药膳调理

第1节 月子滋补常用药材

为什么党参适用于月子滋补

党参的作用类似于人参，但较人参作用弱，药性气阴平补，甜味浓厚，是价廉物美的药食两用品。

党参适用于脾胃虚弱、消化功能不足、大便偏稀、免疫力差、容易感冒、并有口渴症状的新妈妈服用。

饮食停滞、大便干燥或感冒初起时不宜单独服用。

为什么沙参适用于月子滋补

沙参具有调节免疫平衡的功能。沙参有南北之分，南沙参其形粗大，质较疏松,偏于清肺祛痰止咳;北沙参其形细长,质坚疏密,功效较佳,专长于入胃,偏于养阴生津止渴。北沙参含生物碱、挥发油等,具有降低体温、镇痛、强心等作用;北沙参含黄酮等,具有祛痰、强心等作用。南沙参养阴清热,润肺化痰,治疗产后阴虚久咳、燥咳痰少、虚热喉痹(润肺止咳)。北沙参可治疗胃阴虚、津液不足、咽干口渴(养胃生津)。

为什么枸杞子适用于月子滋补

枸杞子性甘、平,归肝、肾经,具有滋补肝肾、养肝明目的功效。枸杞子能补虚生精,可用来入药或泡茶、泡酒、炖汤,如能经常饮用,便有益于新妈妈的身体恢复。枸杞子的叶、花、根也是上等的美食补品。枸杞子含有胡萝卜素、甜菜碱、维生素A、维生素B_1、维生素B_2、维生素C和钙、磷、铁等,具有增加白细胞活性、促进肝细胞新生的药理作用。枸杞子还可以起到美白养颜的功效,是月子期新妈妈的食补良品。

为什么桂圆适用于月子滋补

桂圆中含有碳水化合物、蛋白质以及多种氨基酸,还含有丰富的维生素P,有保护血管、降脂的作用,尤其适合老年人食用。

桂圆中含有丰富的葡萄糖、蔗糖、维生素A、B族维生素、蛋白质、钾等,可为人体提供足够的热量,补充体力。

桂圆中所含的铁是合成人体血红蛋白的原料,能促进血红蛋白再生,可补血止血。

桂圆的提取液可延长缺氧存活的时间,提高机体适应能力,增强体质,

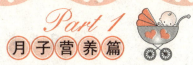

还能扩张冠状动脉，增加冠状动脉血液流量，改善心肌缺血的情况。

桂圆有养血益脾的作用，新妈妈产后体虚，阳气不足，脾胃也非常虚弱，此时用性质温热的桂圆进行调养，既能补脾胃之气又能补心血不足。

为什么肉桂适用于月子滋补

肉桂又称"官桂"、"桂皮"，主产于我国南方。以皮细肉厚，味甜而微辛辣者为好。肉桂是具有1800多年历史的传统温补中药，同时又是副食调味品。

产后腹部冷痛、腰腿遇冷疼痛和其他骨节疼痛，以及有虚寒体质的其他表现，如尿频尿多、大便稀溏、恶露不畅等，可以配合其他食疗药服用。

阴虚火旺、口干口苦、大便秘结或恶露偏多的新妈妈慎服。

为什么莲子适用于月子滋补

莲子可以说是一种最古老的食品和保健品，去心，生用，药性甘、涩、平，药力缓，为药食两用之佳品。

新妈妈常见的心烦心悸、失眠多梦，服用莲子后都会有所改善。另外，对胃肠虚寒引起大便多、泻下清稀也适用。

为什么芡实适用于月子滋补

芡实性平，味甘、涩，固肾涩精，补益脾肾，止泻力大。合而为汤，可补脾肾、复运化而止泄泻；益气血，强筋骨而助生长。芡实含少量淀粉、少量脂肪油及钙、磷、铁、核黄素、维生素C等，并含有丰富的蛋白质、维生素、矿物质及其他微量元素，能保证新妈妈所需营养成分，还可以加强小肠吸收功能，帮助新妈妈的消化和吸收。

为什么阿胶适用于月子滋补

阿胶又称"驴皮胶",是用驴皮熬制成的胶块,因传统产地位于山东的东阿县而得名。本品甘平,质地滋润,为补血、止血、滋阴之要药。

因产后血虚而头晕目眩、面色苍白、心悸失眠、小腹隐痛的新妈妈适合服用。阿胶产后恶露出血过期不止也是阿胶适应证。产后咳嗽久不愈、大便秘结的新妈妈也可配合其他药物进行食疗。

为什么黄芪适用于月子滋补

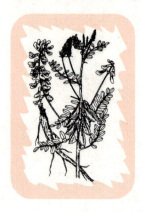

黄芪味甘,性微温,归脾、肺经,入气分,可升可降,具有补气升阳、固表止汗、行水消肿、托毒生肌的功效,新妈妈食用可缓解产后水肿、小便不利等症状。黄芪含有醣类,能促进细胞组织对病毒诱生干扰素,抑制病毒生长,增加血清中的蛋白质,以增强免疫系统功能,且有补气的功效,对产后自汗、盗汗也有很好的疗效。

为什么当归适用于月子滋补

中医认为女性以"血"为本,血虚和血瘀是妇科病首要的致病因素,而当归的补血和活血功效正好贴合了这两大主证治疗的需要。

产后因失血造成血虚,出现头晕目眩、心悸失眠、夜间出汗、容易受惊吓、面色苍白或萎黄等症状;产伤或受凉所致的血瘀不通,恶露过期不止,排出不畅,淋沥量少,色暗有块,小腹疼痛拒按,舌色紫暗或有瘀点;产后津亏大便干燥难下的新妈妈均适合服用当归。

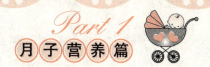

第2节

甩掉月子病，药膳来帮忙

产后恶露不尽的调理药膳有哪些

仙鹤母糖浆

原料 仙鹤草、益母草各30克，红糖10克。

做法 ①将上二草浓煎，去渣，取滤液。

②将红糖加入滤液中，煮1~2沸，即可服用。

功效 活血止血，化瘀缩宫。

小米桂圆粥

原料 小米100克，桂圆肉30克，红枣3枚，红糖适量。

做法 ①将小米淘洗干净；桂圆肉洗净，备用。

②红枣用清水泡发好并洗净，备用。

③锅中倒入适量清水，下入小米、红枣，用大火将小米煮熟。

④放入桂圆肉、红糖继续以大火煮沸，再改小火熬至小米烂熟时即可关火盛出食用。

功效 补血养心，对体质较弱及产妇身体恢复有好处。

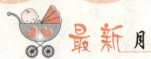

参芪胶艾粥

原料 黄芪、党参各15克,鹿角胶、艾叶各6~10克,升麻3克,当归、砂糖各10克,大米100克。

做法 ①将党参、黄芪、艾叶、升麻、当归入砂锅煎取浓汁,去渣。
②加入大米、鹿角胶、砂糖煮粥。

功效 此粥适用于产后恶露过期不止,淋沥不断,量多色淡红,质稀薄,小腹空坠,神疲懒言。

参芪煮鸡蛋

原料 红参6克,黄芪60克,红糖少许,鸡蛋1~2个。

做法 ①红参切成薄片,黄芪洗净后切片,共入砂锅加水500毫升,先大火煮沸后小火煎30分钟以上,去渣,取滤液约300毫升。
②将鸡蛋1个或2个打入药液中煮熟,加红糖10克煮化即成。

功效 本方有补气摄血的功效。适宜于产后出血过多,气随血散,气虚不摄血,致阴道流血久久不止、血液稀薄、小腹空坠而不痛、精神疲惫、面色苍白等气虚引起的恶露不尽症状。气虚较重、恶露量多、虚汗淋沥者,宜上、下午各吃本方1剂。

脱力草鸡蛋汤

原料 脱力草20克,鸡蛋10个,红糖15克。

做法 ①将脱力草(如果没有脱力草,可用党参或黄芪代替)先

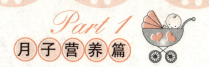

Part 1 月子营养篇

熬水，去渣。

②再将滤液、红糖与鸡蛋同煮，以蛋熟为度，每天吃3个鸡蛋。

● **功效** 适用于产后气虚引起的恶露不尽。

山楂红糖饮

● **原料** 取个大、肉多的新鲜山楂、红糖各30克。

● **做法** ①山楂洗净，切成薄片，晾干备用。

②在锅里加入适量清水，放在火上，用旺火将山楂煮至烂熟；再加入红糖稍微煮一下，出锅后即可给产妇食用。

● **功效** 可以促使恶露不尽的产妇尽快化瘀，排尽恶露。

产后水肿的调理药膳有哪些

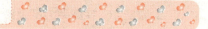

当归鸭肉米线

● **原料** 当归、黄芪各5克，鸭1/2只，米粉200克，嫩姜1小块，老姜4片，精盐少许。

● **做法** ①鸭剁成两半，氽烫，洗净；嫩姜切丝。

②当归、黄芪用水8杯煮1个小时，沥除药材，药汤留用。

③把鸭、药汤、老姜、精盐放入电锅中，加水8杯蒸1次，添水后再蒸1次，取出鸭肉放凉，切片。

④米粉烫熟置碗底，浇鸭肉汤，铺鸭肉、姜丝即可。

● **功效** 滋阴清热，利水消肿。

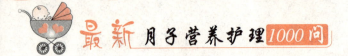

薏米姜汤

原料 红小豆、薏米各50克,老姜5片,白糖少许。

做法 ①用水浸泡红小豆和薏米,3个小时后捞出,然后将之与老姜同煮,先用大火煮,煮开后转小火续煮40分钟。

②待红小豆、薏米煮熟软后,再加少量白糖,即可食用。

功效 红小豆和薏米相配具有利水渗湿、健脾消肿的功效。

枸杞子鲤鱼汤

原料 鲤鱼500克,豆腐200克,莴笋半根,枸杞子15克,姜片适量,精盐少许。

做法 ①将鲤鱼去鳃及鳞,处理干净后切段,备用。

②将豆腐切成块;莴笋去皮,洗净后切块。

③锅内倒油烧热,下入鲤鱼段,煎至鱼表皮稍变黄后注入足量清水,再下入枸杞子、豆腐块、姜片,用大火煮约10分钟。

④改为中火,加入莴笋块煮约10分钟,最后加入少许精盐调味即可。

功效 利水消肿,对于产妇乳汁缺少有帮助。

冬瓜子陈皮饮

原料 冬瓜子20克,陈皮5克,蜂蜜50毫升。

做法 将冬瓜子、陈皮与蜂蜜共水煎服。

功效 适用于产后水肿。

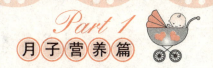

产后腹痛的调理药膳有哪些

当归生姜羊肉汤

原料 羊肉200克,当归适量,白萝卜1根,生姜1块,枸杞子、精盐、鸡精、料酒各少许。

做法 ①羊肉切成小块;当归洗净,切片;生姜去皮,切片;白萝卜去皮,切块;枸杞子泡开,清洗干净。

②羊肉汆烫去血水,捞出洗净。

③取炖盅一个,依次加入羊肉块、当归片、白萝卜块、姜片、枸杞子,再加入适量清水,倒入料酒,加盖,大火隔水炖2~3小时,放入精盐、鸡精调味即可出锅食用。

功效 补阳生暖。适用于产妇体虚腹痛者食用。

五味益母草蛋

原料 当归15克,川芎12克,炮姜3克,田七粉1克,益母草30克,鸡蛋2个,料酒、精盐、葱各适量。

做法 ①将当归、川芎、炮姜、益母草、田七粉全部装入纱布袋内,扎紧口。

②把鸡蛋外壳洗净,用清水泡1小时。

③将药袋置大砂锅内,加清水,旺火煮20分钟。

④将连壳鸡蛋加入同煮。

⑤蛋熟后剥壳,将鸡蛋及壳均留在药液中,加精盐、料酒、葱,改文火再煮20分钟即可。喝汤,吃蛋,每日1剂,汤分2~3次喝完。

● **功效** 当归活血化瘀，行气止痛。这道五味益母草蛋适用于瘀血内阻所致产后恶露不绝而引起的腹痛。

白芍红花饮

● **原料** 白芍15克，红花、炮姜各10克。

● **做法** 将以上3味药入锅水煎服用，每日1剂。

● **功效** 散瘀止痛。适用于产后小腹痛。

当归煮猪肝

● **原料** 当归15克，胡椒、红花、肉桂、黑豆各9克，猪肝1具。

● **做法** 将5味中药共碾为粗末，在猪肝上切挖数孔，装入药末蒸煮。食肝饮汤。

● **功效** 有补气、活血、散寒作用。适宜于产后小腹疼痛者。

产后便秘的调理药膳有哪些

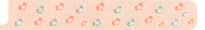

荸荠粥

● **原料** 荸荠250克，糯米、白糖各100克。

● **做法** ①荸荠去皮，切丁；糯米淘洗干净。

②将荸荠、糯米入锅中，加水适量，煮成粥，待熟时加入白糖稍炖即成。

● **功效** 早、晚餐服食，连服数剂，治疗便秘有一定效果。荸荠含有粗

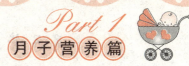

蛋白、淀粉,能促进大肠蠕动。荸荠所含的粗脂肪有滑肠通便作用,可用来治疗便秘。荸荠水煎汤汁能利尿排淋,对于小便淋沥涩通者有一定治疗作用。

当归白芍饮

原料 当归、熟地黄各15克,川芎5克,桃仁、杏仁、火麻仁、郁李仁、栝楼仁、白芍各10克。

做法 将上药水煎,分2次服用。

功效 适用于产后便秘。

姜糖甘薯

原料 甘薯500克,姜2片,红糖适量。

做法 ①甘薯削去外皮,洗净切成小块。

②锅中倒入适量清水,放入甘薯块,以中火煮至甘薯熟透时,加入红糖、姜片,以小火再焖煮10分钟即可。

功效 甘薯富含纤维,有润肠通便作用。

苏子麻仁粥

原料 紫苏子10~15克,麻子仁10~15克,大米60克。

做法 ①将紫苏子、麻子仁捣烂如泥。

②加水慢研,滤汁去渣,再同大米煮成稀粥食用。

功效 补气养胃,润肠通便。适于产后大便不通者。

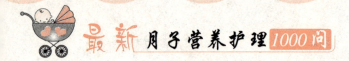

芦荟玉米粒

🥄 **原料** 嫩甜玉米粒250克，芦荟肉50克，嫩豌豆25克，胡萝卜30克，植物油、精盐、清汤、鸡精各适量。

🥄 **做法** ①嫩甜玉米粒洗净，入沸水中焯一下，捞出晾凉。

②芦荟肉、胡萝卜洗净切粒。

③炒锅置旺火上，加植物油烧热，下甜玉米粒、芦荟粒、胡萝卜粒、豌豆爆炒，淋入少许清汤，炒熟。加精盐、鸡精调匀即成。

🥄 **功效** 降血压，利水通便。减肥，美容。

产后贫血的调理药膳有哪些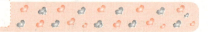

桂圆桑葚汤

🥄 **原料** 桂圆肉15克，桑葚30克，蜂蜜适量。

🥄 **做法** ①将桂圆肉、桑葚共入锅加水煎煮。

②去渣取汁，调入蜂蜜拌匀即可饮用，连用15日为1个疗程。

🥄 **功效** 可辅助治疗产后贫血。

鸡子阿胶羹

🥄 **原料** 鸡蛋3个，阿胶30克，米酒100克，精盐1克。

🥄 **做法** ①将鸡蛋打入碗里，用筷子均匀地打散；再把阿胶打碎放在锅

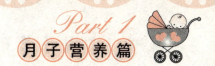

里浸泡，加入米酒和少许清水用小火炖煮。

②待煮至胶化后往里倒入打散的鸡蛋液，加上一点精盐调味，稍煮片刻后即可盛出食用。

🥄 **功效** 鸡蛋含有丰富的营养，一直是月子里的最佳补益品之一。阿胶具有补血、止血的功效，对子宫出血具有辅助治疗作用。这款食疗既可养身又可止血，对产后贫血、血虚生热、热迫血溢有治疗作用。

产后食欲不振的调理药膳有哪些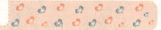

桂花馒头

🥄 **原料** 面粉500克，鸡蛋300克，白糖10克，桂花30克，青红丝、香油各适量。

🥄 **做法** ①面粉入笼蒸熟，晾凉擀开，用细箩过一遍。

②将鸡蛋打入盆内，加上白糖，用几根筷子朝一个方向不停搅打，至起泡发白呈肥皂沫状，再加入熟面粉和桂花，用筷子轻轻拌匀。

③将小瓷碗或瓷茶杯逐个洗净擦干，在里面抹上一层香油，放进一点青红丝，再将搅好的面糊倒入（大半碗即可），上笼用旺火蒸熟，取出扣在盘内即可。

🥄 **功效** 增强食欲。

山楂谷芽粥

🥄 **原料** 小米100克，谷芽15克，山楂、枳实各10克。

🥄 **做法** ①将谷芽、山楂、枳实洗净后装入纱布袋扎紧口，与洗净的小米同入锅中，加水大火煮沸，改中火煨煮20分钟。

②取出药袋，用小火煨煮至小米酥烂即可。早、晚分食。

功效 健脾开胃。

家常罗宋汤

原料 卷心菜、胡萝卜、土豆、番茄、洋葱、牛肉、香肠各100克，奶油、高汤、水淀粉、番茄酱、精盐、白糖各适量。

做法 ①所有原料分别洗净，牛肉切块；土豆、胡萝卜、番茄去皮，切块；卷心菜切片；洋葱切丝；香肠切片。

②锅中倒油烧热，加入奶油，下土豆块煸炒至外皮焦黄。放入牛肉块、香肠炒香，再下其他蔬菜炒匀，加入番茄酱和精盐，大火煸炒2分钟，下高汤，小火熬30分钟，加入水淀粉和白糖搅拌均匀，再熬15分钟左右即可出锅。

功效 增进食欲。

产后盗汗的调理药膳有哪些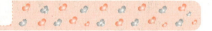

小麦牡蛎粉

原料 小麦100克，牡蛎50克，肉汤适量。

做法 ①将小麦炒黄，磨成面粉。

②将牡蛎研成细末，两者混合均匀，放入肉汤煮即可。

功效 养心敛汗。治疗自汗、盗汗等症。

人参乳鸽汤

原料 人参5克,乳鸽1只,精盐少许。

做法 ①乳鸽去毛及内脏(不必清洗腹中之血)。

②人参用水清洗干净,切片。

③把乳鸽放入锅里加入参片、适量水,隔水炖1小时,放精盐调味,即可食用。

功效 人参乳鸽汤适用于神经衰弱属表虚不固者食用,症状表现为自汗盗汗、神疲乏力、面色苍白或有心悸怔忡。

当归黄芪饮

原料 当归15克,黄芪、白芍(酒炒)各10克,生姜5片。

做法 上药加水一碗半,煎至一碗,温服。

功效 适用于产后自汗。

产后失眠的调理药膳有哪些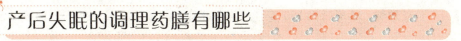

栀子香附粥

原料 栀子5克,大米100克,鲜车前草30克,香附、当归各6克。

做法 ①将车前草洗净,与栀子、香附、当归一同煮汁去渣。

②将汁与大米煮粥,煮熟即可。

功效 适合产后心情不佳、容易激动、失眠的新妈妈。

安神补脑粥

原料 莲子20克，桂圆30克，黑米100克，冰糖适量。

做法 ①将桂圆去皮、去核备用。

②锅中加入适量清水烧沸。

③放入黑米、莲子、桂圆共煮。

④最后加入冰糖调味即可。

功效 莲子具有补脾止泻，益肾涩精，养心安神的功效。尤其是莲子心，味道虽极苦，却有显著的强心作用，能扩张外周血管，降低血压；还有很好的祛心火的功效，可以治疗口舌生疮，并有助于睡眠。

产后脱发的调理药膳有哪些

枸杞子丝瓜溜肉片

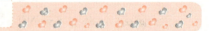

原料 猪里脊肉150克，丝瓜100克，鲜蘑50克，枸杞子10克，清汤、精盐、鸡精各适量。

做法 ①猪里脊肉洗净，切薄片；丝瓜去皮，洗净切段；鲜蘑洗净，去根，切片；枸杞子洗净，浸泡30分钟。

②净锅点火，倒入适量清汤烧沸，下入鲜蘑片、丝瓜段、肉片，加枸杞子、精盐、鸡精，中火煨至汤干，装盘即可。

功效 增强免疫力，抗疲劳，乌发生发。

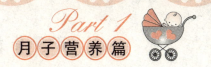

蜂蜜桑葚膏

原料 桑葚500克，蜂蜜250克。

做法 ①将桑葚洗净，拣去杂质后捣烂，用纱布包裹挤汁。

②将汁放于瓦锅内煎熬，稍浓缩后，加入蜂蜜熬成膏状，每日早、晚各服15克，用开水冲服。

功效 滋养肝肾，补益气血，乌须生发。

黑豆牛肉汤

原料 牛肉300克，黑豆200克，姜30克，精盐适量。

做法 ①黑豆洗净，用清水浸泡1小时；姜去皮，洗净切片。

②牛肉洗净，切成大块，放入沸水锅中氽烫至变色，捞起。

③锅中放入黑豆、牛肉块、姜片，加入清水以大火煮沸后改小火慢炖50分钟，加精盐调味即成。

功效 补肾壮阳，有黑发作用。

人参首乌鸡汤

原料 乌鸡500克，人参须、何首乌各5克，枸杞子、姜片、蒜片、精盐、料酒、香油各适量。

做法 ①乌鸡洗净，放入汤碗中，加入人参须、何首乌、枸杞子、姜片、蒜片，注入八分满的水。

②用保鲜膜封住汤碗，再将汤碗上蒸笼，中火蒸2小时。

③取出汤碗，加入各种调料，搅匀即可。

功效 此汤具有滋补、美容补血、生发乌发的功效。

松仁香菇

原料 松子仁50克，水发香菇250克，精盐、水淀粉、料酒、鸡精、白糖、植物油、高汤各适量。

做法 ①水发香菇洗净，去蒂，切片。

②炒锅点火，倒油烧热，下松子仁炒香，加高汤、料酒、白糖、精盐煮沸，下入香菇，小火烧15分钟，加鸡精调味，用水淀粉勾芡，出锅即可。

功效 健脑补锌，防脱发。

产后乳腺炎的调理药膳有哪些

蒲公英粥

原料 蒲公英60克，金银花30克，大米50～100克。

做法 先煎蒲公英、金银花，去渣取汁，再入大米煮作粥。

功效 此菜谱中金银花可起到祛火、清热消肿的作用。适用于新妈妈乳腺炎、乳汁不下。

蒲公英皂角刺饮

原料 鲜蒲公英150克（干品50克），皂角刺25克，蜂蜜1大匙。

做法 ①将蒲公英择洗净，皂角刺洗净，切碎末。

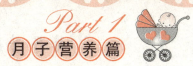

②把蒲公英、皂角刺入砂锅中,加适量水,小火煎约30分钟。

③用洁净纱布过滤取药汁,盛入容器中,趁温热加入蜂蜜拌匀即可。

🥄 **功效** 解毒,散结,通乳。

甘草陈皮饮

🥄 **原料** 甘草(半生半炙)、陈皮、穿山甲各10克,金银花、连翘各15克。

🥄 **做法** 上药水煎内服,每天1剂。

🥄 **功效** 可缓解乳房肿痛。

产后抑郁症的调理药膳有哪些

西红柿里脊汤

🥄 **原料** 猪里脊肉300克,西红柿、鸡蛋各2个,红椒片、姜片各适量,精盐、鸡精、白糖、料酒、干淀粉各少许。

🥄 **做法** ①猪里脊肉切条,用精盐、鸡精、料酒拌匀后腌渍入味,再将猪里脊条用干淀粉抓匀,放入油锅炸至表面金黄,捞出沥油;西红柿洗净,切小块。

②鸡蛋打散,煎成两面金黄的圆形。

③油锅烧热,放入红椒片、姜片炒香,再放入西红柿块、白糖、水煮沸。

④再放入炸好的猪里脊肉和煎好的鸡蛋略煮,最后用精盐调味即可出锅。

🥄 **功效** 对产后抑郁情绪有一定缓解作用。

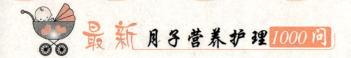

甘草麦枣汤

- **原料** 甘草30克，小麦50克，大枣10枚。

- **做法** ①将大枣掰开和甘草、小麦一同放入砂锅中。

  ②加水约1200毫升，上火煮到汤量减半，即能倒出600毫升时即可。

- **功效** 对于新妈妈出现的精神恍惚、悲伤欲哭、不能自主、心中烦乱、睡眠不安、呵欠频作等抑郁症状有一定疗效。

熟地黄山药饮

- **原料** 熟地黄、山药、山茱萸、柴胡、白芍、酸枣仁、当归各10克，牡丹皮6克。

- **做法** 上药水煎服，每日1剂。

- **功效** 适用于抑郁症心烦易怒、失眠者。

Part 2
月子护理篇

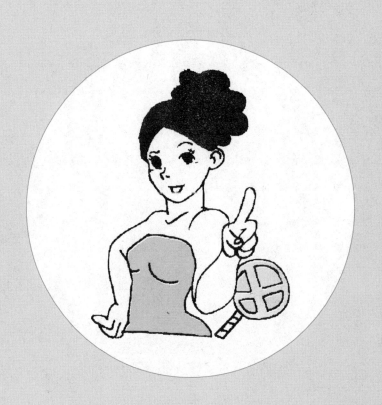

第一章
树立科学健康的月子观

第1节 话说月子

为什么要坐月子

月子坐好了,不仅能收获以后的健康,还有改善体质、防治月子病等种种作用。

● **恢复体力**

分娩就像一次长跑,整个过程会消耗大量的体力,比长跑更残酷的是,分娩还会使女性流失大量血液,并在身体上留下伤口。这种气、血、汗的全力付出以及手术中的痛楚使新妈妈在分娩后往往整个人如同虚脱了一般,倦乏无力,抵抗力减弱,所以古有"产后百节空虚"一说。

此时,气温变化、营养不良、劳动过度、病毒侵犯等都很容易使新妈妈的身体出现各种不适,如筋骨酸痛、偏头痛、感冒、贫血等。如果新妈妈好好休息调养，就可以慢慢补回耗损的气血，使身体完全恢复。

● 改善体质

个人体质与后天调养有着极为密切的关系。对女性来说，一生中有3个改善体质的黄金期：青春期、月子期、更年期。月子期能够改善体质的原因有3点：

首先，新妈妈在孕期身体的各系统、各器官都发生了一些变化，而且正在从"非常状况"准备回归"常态"，月子期的调养可以让各个系统及器官的功能更加强大。

其次，新妈妈在怀孕和分娩的过程中乳房、子宫会再次发育，此时细心呵护、调理，不仅可以重塑身形，还可改善月经不调、痛经等症。

最后，产后新妈妈体内气血亏虚，更易于接受调养。

● 防治产后疾病

产后新妈妈身体虚弱，抵抗力下降，月子期间如果不注意一些规矩和禁忌，就有可能导致腰酸背痛、手脚冰凉、头痛、体虚乏力等月子病。所以要坐好月子，为新妈妈补充所需的各种营养，提高免疫力，有效预防月子病的发生。

坐月子要多久

古时候的女性坐月子的时间很长，她们在分娩后往往会卧床休息1~3个月，所以古人有"弥月为期，百日为度"一说，其中的"弥月"就是指产后第1个月，也就是俗称的"小月子"，而"百日"就是产后大约3个月的时间，也称"大月子"。

古时候女性之所以需要如此长时间的调养，主要是因为当时女性分娩时多在家中由接生婆助产，会阴部撕裂的伤口往往没有缝合，而且子宫也没有药物协助进行收缩，所以身体往往需要很长的一段时间来进行自我恢复。

现代女性较之古代女性，平日所摄取的营养更为丰富，体质更为强健，

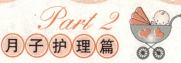

接生条件也有了很大的改善,所以坐月子的时间也相应地短了很多,一般为4~6周,在这1个多月的时间里,新妈妈一般都可完成身体及生殖器官的复原,补足气血,产假的规定也由此而来。

根据产科医师的建议,女性坐月子最少要坐满4周,但如果4周后身体仍有一些不适症状,最好延长坐月子时间,直至身体完全恢复。

春季坐月子要注意什么

春季,万物复苏,气候逐渐变得温暖起来,可春季的风还比较寒冷,气候也比较干燥,新妈妈在春季坐月子,要注意以下事项:

● 注意保暖

春寒料峭,春风有时也刺骨,尤其是天气还没有转暖,却停止了供暖,让人觉得室内比冬季还冷。对于体质虚寒的新妈妈来说,在这个季节坐月子,保暖很重要,千万不能着凉。

● 不吃燥热、辛辣、油腻食品

春季许多蔬菜都陆续下来了,新妈妈可以适当吃些新鲜的蔬菜。尽管补养很重要,分娩后最初几天还是吃些清淡、易消化、营养丰富的食物为好,不要吃燥热、辛辣、油腻等会加重内热、增加肠胃负担的食品,特别是在比较干燥的春季坐月子的新妈妈,更应该避开这些食物。

● 适温洗澡

春季坐月子的新妈妈可以在产后3天洗浴,室温在20~22℃,浴水温度在37℃左右。浴室不要太封闭,不能让新妈妈大汗淋漓,以免头晕、恶心。但春季风沙较大,尤其在北方春季的风很大,新妈妈洗浴时一定不要开窗户,以免受风。

● 预防传染病

春季是传染病的好发季节,新妈妈要注意休息,避免过多接触外来人员;

也要注意餐具、衣着等的清洁卫生，避免细菌传播。

●多饮水、多喝汤

春季空气比较干燥，尤其是北方，室内外湿度比较小，新妈妈要注意多饮水，母乳喂养的新妈妈更应保证充足的水分，这样不仅可以补充由于空气干燥过多丢失的水分，还可以增加乳汁的分泌。

●衣着要适宜

春季新妈妈穿衣也要注意，虽然气温回升了，但还是不稳定，忽冷忽热，早晚比较冷，新妈妈要注意适宜穿衣，早晚注意增减衣服。

●保持空气流通

居室应该定时开门窗，让春天的新鲜空气进入房间，让新妈妈和宝宝呼吸到新鲜的空气。室内湿度在60%左右、温度在20℃左右比较合适。

夏季坐月子要注意什么

产后新妈妈的身体比较虚弱，免疫力降低，与正常人相比更容易生病，因此要多加小心。春夏养阳，但如果天气炎热的话，也要根据自身情况适当减少衣物，千万不要受传统思想的影响，一味地多穿、多盖，从而导致中暑。

●月子里如何穿衣

（1）材质应该选择棉制的，既保暖又吸汗。产后，最常见的身体现象就是出汗多，俗称"褥汗"，尤其是以夜间睡眠和初醒时最为明显。因此，新妈妈的衣物一定要选择纯棉的、透气性好的，袜子也是一样。

（2）应该穿长衣长裤，穿薄袜子。平时穿长衣长裤和袜子，尤其是淋浴后。如果天气好，可以到户外晒太阳，为了能更好地接受阳光照射，上衣可以选择半袖衫，不过一定要做好防晒。

（3）睡衣要宽松，必要时可以穿着袜子睡觉。有些新妈妈在清醒的时候

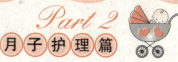

会十分小心，可是一旦睡着了就会蹬被子，很容易着凉，最好的办法就是穿着睡衣和袜子入睡。

（4）衣物一定要勤洗勤换。产后多汗，有时不到半天衣服裤子已经湿透了，千万不要怕麻烦，要多准备一些内衣、内裤和贴身的衣物，一旦感觉不舒服马上换下来，避免着凉。

● 夏天坐月子的妈妈注意养护脾胃，勿伤脾胃阳气

（1）从流食慢慢过渡到正常的饮食。产后，新妈妈的消化系统功能需要一段时间才能恢复。因此，产后几天可以选择一些比较容易消化的食物。可以从粥、面条过渡到稀饭，然后再吃米饭和面食。

（2）适当饮用红糖水，补铁、利尿。红糖的铁含量很高，还含有多种微量元素和矿物质，能够促进恶露排出，防治尿失禁。不过，饮用过多会导致新妈妈出汗更多，体内盐分流失。因此不宜饮用时间过长，最多不要超过 10 天。

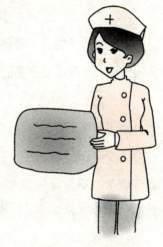

（3）多吃清热利湿食物。中医认为，长夏多湿，清热的食物在盛夏时吃，而利湿的食物整个夏天都要吃。绿豆清热解暑，止渴利尿，热天喝一碗温热的绿豆汤，神清气爽。黄瓜"气味甘寒，服之能清热利水"，可以适量食用。

（4）多吃点温热食物。夏季饮食一般以温为宜，新妈妈要注意，千万别贪凉而使脾胃受寒邪。夏季"是人脱精神之时，此时心旺肾衰，液化为水，不问老少，皆宜食暖物，独宿调养"。在早晚餐喝粥大有好处，如绿豆粥、赤豆粥、荷叶粥、莲子粥、百合粥、银耳粥和冬瓜粥都可生津止渴，清凉解暑，又能补养身体。但粥不同于稀饭，熬粥一定要先用旺火让粥迅速沸腾，再用文火慢慢熬煮，使其质地糜烂稀软，口味甘淡适口。喝粥宜温热食用，不要喝凉粥。

(5) 产后2个星期内避免大鱼大肉。在肠胃功能恢复之前，可以将鱼、肉熬成汤食用，2周之后再食用肉类。不过比较油腻的汤也要谨慎食用。

秋季坐月子要注意什么

新妈妈在秋季坐月子的第一大好处就是气候适宜，秋天不冷不热，非常适合新妈妈在家休养。可秋季有时非常炎热，有"秋老虎"之说，有时又不仅燥而且凉，在这样的季节里坐月子，除了和春、夏季一样应该吃好、睡好外，新妈妈还需要注意以下事项：

●洗头洗澡照常

秋季坐月子切忌又捂着又不洗澡，这一方面不利于个人卫生和伤口的恢复，另一方面，在气温还很高的时候，新妈妈不洗澡不洗头很容易发生产后中暑。

●及时更换衣服

由于秋天温差较大，新妈妈应该注意及时更换衣服，中午较热的时候可以适当少穿，但仍应穿长裤和较薄的衣衫，穿布袜和平底布鞋。产褥期本来褥汗就多，不要再特意加衣服，以免大量出汗，反而容易感冒。秋天风多，新妈妈一旦要到室外去，一定要戴顶薄帽，以免受风感冒。

●滋补要适宜

秋天不像夏天那么炎热，正是滋补的季节，但也并非补得越多越好，而是应该按照"需啥补啥"的原则，针对自己身体的薄弱处进补，不要盲目进补大量营养补品。这不仅对新妈妈的体质恢复无益，甚至还会给肠胃带来极大的负担，影响新妈妈的消化功能和体内平衡，得不偿失。

●注意室内温度和湿度

秋天白天气温较高，室内的温度也会上升，如果温度在25～26℃，可不必开空调，注意保持室内空气清新；如果气温高于28℃，就应当轻微开窗通风或短时开空调以便使室温合适。另外，室内的湿度也要适合秋季的气候特

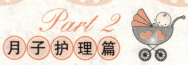

点，室内适宜的湿度不仅可以使新妈妈舒适，对于宝宝更是重要，宝宝皮肤娇嫩，干燥的空气会对他造成伤害。

冬季坐月子要注意什么

冬季气候寒冷，万物收藏。中医认为，这时人体的活动应该有所收敛，将一定的能量储存于体内，为来年"春生夏长"做准备。因此，在寒冷的冬季，新妈妈不宜外出活动，可以在温暖阳光好的中午出去散步。家里的暖气不要过热，太热会影响阳气的收藏，加重褥汗。

● 注意室内空气新鲜

冬季要注意通风，即使天气寒冷也应每天开窗换气至少20分钟，尤其在房间里使用电或煤等取暖用品时，更需要经常开窗换气。对室内进行通风时要将妈妈和宝宝换到另一间房间或盖好被子，不要让风直吹妈妈和宝宝，通风一般20~30分钟，每天1~2次。

● 注意劳逸结合

刚分娩的新妈妈在产后需要进行适当的运动，保证气血流通。要注意卧床休养与适宜的活动相结合，在冬天不宜出门的话，可以选择在床边和房间内慢慢走动，并练习一些产后体操，这样既可以尽早恢复体形，也可减少便秘的发生。

● 保持适宜的温湿度

室内的相对湿度要控制在55%~65%，坐月子的屋子一般来说温度要保持在22~24℃为好，因为太冷容易让妈妈和宝宝着凉，患上感冒甚至肺炎，太热也不利于妈妈身体恢复。在冬天坐月子时需要对妈妈和宝宝进行全方面的照料。

● 冬季宜多吃的食物

羊肉适合冬季的新妈妈滋补。羊肉性温，同时有助元阳、补精血、疗肺虚、益劳损的功效，是良好的滋补强壮食物。民间有"冬吃萝卜夏吃姜"的说法，萝卜有顺气消食、止咳化痰、除燥生津、散瘀解毒、清凉解渴、利大便等功效。冬天除了吃一些补阳的食物，还要注意养阴，鸭肉能滋五脏之阴，尤其适用于体内有热，爱上火的人食用。核桃强肾补脑，栗子养胃健脾，也可适当食用。

中医是如何看待月子的

从中医的角度来看，女性从十月怀胎到生产，身体经历了重大的变化。妊娠期间因新陈代谢旺盛，孕妇多呈现燥热体质。分娩时，产妇大量出血、出汗，再加上分娩过程中的剧痛与体力的消耗，产后女性往往会出现阴血亏虚、元气耗损、百脉虚空等现象，呈现"多虚多瘀"型体质。因此，中医认为产后是调养产妇筋脉气血的最佳时机，必须利用产后的1个月时间好好调理，摄取充足的营养，恢复气血与体力，使因经历生产而耗损的体内器官得以康复。下面介绍中医调理的方法。

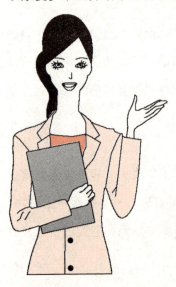

● 第一步：生新血，化瘀血

服用生化汤（方中各药物主调配应因人而异），促进子宫收缩，使恶露排出，避免血栓形成，帮助子宫功能恢复。

使用方法：避免与西医的子宫收缩剂重复用药，故不建议产后马上服用，且最好由医生评估过后再服用。一般建议自然产后3天开始服用，剖宫产1周后开始服用。

● 第二步：益脾健胃

使用如党参、怀山、茯苓、扁豆、莲子、芡实等药材，将任一种同猪肚、猪排骨、猪粉肠（任选一种）煮成清汤后服

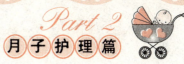

用。常服可调整肠胃的功能，帮助日后对其他补品的吸收。

使用方法：产后即可服用。

● 第三步：益气补血发奶

用当归、川芎、黄芪、党参、杜仲、枸杞子等药材，连同乌骨鸡、鲈鱼、猪小排煮成清汤后服用，可益气补血并增加乳汁分泌。

使用方法：产后1周半后，停服生化汤之后，方可服用。

● 第四步：壮骨健腰调经

利用产后十全大补汤（可因个人体质加减方），或将药材连同乌骨鸡或土鸡、鲈鱼、猪排骨煮成清汤后服用。可补腰肾、壮筋骨、防掉发，并使新妈妈恢复至未怀孕前的体能状态。

使用方法：产后满3周开始服用，或月子结束后作为满月调理用。

传统中医认为，女性十月怀胎，宝宝所需的营养都靠母体供给，一朝分娩之时，也是母体大量耗血伤身的时刻。因此，新妈妈要多卧床休息，期间不能外出，不能吹风，不能洗澡洗头，不能碰冷水，同时还要多喝鸡汤，多喝红糖水，以补益气血，调理虚损。

传统中医关于坐月子的这些相当麻烦的禁忌，看似不大科学，但是如果冷静分析，我们也不难发现，顺利分娩后的女性和宝宝在免疫力和体力各方面都有待重新强化确立，非常有必要以坐月子的方式进行防护。

此外，有些禁忌是在传统农村和公共卫生、医疗条件不发达的环境下，为了降低新妈妈和新生宝宝的感染乃至患病的概率才提出的。而这些禁忌即使现在看来，也并不能认为是无稽之谈，只是以现代医学和生活环境而言，是可以通过科技手段获得完全不同的照顾和改善的。随着科学的进步，现代中医的理论也在不断更新，对于坐月子的注意事项也制订得更加科学了。诸如不能刷牙、不能吃盐、不能下床等不科学的禁忌，目前已经不合时宜了。

西医是如何看待月子的

西医虽然没有坐月子的说法，但是对产后护理也十分重视。世界卫生组织（WHO）对产后护理的建议，主要是要注意是否有产后并发症，如产后大出血、感染等。另外，还要指导哺喂母乳、建立亲子关系、心理调适、避孕等。

现代的新妈妈坐月子时，已将中西医的观点融合起来，形成了一种特殊的文化。在身体方面，母体可以利用坐月子这一阶段调养身体，增进身体健康；就心理层面而言，此时期也是新生宝宝与母亲建立亲密关系的开始，如果新妈妈能有平静和愉快的心情，对建立与新生宝宝之间的亲密关系会有关键性的帮助和深远的影响。

西方是怎样坐月子的

西方国家没有什么坐月子的禁忌，对新妈妈的行为几乎没有什么特别约束。这也成了很多中国现代女性挑战传统月子一个最锐利的武器。

● **月子无人伺候**

西方国家大多认为生孩子是夫妇二人的选择，与上一代没关系，因此通常没有亲戚长辈来帮忙。倒是邻居朋友会给新妈妈和小宝宝送些食品，充满温情。

● **外出无限制**

妈妈通常在产后一两天就外出散步、晒太阳。为了减轻独自带孩子的心理压力，社区设有母亲儿童娱乐中心，年轻妈妈也会相互交流她们的育儿经验。

● **饮食无禁忌**

欧美地区的人认为温水不可口，所以哪怕产妇也热衷于喝冰水、吃冰激凌。水果更受青睐，因为它清淡而富于营养；大鱼大肉被认为太油腻，吃太多会破坏体形。

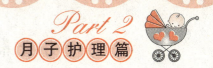

● 没有不沾冷水一说

月子期间，女性不但可以沾冷水、吹冷风，甚至有产科大夫让产妇坐在冰袋上，以帮助因生产而撕裂的阴道口尽快消肿。

● 通过运动助恢复

一般在婴儿出生6小时后，新妈妈就被要求下床活动，以利于产妇的身体复原及伤口愈合。新妈妈还需要每天做康复体操，每周都去社区的健身俱乐部。

● 催奶基本不靠食补

国外女性注重月子期间的营养，通常吃得好一些，尤其会注意补充钙质和维生素。无奶或奶少的产妇，常被认为是体内激素失调，而被进行药物治疗。小宝宝也百无禁忌。对于宝宝，国外也没有什么暗房、百天的要求。新妈妈产后几天外出购物、运动、交际，小宝宝就随身带着。国外用来携带婴儿的用具种类非常全，许多公共场所有婴儿寄存处，都是方便妈妈带幼婴出行准备的。

传统坐月子与现代坐月子有哪些区别

传统坐月子中，有"坐月子不洗头""坐月子天天吃大补"……坐月子似乎是人生的一个难关，让许多正在怀孕或是刚生产的妈妈神经紧张。到底是不是中国产妇太把自己当回事儿了呢？让我们一起来看看如何才能零束缚坐月子。

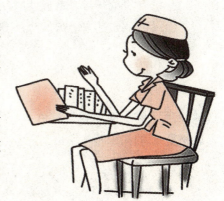

既然中医和现代医学都认为坐月子是有其必要性的，那么，我们具体应该怎么做呢？传统坐月子的一些观念，如"坐月子不能受风""月子期不能刷牙"

"月子里不能洗澡""月子里的菜越淡越好"等,有道理吗?要回答这个问题,须考虑这些观念产生的时间和空间等背景因素。从前人们生活的环境、气候、卫生条件等情况和现在大不相同,随着人们生活水平的提高,再加上现代生活节奏的加快,传统的坐月子习俗就暴露出许多不科学之处。也就是说,我们没必要全盘接受老观念。月子要坐得既科学、卫生,又舒服,这才是适合现代都市新妈妈的零束缚月子。

下面我们将传统月子习俗与现代坐月子方法进行对比。

对比项目	传统坐月子	现代坐月子
饮食	千年的传统传承必定有其道理,但代代相传,难免有误,或者跟不上科学的发展。传统的月子饮食主要以填鸭式的猛吃猛补为主,普遍没有营养意识或者没有营养条件。一个月子坐下来,产妇往往吃成了大胖子	秉承传统坐月子的饮食精华,以现代营养学理念为基础,根据产妇和宝宝的营养需要,量身定制科学专业的月子营养餐和系统饮食,不增加产妇的身体负担,帮助产妇健康地恢复
妈妈的护理	传统坐月子的规矩禁忌众多:卧床、怕风、怕水又怕光、忌生冷等;万般小心,却不讲究现代医学专业护理,造成产妇万般难受,说不定还是会落下"月子病"	学习权威的母婴健康指导,根据产妇具体情况,适当运动,适当洗浴,适当沐浴和煦的阳光,让月子变得舒适,让产妇享受坐月子
妈妈的产后修复	除了食疗和少量运动,产后康复的知识基本空白	通过母婴权威专家指导、先进科学仪器或手法,有针对性地进行产后盆底肌肉功能恢复、阴道紧缩、乳房形状保护、淡化妊娠纹、产褥期保健操等产后恢复

续表

对比项目	传统坐月子	现代坐月子
宝宝的护理	好吃好睡小胖子，吃多怕撑着，吃少怕饿着。宝宝啼哭忙，不知是何因，你怨我来我怨你，全家上下闹得欢	专家指点迷津，每日用心护理，科学补钙补铁，解决小儿健康问题。安全游泳长智力，每日给予爱抚触摸，舒畅小儿神经元，宝宝健康又可爱
宝宝的喂养	只知道让宝宝吃饱，不知道喂养有科学，营养成分不讲究，进食无规律	坚持母乳喂养，缺啥补啥要做到，养成按时进食好习惯，打好宝宝的成长基础
宝宝的早期刺激	普遍缺乏早教意识	宝宝每日早早教，专业人士指导育英才，听力训练乐陶陶，感知训练启智力，您的宝宝变聪明
居住环境	家居环境较熟悉舒适，但人文沟通交流空间受限制，易多思和抑郁	选择专业月子机构，享受休闲度假村的舒适设施；多参加专家学者的母婴健康知识启蒙与讲座；与其他妈妈相互交流做母亲的心得和育儿经验，远离抑郁与压力
家庭关系	由于缺乏产前、产后的科学知识学习，未能形成坐月子的共识。极容易出现传统观念与现代意识碰撞、上代人与现代人观念产生差异、夫妻间意见不统一等情况，造成家庭矛盾及不和谐	全家一同学习专业月子护理知识，了解先进的医学科学，结合传统的精华理念，让新老两代人的观念达成共识，化解夫妻意见，营造和谐幸福的家庭。

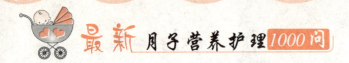

第2节

盘点坐月子的方式

家人照顾坐月子有哪些利弊

优劣分析：面对刚出世的孩子，初为父母的夫妻俩难免会手足无措，不知道该如何照顾好婴儿，以及如何恢复产后的身体，这时家里有位有经验的老人非常有帮助。由妈妈或婆婆照顾月子，是大部分产妇的选择。而且一般来说，由家人照顾坐月子是最好的方式。产妇在经历分娩后整个内分泌处于一个大调整的阶段，这时保持心情愉快对于产妇身体恢复和婴儿健康成长都非常重要。一家三代共享天伦之乐的局面最易使新妈妈放松。

应对准备：有些老人的思想非常传统，总认为坐月子有很多禁忌，因此伺候月子的方法不太科学。而长辈对禁忌的坚持，加上对于带孩子的观念不同，往往会在两代人之间产生矛盾摩擦，一个月下来，婆媳关系会非常紧张。另外，如果老人的身体不太好，也不适合做照顾月子这种劳动强度较大的工作。所以，新爸爸新妈妈都要提前考虑到这些情况，既要理解长辈想要好好照顾你的心情，又要多多注意和长辈的沟通。在家人照顾这方面，由于产妇在经历怀孕、分娩、产后恢复过程中，不仅生理发生变化，心理上变化也很大，因此照看月子的家人最好能接受有关产妇产后情绪不良和精神疾病防治知识的健康教育，并应随时关注产妇出院后的情绪变化。

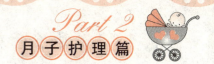
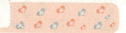

在婆家或娘家坐月子有哪些优劣之处

● 优势

新妈妈在婆家或娘家坐月子，能够切实得到老人的帮助，饮食能够有保证，生活起居也会得到很好的照顾。老人们照顾孩子有丰富的经验，能够给新妈妈以实际的指导。而且请双方父母来照顾新出生的宝宝，除了增加一些日常生活开支外，基本上不需要增加什么费用。大多数的爷爷、奶奶、外公、外婆喜获孙子（女）或外孙（女），也都会喜不自胜，更会毫不犹豫地放下手边的事情来帮忙。

● 劣势

传统的坐月子方法可能有些错误的地方，新妈妈与老人的观念有可能会产生冲突。另外，如果有婆婆或自己的母亲在，可能会减少丈夫与母子（女）俩接触的机会，有的新妈妈会与丈夫产生疏远的感觉。

坐月子回娘家还是在婆家恐怕是很多新妈妈都会面临的问题。在新妈妈生下宝宝之后，双方老人都会争先恐后地帮忙伺候月子。新妈妈能够在坐月子期间得到母亲或婆婆的共同关怀和帮助，是难得的好事。但有的家庭却会因此产生矛盾，这就需要新妈妈考虑周详，慎重做出决定，既不要拒绝了好意，又能遂了自己的心愿，这才是最好的结果。

一般来讲，月子期间最佳搭档是夫妻俩加上女方母亲。新妈妈在经历分娩后，身心都处在一个大调整的阶段，由自己的母亲来照顾，母女贴心，能保持心情放松，对身体恢复和宝宝健康成长都非常重要。当然，请婆婆来照顾也未尝不可。现代的婆婆大都思想开明，观念更新快，并非封建社会那种"家长式"旧脑筋，为了第三代人，一般都能与坐月子的儿媳较好地沟通，享受含饴弄孙的天伦之乐。虽说辛苦一些，但一个多月下来，会使两代人相处得更为融洽，家庭关系更加和谐。

作为老人，应该少一些挑剔的目光，多站在对方的角度考虑问题，不要将矛盾扩大，而新妈妈则要体谅双方老人，遇到问题要多沟通解决，不要在这期间伤了双方老人的感情。

怎样请个合格的月嫂

请个合格的月嫂可以帮助新妈妈省却许多盲目的劳作。新妈妈生产完后自己本身体虚孱弱，需要尽快恢复，同时由于没有育儿经验，照顾宝宝难免会有所纰漏。如果有一个经验丰富又善解人意的月嫂陪着，就可以很大程度上避免这些烦恼。

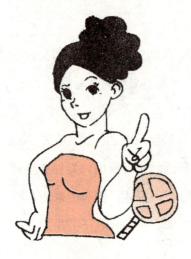

● 育子经验丰富

优秀的月嫂首先要求具有丰富的育儿经验，并在正规的劳务人才市场培训和注册。月嫂通常年龄在 30~50 岁。优秀的月嫂需要必备的知识有：会观察黄疸情况、脐带情况、臀部护理；观察其有无湿疹、痱子、脓疱疮、鹅口疮；为婴儿洗澡、抚触、换尿布等。总之，对在 40 天内的婴儿的一般护理及特殊现象识别，月嫂都要能够胜任。

● 证件齐全

优秀的月嫂要求具有经专业机构考核合格后颁发的月嫂证、健康证等必备证件，这不仅是职业身份的象征，更是月嫂专业护理水平的体现。

● 会合理照顾产妇

专业月嫂的产后护理知识丰富，可以帮助、指导新妈妈做产后保健操；帮助新妈妈洗澡清洁身体、消毒内衣；并且新妈妈的许多敏感事宜，如哺乳、乳房护理、会阴护理等，月嫂都可以给予合理的建议、提醒和帮助，能够大大减少新妈妈面临的各种麻烦。

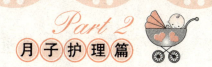

坐月子中心的服务项目有哪些

目前城市建立的坐月子中心,服务项目大体上有以下几项内容:

由营养师所调配设计的三餐正餐及两餐点心。此外,还能依新妈妈的身体恢复状况不定时给予药膳补品,为新妈妈调理产后的生理状况。房间为一人或两人共住,可自由选择,设备大致有冷暖气设备、电视、冰箱、电热水瓶等。为宝宝及新妈妈清洗衣服。托婴服务,由专业护理人员全天候地轮流看护宝宝,并定时喂奶、洗澡、量体温。一旦发现宝宝有情况,会及时送医院治疗(医药费用由父母支付)。随时提供医疗咨询服务,并可特约医生定期为宝宝做健康检查。开办育婴课程,教导新妈妈如何喂母乳,帮宝宝护理洗澡及产后护理等。每周请特约美发师为新妈妈洗发、美发(费用另计)。为宝宝进行预防注射。

月子护士的服务内容包括哪些

月子护士又名母婴护理员。除了能为新妈妈提供生活护理外,还能为婴儿建立成长档案、测量体温,帮助婴儿做保健操,同时对新妈妈进行哺乳指导等服务。为了保证服务质量,在每一个护理员入户后,护理中心的督导员还要入户进行检查。"月子护士"服务内容一般包括两部分:

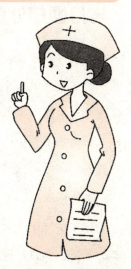

● 对新妈妈的服务

乳房护理、乳房按摩、喂乳指导、新妈妈护理(分娩伤口、子宫复旧、恶露等)、指导及协助新妈妈做产褥体操、协助不能沐浴的新妈妈擦浴、产褥期健康指导。

● 对宝宝的服务

洗澡、换尿布等生活护理。做婴儿抚触、保健操,进行口腔、脐部及臀部、大小便观察、臀红处理、脐部处理等专业护理。提供健康指导，如宝宝保健、哺乳知识等。

保姆照顾坐月子有哪些优劣之处

年轻父母因为家里人手不够，可能会请个保姆，主要负责照顾婴儿，包括辅助妈妈喂养婴儿、给婴儿洗澡、清洁婴儿衣物、给产妇做饭。这样，一则照顾了新妈妈坐月子，再则也能分担大多数的家务，缓解新妈妈的负担。不过，保姆在照顾月子方面多少会有些难以做到位。由于保姆通常会包揽很多的家务事，而且很容易与新父母缺乏情感交流。不论对产妇还是婴儿，感情交流对于月子里的母子可是非常重要的。另外，多数保姆没有护理新妈妈和婴儿的专业知识，在很多方面可能会对母婴疏于照顾。

与月嫂相处的原则有哪些

好的月嫂是新妈妈坐月子期间的好帮手，但是原本陌生的两个人，要在同一个屋檐下低头不见抬头见，是需要经过一段时间的适应和磨合的。如何处理好与月嫂的关系，对于新妈妈来说，是一个小小的考验。

新妈妈不要担心，建议在与月嫂相处的过程中参考以下几个原则，相信只要新妈妈做到以诚相待，那么与月嫂和平相处就不是一件难事。

●**信任原则**

相信新妈妈在选定月嫂的时候已经对其专业素质、人品、性格等有了基本的了解，而且月嫂一旦上门，就要开始照顾新妈妈和宝宝，那么就应当给予她充分的信任。月嫂一般都经过专业的育儿和月子看护训练，并且积累了较为丰富的经验，所以尽量不要对其工作指手画脚，要善于听取月嫂的意见和建议。

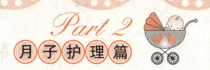

● 尊重原则

月嫂不同于保姆和勤杂工,她的职责范围主要是照顾新妈妈和宝宝,对于家庭中的其他杂务,月嫂并没有义务去做。有的雇主认为,反正要做月子餐,不如把全家的饭菜一并做了,反正要洗宝宝的衣服,不如把全家的衣服一并洗了,只要月嫂一闲下来,就想方设法找一些活给她干,生怕自己的钱花亏了……这些要求其实并不一定符合雇主的利益,因为如果月嫂白天过度劳累,晚上就不能有很好的精力来照顾宝宝。月嫂的心里也有一杆秤,她对于自己的付出和收获是会有所衡量的。所以,把家中的一切杂务都交给月嫂干,甚至要求其加班加点,都是不尊重月嫂的表现。如有时的确需要月嫂超时工作的,需要提前和月嫂商量,征得同意后再让其干活,并且应该真诚地表达歉意和谢意,超时的工作也需要提供额外的加班费用。

另外,新妈妈不要拿月嫂当出气筒,月嫂与雇主之间虽然存在雇佣的关系,但是二者在人格上是平等的,如果让月嫂带着怨气和怒气工作,对新妈妈和宝宝的健康也会非常不利。

● 沟通原则

对于月嫂做得不好的地方新妈妈应该及时指出,直接告诉月嫂自己的喜好或提出建议,不要碍于面子不好意思说,埋在心里,越积越深,对月嫂的工作会越来越不满意,这对双方都不好。只是在表达上要注意方法,要出于对对方的尊重,耐心、和蔼地表明自己的意思。

在照顾宝宝的过程中,新妈妈要平衡好自己和月嫂之间的角色,既要尊重月嫂的工作,又要给足自己和宝宝接触的机会。有些新妈妈喜欢把所有照顾宝宝的工作交给月嫂,这不仅会加重月嫂的负担,还会错失自己锻炼的机会,甚至疏远自己与宝宝的感情。所以,新妈妈要与月嫂保持良好沟通,平衡好自己与月嫂的养育角色,不但能够让自己变得轻松,也能享受到难得的养育宝宝的快乐。

●关怀原则

在日常生活中,需要注意双方的感情互动。作为新妈妈或家人,首先应对月嫂多一些人性的关怀,为其提供良好的居住环境和饮食,或者满足月嫂的某些小愿望,让她感觉自己被重视,被接纳,这些小细节都会拉近双方心灵的距离。哪怕是一句表示友好和关心的话也是一份温暖。

哪些机构提供月嫂服务

●医疗保健机构

一般由护士或护理员上门为新妈妈和新生宝宝进行专业护理。按小时收费,一般需要预约。

●家政服务公司或母婴护理机构

这类机构中通常有两类月嫂。一类是专业的护理人员,毕业于卫生学校,是从事过医务工作的助产士、护士甚至医生。他们一般要经过专业培训,有劳动局颁发的母婴护理或护工证书,并在公司实习后才有资格提供服务。另一类月嫂没有卫生系统的从业经历,是经过短期"产期保健""宝宝期保健"等业务培训后上岗的。

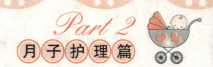

第二章
月子里的日常生活护理

第1节 产后母体的变化与恢复

产后腹部为什么有些松弛

产妇一定要明白,产后的这种变化是正常的,在怀孕期间,孕妇腰围大约增加50厘米,知道了这些,就不会对产后的变化感到那么惊讶了。当然要使腹部肌肉恢复原先的状态与力量,是需要花一些时间和精力的。

在怀孕期间,子宫会开始变软,并开始扩张,使腹直肌的两层肌肉分开,以调适配合逐渐长大的胎儿。这种肌肉的分开,被称为腹直肌的分离。

分娩后3~4天,发现其间约有2~4指宽的空间。当肌肉的力量开始增强时,这空间会缩减成只剩下1指的宽度。

要想使腹部肌肉恢复原来的形状与力量,应该先做一次正确的检查,看肌肉是否已恢复至正常状态。具体方法如下:

（1）仰躺，屈膝，脚底贴于地面或床上。

（2）用力拉你的腹部肌肉，并将头与臂膀抬离地面。同时，伸出一只手，朝脚掌方向平伸。

（3）另一只手的手指置于肚脐下方，如果感觉到2条有力的腹直肌正在用力。说明可以采取措施进行腹部肌肉的恢复了。

要想很快恢复腹部肌肉的弹性，可以通过一些简单的运动，尽早度过这个阶段，同时，也要开始进行一些较为有效的运动，让肌肉恢复原来的形状与力量。

产后乳房有哪些变化

分娩后2～3天乳房增大，变坚实，局部温度增高，开始分泌乳汁。有的人腋下淋巴结也会肿大、疼痛。

分娩后雌激素和孕激素水平骤降，催乳素增加，会使乳腺开始分泌乳汁。触动乳头、听到婴儿啼哭声、间隔一定的时间，及其他与哺乳相联系的外部因素刺激，都能成为泌乳的条件刺激因素。新妈妈的乳汁分泌量与乳腺发育成正比，也与产后营养、健康和精神状况有关。

产后如何护理好乳房

在温暖的室内，坐好，脱去上衣，在胸部盖上大毛巾。

清洁乳房。露出右侧胸部，将小毛巾浸水，并抹上香皂，以顺时针方向擦洗乳部，并由乳头逐渐向根部擦洗整个乳房，动作要轻柔。然后再用清洁的湿毛巾将皂液擦洗干净，并用大毛巾拭干乳房。以同样方法擦洗左侧乳房。

热敷乳房。更换1盆干净热水，水温在50～60℃，可依气温酌情增减。露出胸部，大毛巾从乳下2～3寸盖好。将温热小毛巾覆盖两乳房，保持水温。最好两条毛巾交替使用,每1～2分钟更换1次热毛巾,如此敷8～10分钟即可。注意皮肤的反应,水不要太烫。热敷完以后,用毛巾擦干并盖上大毛巾。

按摩乳房。露出右侧胸部,将清洁纱布置在乳头上,以吸收流出的乳汁。

将爽身粉倒在手上搓匀,双手分置乳房根部,一只手固定乳房,另一只手依据乳腺分布的位置,由根部向乳头以螺旋形按摩逐渐至全乳,按摩1～2分钟;一手按住乳房,另一手由乳房根部用手指的力量向乳头方向推行、按摩;以双手分别放在乳房两侧,由根部向乳头挤压按摩以同样方法按摩左侧胸部。

按摩完毕,将甘油少量倒在右手指尖处,左手拇指与四指分开固定乳晕周围,右手指将乳头往外牵引数次,然后用毛巾将爽身粉拭净。

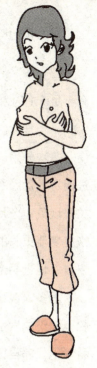

产后内分泌为何会发生变化

随着宝宝产出体外,新妈妈身体内分泌的雌激素和孕激素水平下降,阴道皱襞减少。同时,各种腺体的功能,比如外阴腺体的分泌功能和抵抗力也开始减弱。这时,需要调节内分泌,改善产道不适的感觉。内分泌疾病不仅会表现在女性面部长黄褐斑、乳房肿块和子宫肌瘤,还可能引起免疫系统疾病、骨质疏松症、高脂血症等病证。治疗时应着重从调理气血、化瘀散结等方面着手。另外,女性还应养成良好的饮食习惯,多吃新鲜蔬菜及高蛋白、低脂肪的食物;还应坚持每天都吃一定量的水果,以补充体内水分和营养的代谢。

产后阴道为何会松弛

曾有数字显示,约20%~50%的女性有阴道松弛方面的困扰,但实际只有不足5%的人到医院检查。一般人都会以为阴道松弛是一种自然变化的现象,不予理会。产后阴道松弛有很多原因,如分娩过程中引产造成的阴道损伤、多次分娩、产后缺乏运动、产褥期盲目减肥、不注意营养或者过于劳累,进而导致盆腔肌肉群恢复不良等。阴道本身有一定的修复功能,产后出现的扩张现象3个月后即可恢复。但经过挤压撕裂,阴道中的肌肉受到创伤,其恢复需要更长的时间。另外,产后需要及时通过一些锻炼来加强肌肉弹性的恢复,促进阴道紧实。

很多人误认为只有自然分娩才会导致阴道松弛,其实剖宫产也会有阴道松弛的现象发生。所以新妈妈应到医院妇科做定期的检查,听取医生的意见,科学地保养自己的身体。考虑采用阴道紧缩术者,应慎重选择。

产后为何会有子宫复旧不良

妊娠期间,胎儿的发育使子宫增大,同时新妈妈腹部也变大,重量增加,为适应这种生理改变,身体的重心就必然发生改变,腰背部的负重加大,所以新妈妈的腰背部和腿部常常感到酸痛。到了分娩的时候,新妈妈在产床上时间较长,且不能自由活动,分娩时要消耗掉许多的体力和热量,致使腰部和腿部酸痛加剧。新妈妈产后睡弹簧床也不利于腰腿部的恢复,这种情况会引起新妈妈产后腰腿部疼痛加重。新妈妈在产后感到腰腿痛一般是属于生理性的变化,是可以恢复的,如果属于怀孕和分娩引起的疼痛,一般在产后1周疼痛就会减轻。在坐月子期间注意劳逸结合,将会恢复得很好。

有部分新妈妈生完宝宝后,恶露经久不净,一直腹部隐疼,好像里面有

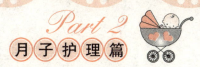

东西揪着痛,尤其哺乳时加剧。此时用热水袋局部热敷后,疼痛会得到缓解。这可能是患上了子宫复旧不良,新妈妈产后宫缩引起的疼痛。因宝宝在吸吮时刺激乳头,可反射性地引起子宫收缩,所以哺乳时腹部疼痛加剧。恶露经久不净要注意是否患子宫内膜炎症,必要时要做B超检查,看有没有胎盘残留。要注意防治感染。如果B超发现有胎盘残留,要做清宫,产后24小时内应经常注意宫缩及阴道流血情况。每日检查宫底高度,观察恶露性质。

子宫恢复的运动有哪些

运动一:坐直,双臂在胸前抱拢,吸气,骨盆向前抬起,再慢慢向后,直到腹部肌肉紧张起来,维持一段时间,此时尽量保持正常呼吸。然后坐下、放松。

运动二:平卧,一条腿弯曲,另一条腿伸直并屈曲足部,即足跟用力向前,使这条腿伸长,然后再向回缩,使腿缩短。注意膝盖不要弯曲,背部也不要弓起。

运动三:平躺在床上,双膝屈起,双手放在腹部,收缩臀部,将后背压向床面,然后放松。多次反复。

产后血液循环系统有哪些变化

分娩后,巨大的子宫施加给下腔静脉的压力消除,静脉血回流增加,以致产后第一天血容量即会有明显增加,血细胞比容相应下降。此后血容量会渐渐减少,血细胞比容基本保持稳定。在产褥第1周内中性白细胞数很快下降,妊娠末期下降的血小板数在产褥早期迅速上升,血浆球蛋白及纤维蛋白原量增加,促使红细胞有较大的凝集倾向。

产后腹壁、皮肤有哪些变化

长期受到妊娠期子宫膨胀的影响，会使肌纤维增生、弹性纤维断裂以致分娩后腹壁变得松弛，腹壁紧张度一般在产后6周左右恢复。分娩后，由于雌激素和黄体酮的下降，黑色素细胞激素也随之下降，怀孕期间所表现的色素沉着现象如乳晕、乳头、脸部的褐斑、腹部的黑中线等都会逐渐消失。皮肤除留下永久性白色旧妊娠纹外，外观逐渐恢复正常。

产后为何容易尿失禁

十月怀胎，好不容易才把宝宝生下来，新妈妈们如释重负，还没来得及想如何恢复身材，马上就可能面临一个难以开口的尴尬问题——尿失禁。每次开心地哈哈大笑、咳嗽时，尿就不能自控地排出来。

尿失禁是新妈妈产后的常见问题。导致尿失禁的内因是女性尿道相对比较短，外因是生产时胎儿通过产道，使得膀胱、子宫等组织的肌膜受伤，弹性受损，尿道松弛而失去应有的功能。当新妈妈腹部用力、腹压增加的时候，尿液就会不自主流出，尤其当咳嗽、打喷嚏时最容易发生。

产后子宫有哪些变化

从孕育了10个月的胎儿从母体娩出的那一刻起，小宝宝就开始了自己的生活，可是妈妈体内的那个小房子——子宫，可不会一下子就恢复到原来的状态。如今，它神圣的使命已经完成，此时它更需要关心和照顾，这样才能早日恢复健康。

分娩以后，随着胎盘的排出，子宫的大小与重量也会逐渐变回到原来的状态。但是，这个过程大约需要6周的时间。

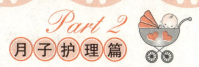

当子宫恢复的时候，子宫内部不需要的东西会排出。这些排泄物称为恶露，大约持续3~4周。最初，是由胎盘处排出红色的血来，过了几天便呈褐色，过了数周以后，则呈黄色。颜色的转变是不可预期的，因为在这期间，血的流失会有所变化。最常见的是小小的血凝块。一般的恶露不会有恶臭。如果发现凝块很大，持续性的流失或极端的流失，或产生恶臭，必须把这种情况告诉助产师或医生。这意味着子宫内部受到了感染，应该接受治疗。

产后骨盆肌肉有哪些变化

骨盆是由骨骼构成的盆状物，包括两个大的骨盆骨。在脊椎骶骨的下方，有4块小的骨骼，构成了尾骨。

骨盆主要的功能是支撑身体的结构，同时保护子宫和膀胱。构成盆状底部的呈一层肌肉，称为骨盆肌肉。骨盆肌肉分为3层，即较内部的一层、中层与外表的一层，由耻骨连至尾骨，并穿过两边的髋骨。

骨盆肌肉中，共有3个出口。一个是由膀胱延伸出来的尿道出口，位于前方；另一个是由大肠延伸出来的肛门通口，位于后方；第三个则是子宫延伸出来的阴道口，位于中央。

在骨盆外层肌肉的出口处形成一个环，称为括约肌，括约肌能使这些出口紧密地接合，特别是在腹部用力的时候，当笑、咳嗽或打喷嚏的时候。

在怀孕期间，骨盆会支撑胎儿、胎盘以及扩大的子宫内一些额外液体的重量。分娩过后，这些肌肉会极度扩张而脆弱，因此，要使它们恢复强健的状态，就要尽可能运动这些肌肉。

有些女性在裂伤或会阴切开术后，会担心紧缩这些肌肉会导致疼痛的发生。其实这种担心完全是没有必要的，用力紧缩并放松这些肌肉，可增强此处的血液循环，并促进愈合过程。运动也不会对这些伤口造成任何伤害，因此最好尽快地展开运动。

新妈妈骨盆恢复有哪些方法

骨盆主要的功能是支撑身体的结构，同时保护子宫和膀胱。新妈妈怀孕期间，骨盆会支撑胎儿、胎盘以及扩大的子宫内一些额外液体的重量，分娩过后，它会因极度扩张而变脆弱，甚至变形。有些新妈妈在生产后，经常觉得腰酸背痛，这就有可能是由骨盆变形所引起的。

新妈妈可以采取一些有效的方法来使骨盆恢复，改善这一症状。

● 保持正确坐姿

新妈妈坐的时候不要跷二郎腿，一定要保持正确的姿势，使腰部挺直，向椅背靠拢，最好在椅背后放个腰垫，使腰部处于舒适放松状态。

● 选择软硬度适当的床垫

床垫太软，在睡觉时会使身体下坠，太硬则可能对骨盆造成压迫，使骨盆歪斜，因此，新妈妈应该选择一款软硬度适中的床垫。

● 变换睡姿

睡觉时，新妈妈不要一个晚上都保持一种姿势，而是应该侧卧和仰卧相互交替，以此来帮助骨盆的恢复。

● 做适当的骨盆运动

生产过后骨盆肌肉会因为过度扩张而变得薄弱，因此，产后新妈妈应该适当锻炼这些肌肉，但因为是刚刚分娩不久，强度不要太大。以下两项促进骨盆恢复的运动新妈妈可以参考：

运动一：提肛运动

姿势：取仰卧位，双脚伸直，脚尖并拢。

方法：先做屈伸足趾动作，然后以踝部为轴心，向内及向外活动两脚；然后可以做提肛运动，使肛门交替收紧、放松。

运动二：骨盆肌肉压缩运动

姿势：取坐或躺的姿势。

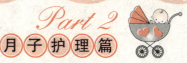

方法：背部往上推至前方，就像在做憋尿时的动作；保持这个动作数5下，以平躺的姿势呼吸，接着恢复原状。重复动作6次。

产后为何会腰腿痛

妊娠期间，胎儿的发育使子宫增大，同时新妈妈腹部也变大，重量增加，为适应这种生理改变，身体的重心就必然发生改变，腰背部的负重加大，所以新妈妈的腰背部和腿部常常感到酸痛。到了分娩的时候，新妈妈在产床上时间较长，且不能自由活动，分娩时要消耗掉许多的体力和热量，致使腰部和腿部酸痛加剧。新妈妈产后睡弹簧床也不利于腰腿部的恢复，这种情况会引起新妈妈产后腰腿部疼痛加重。

新妈妈在产后感到腰腿痛一般是属于生理性的变化，是可以恢复的，如果属于怀孕和分娩引起的疼痛，一般在产后1周疼痛就会减轻。在坐月子期间注意劳逸结合，将会恢复得很好。

会阴侧切后的伤口怎样护理

会阴侧切后新妈妈要注意卫生，避免感染，同时尽量避免伤口开裂。会阴侧切后，医生会对伤口进行缝合，一般情况下4天左右拆线，肠线需慢慢吸收，1个月左右恢复，产后需要注意对伤口进行护理。

（1）正确的卧姿能够避免伤口污染。如伤口为左侧切，应采取右侧卧位或仰卧位，可避免恶露污染伤口。

（2）保持外阴清洁干燥。及时更换卫生巾；24小时内配合护士做会阴冲洗2次；大小便后应使用流动水冲洗会阴；便后擦拭时应从前向后擦，以免污染伤口。

（3）适当做缩肛运动，促进盆底组织、会阴组织及产道恢复。

（4）保持大便通畅，以免伤口裂开。排便时，最好采用坐式。有的新妈妈不敢解大小便，怕会阴侧切的伤口裂开，正常情况下是不会发生这种问题的，不必因此而压制大小便。

（5）拆线后，如果恶露还没有干净，仍然应该坚持每天用温开水冲洗外阴2次；此外，拆线后伤口内部尚不牢固，最好不要过多地运动，也不宜做幅度较大的动作。

顺产后何时下床为好

一般情况下，新妈妈产后8小时左右即可下床，产后及早下床活动有助于身体恢复。

● 及早下床活动

产后没有异常的新妈妈，在产后8小时左右就可以下地行走，做过会阴切开术的新妈妈，在12小时后开始下地，24小时后，只要身体允许，基本上所有的新妈妈都可起床活动。产后尽早站立可减少膀胱和肠道疾病，加快体力恢复，也可减少住院时间。

● 下床活动时的注意事项

产后6周内，新妈妈应避免过度运动和重体力劳动，以防子宫脱垂。

新妈妈第一次下床，可能因姿势性低血压、贫血或空腹造成血糖下降而头晕，宜有家属或护理人员协助及陪伴。

下床动作要慢，先坐于床缘，无头晕再下床。

自然分娩后24小时怎样护理

在产后24小时，新妈妈一定要及时休息，趁着新生儿食量还不是很大，要多找机会睡觉，并密切关注自己身体的变化，避免异常现象。

● 体温状况

新妈妈体温多数在正常范围内，若产程延长致过度疲劳，在产后最初 24 小时内体温可能略升高，一般不超过 38℃，如果新妈妈不哺乳，产后 3～4 天因乳房血管、淋巴管极度充盈发热，体温可达 38.5～39.2℃，一般仅持续数小时，最多不超过 12 小时，这是正常现象。

● 血压状况

一般情况下，新妈妈的血压在产褥期平稳，变化不大，患妊娠高血压综合征的新妈妈，在产后血压多有较明显降低。由于子宫胎盘循环停止及卧床休息等因素，新妈妈产后脉搏略缓慢，每分钟为 60～70 次，1 周后基本可以恢复正常，不属病态。

● 宫缩疼痛状况

分娩第 1 天，子宫就开始下降，子宫大约在产后 10 天降入骨盆腔内。产后初期，新妈妈会因为持续的宫缩而引起下腹部阵发性疼痛，这叫做"产后宫缩痛"，一般在 2～3 天后会自然消失。

● 警惕产后出血

在产后第 1 天，新妈妈需要特别注意预防产后出血，若 24 小时内阴道出血量达到或超过 500 毫升，则称为产后出血，与子宫收缩乏力、胎盘滞留或残留、产道损伤等有关，可导致休克、弥漫性血管内凝血，甚至死亡。

一般来说，产后 1 小时左右，新妈妈会出很多血，这是子宫里未排净的余血、黏液和其他组织，此后，血量会逐渐减少，在分娩后 2 小时内，新妈妈最容易发生产后出血，所以分娩后仍需在产房内观察，以后自己也要继续观察，一旦阴道有较多出血，应通知医生，查明原因，及时处理。

● 好好休息

分娩过程耗尽了新妈妈的体力，因此产后最重要的是休息，以确保体力的恢复。刚出生的新生儿食量并不大，而且睡得多，新妈妈要争取时间多睡觉，此外，尽量回绝亲友的探访。

产后2小时为何要重点观察

产后2小时必须对产妇进行严密观察。其紧要性在于这是产后严重并发症的易发期，类似产后出血、产道血肿、心衰、产后子痫等往往就出现在这2小时内。尤其要指出的是，约有80%的产后出血发生在这一时段，产后出血是导致产妇死亡的首要原因。为监控产后出血情况，产后2小时需要密切观察以下内容：

● 子宫底高度

胎儿、胎盘娩出后，子宫底高度即下降到肚脐水平或肚脐下1~2手指水平。如子宫底高度下降得慢，要警惕子宫收缩不良或胎盘残留或宫腔积血。

● 血压

如血压下降明显，要注意是否有产后出血（尤其是隐性产后出血）的情况出现。

● 阴道流血量

产后产妇臀下都会放一只积血弯盘或可以称重的护垫，来统计产后2小时恶露总量，可及时发现是否有产后出血。

● 排尿情况

医护人员会不断鼓励产妇解尿，一方面防止产后尿滞留，另一方面可以从尿量情况来判断失血情况。

剖宫产后24小时怎样护理

剖宫产后头6个小时内，新妈妈应卧床休息，插导尿管及时自行排尿，1周内一定要及时排便，1周后可适当锻炼。

剖宫产后需要特别照护的事项，要给予特别注意，不要忽视。

● 产后6小时内

（1）产后卧床休息时头偏向一侧平卧，不要垫枕头，这样可以预防硬脊

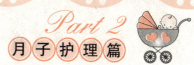

膜外腔麻醉方式带来的术后头痛，还可以预防呕吐物的误吸。

（2）及早哺乳可以促进子宫收缩，减少子宫出血，使伤口尽快复原。

● 产后 6～24 小时

（1）现在可以枕枕头了，仍应采用侧卧位，感觉累时，可以将被子或毯子垫在背后，减轻身体移动对伤口的震动和牵拉痛。

（2）麻药劲过了以后，腹部伤口会疼痛，可以请医生开些处方药，或者可以使用阵痛泵缓解痛苦。

（3）12 小时后，在家人或护士的帮助下改变体位，多翻身、多动腿。术后知觉恢复后，就应该进行肢体活动，24 小时后应该练习翻身、坐起，并下床慢慢活动，促进伤口愈合，增强胃肠蠕动，尽早排气。

（4）剖宫产的新妈妈需要在手术前插上导尿管，一般在产后 24 小时拔掉，拔掉导尿管后 3～4 小时，新妈妈要尽力解小便，以尽快恢复身体相关肌肉群功能，如果小便解不出要及时咨询医生。

（5）注意卫生，勤换卫生巾，保持清洁。

如何做好剖宫产的心理恢复

剖宫产带来的不仅有身体上的伤口，它或多或少也会给新妈妈带来心灵上的创伤。将手术后带来的阴霾扫去，才能快快乐乐地开始新的生活历程。

时常保持平衡的身心状态。体力精力的恢复，保持健康的身体状态也是避免产后抑郁症的关键。因此，平时应注意增加营养，注意休息。多与家人沟通。新妈妈应该在产后尽力保持心情舒畅，多和丈夫或亲人沟通，多表达自己的心情、感受。可以告诉丈夫和亲人，让他们也做好帮助抵抗产后抑郁的准备。之后在大家的帮助下一起度过这个关键时期。

提高自信心。不强迫自己做不愿做的事，时刻鼓励自己，提高自信心。不要对自己要求过高，降低期望值。有机会与其他新妈妈在一起，聊聊带宝宝的感受，交流妈妈心得。

给心情放放假。当产后心情不好时，多想想或多回味以前特别快乐和幸福的事情。也可以通过睡上一小觉、看一会儿书、听听音乐等方式来给心情好好地放个假。

剖宫产术后疤痕有什么特点

对于剖宫产的新妈妈来说，分娩后腹部必定会有伤口，而疤痕就是手术后伤口处留下的痕迹，一般呈白色或灰白色，光滑、质地坚硬。在手术刀口结疤2~3周后，疤痕开始增生，此时局部会发红、发紫、变硬，并突出于皮肤表面。

疤痕增生期持续3个月至半年，到时纤维组织增生会逐渐停止，疤痕也逐渐变平变软。

其间，当颜色变成暗褐色时，疤痕就会出现痛痒，尤以刺痒最为明显，特别是在大量出汗或天气变化时常常感到刺痒，甚至会痒到抓破疤痕表皮见血才肯罢休的程度。

年轻的新妈妈此时不必太过恐惧，疤痕的刺痒感会随着时间的推移逐渐自行消失。

疤痕护理应注意哪些事项

对于新妈妈及其家人来说，护理产后疤痕应注意如下事项：

手术后刀口的痂不要过早揭下，因为过早强行揭痂会把尚停留在修复阶段的表皮细胞带走，甚至撕脱真皮组织，并刺激伤口出现刺痒。

可涂抹一些外用药，如氟轻松、去炎松、地塞米松等用于止痒。

避免阳光照射，防止紫外线刺激形成色素沉着。

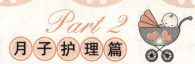

调整饮食结构，多吃水果、鸡蛋、瘦肉、肉皮等富含维生素C、维生素E以及人体必需的氨基酸的食物。这些食物能够有效地促进血液循环，进而改善表皮的代谢功能。

要注意保持疤痕处的清洁卫生，及时擦去汗液，但千万不要用手搔抓，更不要采取用衣服摩擦疤痕或用热水烫洗的方法止痒，以免加重局部刺激，引起疤痕处进一步的刺痒。

剖宫产后复原操怎么做

为了避免在产后运动中伤口疼痛或扯裂，产后复原操最初应以呼吸为主，等伤口愈合后，可做肢体运动。

● 产后深呼吸运动

（1）仰躺，两手贴着大腿，将体内的气缓缓吐出。

（2）两手往体侧略张开平放，用力吸气。

（3）一面吸气，一面将手臂贴着床抬高，与肩膀呈一直线。

（4）两手继续上抬，至头顶合掌，暂时闭气。

（5）接着，一面吐气，一面把手放在脸上方，做膜拜的姿势。

（6）最后两手手掌互扣慢慢往下滑，同时吐气，手渐渐放开回复原姿势，反复做5次。

● 下半身伸展运动

（1）仰躺，手掌相扣，放在胸上。

（2）右脚不动，左膝弓起。

（3）将左腿尽可能伸直上抬，之后换右脚，重复做5次。

● 腹腰运动

（1）平躺，家人辅助以左手扶住新妈妈的颈下方。

（2）辅助者将新妈妈的头抬起来，此时新妈妈暂时闭气，再缓缓吐气。

（3）辅助者用力扶起新妈妈的上半身，新妈妈保持吐气。

如何纠正乳头内陷

乳头内陷就是指乳头不突出于乳晕的表面，甚至完全凹陷于乳晕表面。

● 乳头内陷的分类

乳头内陷按照轻重程度可以分为以下3类：

第一类为部分乳头内陷，即有乳头颈部，能轻易被挤出；挤出后乳头大小与常人相似。

第二类为乳头完全沉没于乳晕表面之中，但可用手挤出乳头，乳头较正常小，多半无乳头颈部。

第三类为乳头完全埋在乳晕下方，无法使内陷乳头挤出。

● 乳头内陷的影响

产后乳头内陷，很容易导致宝宝吃奶时含不住乳头，造成母乳喂养困难。

● 乳头内陷的应对策略

如果乳头只是稍有些扁，则不必担心哺乳的问题，只要按照下列方法喂宝宝即可：每次喂乳前，应将乳头轻轻拉出，送入宝宝的口中，等其能含住乳头并能吸吮后，再将自己的手抽出即可。

如果乳头内陷很严重，整个窝进乳房里面，要用手使劲拉才能将乳头拉出，这时则不可强行往外拉拽乳头。经过尝试后确实不能哺乳者，应尽早回乳，以免发生急性乳腺炎。

怎样治疗乳头皲裂

新妈妈千万不要把乳头皲裂当作小事，延误了治疗。如果乳头皲裂严重，必须及时治疗。先在乳头上涂抹复方安息香酸酊，再涂己烯雌酚磺胺油膏，每间隔2~3小时擦1次，效果要比单纯用抗生素油膏好。

哺乳后，可用乳汁涂抹皲裂部位。局部可用1%浓度的复方安息香酸酊或10%浓度的鱼肝油剂涂抹，下次哺乳前要洗净。若皲裂严重，可戴上乳头罩间接哺乳，或将奶挤出用奶瓶喂给宝宝吃。

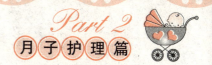

产后私处怎样护理

新妈妈生完宝宝后,医院会给新妈妈的阴道做专门的清洁和护理,但当新妈妈出院后,私处的护理就要由自己来进行了。如果产后私处护理不当,会导致阴道感染或者变松弛,严重影响产后性生活,所以新妈妈必须学会很好地护理自己的私处,以保证自己的健康和幸福。

一般来说,产后私处护理有以下3个问题需要注意:

第一,新妈妈要选用专业的产妇卫生巾,而不要用普通卫生巾来代替,因为使用普通卫生巾会减慢产后伤口的愈合。

第二,产后新妈妈要保持私处清洁,勤换内裤,在伤口拆线后应该进行日常的清洁和护理,但不要使用碱性肥皂来清洗阴部。

第三,如果私处伤口有明显疼痛或出现异常分泌物,新妈妈应及时到医院检查。

●产后私处护理的方法

按摩。新妈妈或家人以画圈圈的方式按摩新妈妈子宫所在的位置,让恶露顺利排出。

冲洗。新妈妈大小便后要用温水冲洗会阴,擦拭时由前往后擦拭或直接按压拭干,不要来回擦拭。另外,冲洗时水流不可太强或过于用力冲洗,否则会造成会阴部保护膜破裂。

更换卫生棉。新妈妈刚刚分娩后,大约1小时更换1次卫生棉,之后2~3小时更换即可。更换卫生棉时,新妈妈要由前向后拿掉,以防细菌污染阴道。

●产后私处护理注意事项

选用淋浴的方式来洗澡,并且每天用温水清洁阴部。

采取适当的锻炼方式加强阴道弹性的恢复,促进阴道紧实。新妈妈产后不久,锻炼动作一定要轻柔。

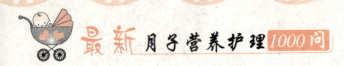

第2节 月子里的生活保健

产后为什么要进行检查

很多女性对自己的产前检查、孕前检查给予十分的重视，却往往忽视产后检查。

不少新妈妈们认为，只要孩子顺利生下来就没事了，其实不然。产后检查也十分重要。产后检查能及时发现新妈妈的多种疾病，还能避免新妈妈患病对新生儿健康造成的影响，尤其对妊娠期间有严重并发症的新妈妈更为重要。同时还能帮助新妈妈及时采取合适的避孕措施。

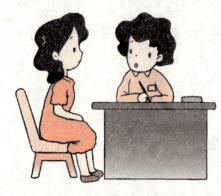

无论新妈妈是在家里，还是在医院，产后检查都必须请专业人员来做。

医生会问新妈妈一些问题，结合新妈妈的实际情况给他们做检查，以确定新妈妈产后的恢复状况，是否有感染（如：乳房或子宫是否有感染症状）、情绪如何等。有关人员还会把这些情况记录下来，如分娩时是否使用产钳或吸引器，分娩方式是剖宫产还是自然产，或者是否患有某种疾病（如：高血压、糖尿病等），以便医生在查房时检查新妈妈的康复状况。经过42天的产褥期休息和调养，如果新妈妈感到自己身体基本恢复了，那也就意味着接近坐月子的结束时间了。

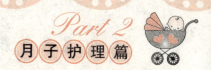

产后检查的项目有哪些

产后检查的具体项目有很多,除了全身一般情况检查外,还有专业的妇产科检查。

首先是测量体重。如果发现体重增加过快,就应适当地调整饮食,减少主食和糖类,增加含蛋白质、维生素较多的食物。同时,体重增加过快则应该坚持锻炼,不要一味地补充营养,这样会不科学地堆积脂肪。体重较产前偏低的则应加强营养。其次是测量血压。如果血压尚未恢复正常,应该及时查明原因,对症治疗。

有产后合并症的新妈妈,比如患有肝病、心脏病、肾炎等症状的妈妈们,应该到内科检查;怀孕期间有高血压综合征的新妈妈,则需要检查血和尿是否异常,积极治疗,以防转为慢性高血压。另外,产后无奶或奶少的新妈妈,应请医生进行指导,不能自己乱吃下奶食物,以防造成危害。

而在妇产科检查方面,则需要检查盆腔器官,看子宫是否恢复正常,阴道分泌物的量和颜色是否正常,是否有宫颈糜烂;会阴和阴道的裂伤或缝合口愈合情况等等。

月子休养环境有什么要求

这里所说的环境,主要是指室内环境。室内环境安宁、整洁、舒适,有利于新妈妈休养;若杂乱无章、空气污浊、喧嚣吵闹,则会使新妈妈的身心健康受到很大影响。优美的环境既能调理新妈妈的生活,有利于新妈妈休息,又能调整新妈妈的心情,使其精神愉快、早日康复。应该为新妈妈的休养环境做出以下几方面安排:

● 要清洁卫生

俗话说"干干净净,没灾没病",这话很有道理,也是新妈妈防病保健的重要内容。新妈妈在月子里几乎整天都在居室内度过，室内环境一定要打扫得非常干净。在新妈妈出院之前，家里最好用3%的来苏尔水（200～300毫升/平方米）湿擦或喷洒地板、家具和2米以下的墙壁，2小时后通风。卧具也要消毒。

● 要温度适宜

以"寒无凄怆，热无出汗"为原则，即冬天温度18～25℃，湿度30%～80%；夏天温度23～28℃，湿度30%～60%。新妈妈不宜住在敞、漏、湿的寝室里，因为新妈妈的体质和抵抗力都较低下，居室更需要保温、舒适；使用空调时，温度不宜过低。如果使用电风扇，不宜直吹新妈妈。新妈妈居室采光要明暗适中，随时调节，要选择阳光辐射和坐向好的房间做寝室用，这样夏天可以避免过热，冬天又能得到最大限度的阳光照射，使居室温暖。

● 要保持室内空气清新

空气清新可使新妈妈精神愉快，也有利于休息。不要紧闭门窗，要定时开窗换气，保持空气新鲜。新妈妈确实要避风寒和潮湿，但避风寒和潮湿，不等于紧闭门窗，特别是在盛夏季节，紧闭门窗往往会导致新妈妈中暑。其实，无论什么季节，新妈妈居住的房间都应适时开窗保持空气流通和干燥，只是新妈妈不能直接受风吹。

● 要保持室内安静

减少噪声，不要大声喧哗，避免过多亲友入室探望或过多的人来回走动，以免造成空气污染，影响新妈妈的休息。

● 摆放花草

室内用具要摆放整齐，可以摆点鲜花、盆景。

月子里可请专业护士或月嫂到家服务，月子护士的服务更为专业化，月嫂的职能则近似于保姆，却又比保姆懂得更多的妇幼保健知识，既能提供钟点服务，也可提供全天候妇婴护理。可以根据自己的需要选择。

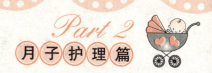

坐月子需要完全卧床吗

可以肯定地回答，认为坐月子就要完全卧床休息的做法是错误的。如果产妇在月子里完全卧床休息1个月，别说恢复正常的日常生活了，很有可能就不能起床走路了。

虽然在分娩时产妇消耗了大量的体力和精力，但只需在24小时内充分睡眠或休息即可使精神和体力得到恢复。

如果产后完全卧床休息不下床活动，甚至进食和排泄都在床上，则会导致食欲不振，子宫恢复得慢，也不利于恶露排出。

所以产后应适当活动，分娩12小时后如果阴部无伤口、身体不太疲劳，便可坐起来，24小时后可下床进行一些适当的活动，如替宝宝换换尿布或在室内走动走动。

每天应下床在室内走动2～3次，并适当做一些产后体操，使肌肉、腹壁和体形尽快恢复到孕前状况。应坚持天天活动，如第1天～第3天做抬头、伸臂、屈腿等活动，每天4～5次，每次5～6下；1周后可在床上做仰卧位的腹肌运动和俯卧位的腰肌运动；做双腿伸直上举、仰卧起坐和头、肩、腿后抬等运动。10天后即可做些轻微家务和一般体操。

为什么早活动益处多

坐月子是中国所特有的，其实分娩条件允许的话，24小时以后就可以下床活动。从科学的角度来分析，产后适时下床活动，散散步，循序渐进做几节保健体操，活动活动身子，会给产妇带来莫大的好处。具体的好处现总结如下：

（1）较早活动有利于较快地恢复机体的正常生理功能。

（2）早期下床活动，使自己的角色能迅速转换，由产妇转成常人，因而能振奋精神，使体力和精神等较快地恢复正常，并由于活动量的加大，因此会增进食欲，有助于乳汁的分泌。

（3）活动可促进心搏和血液循环的加快，因而有利于子宫复旧和恶露排出。

（4）活动可加快静脉回流而减少静脉血栓、下肢静脉炎和肺部并发症发生的可能。

（5）活动可促进大脑中枢神经的兴奋，膀胱功能容易恢复，可减少尿潴留发生的机会。

（6）活动可以改善肠道功能，促进肠蠕动，防止便秘的发生。

（7）早期活动和锻炼能够加强盆底肌肉和筋膜的紧张度，有助于防止子宫脱垂、膀胱直肠膨出和痔疮的发生。

（8）由于不再长时间地卧床，可促进盆腔脏器及全身的血液循环。

（9）肌肉的功能也是用进废退，早期活动可加强腹壁肌肉的收缩力，使分娩后腹壁松弛的情况得以及时改善。

（10）有助于恢复产妇的体形，防止发生生育性肥胖，使产妇早日恢复苗条的身材。

坐月子为何不能捂

新妈妈在坐月子期间，如果家中有老人陪伴，此时老人一定都会反复叮嘱："坐月子要捂"，即衣服穿得严严实实的，不能洗头洗澡。殊不知，夏天捂着坐月子很有可能中暑。由于新妈妈生完孩子后会大量出汗，这是正常的生理状况，一般来说新妈妈"大汗淋漓"的时间要持续10天左右才会恢复正常，在夏天则持续得更久。加之夏天本身气温偏高，人们需要出汗以散发体内热量。如此一来，新妈妈就更不能捂了。热天里"产后中暑"是一种常见现象。因此，新妈妈坐月子期间衣服以穿得舒适为宜，应选择棉质宽松的衣服。

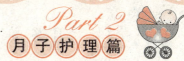

夏季月子里的新妈妈不能长时间待在密不透风的房间里，室内温度过高，易导致新妈妈生病。屋内应该保持适当通风。只要别直接对着新妈妈吹风就行。另外，室内温度不能太高。天气炎热，月子里同样可以开空调，只要把温度调到26～28℃即可。这是最为适宜人体的温度，既能降低温度，又不特别冷，人可能会微微出点汗，无论对新妈妈还是宝宝都是比较适宜的温度。

产后还需要做好避孕吗

经常会有这样的情况：年轻的一对夫妻，妻子产后恢复很快，宝宝接受人工喂养，夫妻性生活没有采取避孕措施。产后3个月回来做检查，竟然发现妻子又怀孕了。医生把这个结果告诉年轻的夫妻，只见二人目瞪口呆，不解地问道："产后不是安全期吗？"很多人尤其是年轻的小夫妻没有这方面的常识，以为哺乳期不会怀孕，又不好意思咨询医生，结果产后没有多久又怀孕，对新妈妈的身体造成极大的伤害。建议即使处于哺乳期，夫妻同房也应做好安全措施。

产后头几天为什么会头晕

少数新妈妈在产后的头几天会出现头晕的现象，但大多数经过适当的休息很快就可以得到缓解、消失。那么，引起新妈妈头晕的原因是什么呢？

● 贫血

新妈妈在怀孕期间很容易出现贫血的现象，加上生产过程中的出血，多数新妈妈产后都出现不同程度的贫血现象，贫血可引起头晕、耳鸣等症状。

● 疲劳

分娩对新妈妈来说是一个相当大的消耗过程，加上新妈妈产后较长时间卧床，机体尚不太适应直立状态，所以突然起床下地时常有晕厥现象。

● **高血压**

如果新妈妈在怀孕期间患过高血压（妊娠高血压综合征），产后容易出现头晕的现象。

产后到底是宜静还是宜动

休息是坐月子的头等大事，它既关系到自身的健康，又关系到新生儿的健康。新妈妈产后一定要在家里静养，注意睡眠，不要让自己太疲劳，不过，这并不是让您完全卧床休息1个月。

● **休息的质量最关键**

虽然在分娩时产妇消耗了大量的体力和精力，但只需在24小时内充分睡眠或休息即可使精神和体力得到恢复。

● **长时间躺着危害大**

如果产后完全卧床休息不下床活动，甚至进食和排泄都在床上，则会导致食欲不振，子宫恢复得慢，也不利于恶露排出。

● **适当做些运动**

新妈妈并非"能坐着就不站着，能躺着就不坐着"。产后应适当活动，分娩12小时后如果阴部无伤口，身体不太疲劳，便可坐起来，24小时后可下床进行一些适当的活动，如替宝宝换换尿布或在室内走动走动。新妈妈产后第1天至第3天做抬头、伸臂、屈腿等活动，1周后可在床上锻炼腹肌、腰肌、下肢和头、肩等，10天后即可做些轻微家务和一般体操。

产后妈妈身体虚弱，气血不足，产后子宫、脏器、膈肌等部位需要恢复到原来位置，因此，月子期间必须要经过充分的休息。而这不是要求新妈妈就要完全静养。事实上，动静结合的方法才最适合产后身体的恢复。只有在一静一动时，身体的气血运转才能比较通畅，体内恶露的排出才会更快更好，

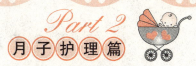

同时,膈肌、心脏、胃才可更顺利地下降回位。相反,有些产妇分娩完毕就卧床休息,甚至一躺就是几天几夜,结果不但大为影响食欲,还使恶露排出及器官的回位受到影响,无形中延长了产妇的复原时间,而且还使产后腹痛、出血不能得到尽快消除,给新妈妈造成了极大的痛苦。

产后运动要遵循什么原则

产后新妈妈应该选择轻、中等强度的有氧运动,避免剧烈运动。

产后进行剧烈运动很可能影响子宫的康复并引起出血,严重时还会使生产时的手术创面或外阴切口再次遭到损伤。

慢跑、快走、游泳、登山、有氧舞蹈等轻、中等强度的有氧运动比较容易坚持,燃脂效果也比较好,可以有效防止减重后体重出现反弹。

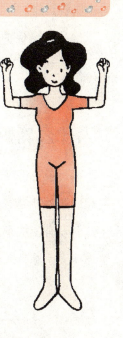

如果新妈妈在运动中感到特别疲倦或持续性肌肉痛,或在做完运动后很长时间以后脉搏跳动仍然无法恢复正常频率,或出现呼吸困难等不适,就可能是运动过度了,下一次运动时就应进行适当调整。

顺产后多久可以开始运动

产后运动要视自身情况而定,如果身体情况正常,分娩后即可做简单的运动。如果新妈妈身体素质比较好,产后没有出血等异常情况,可以在分娩之后马上开始锻炼,但要注意控制好运动项目及运动量,体质略差及剖宫产的新妈妈在产后6~8周就可以开始进行产后恢复锻炼了。

产后运动有什么禁忌

（1）前6周尽量避免采用趴着、膝盖和胸部着地的姿势，应该从最简单的动作开始。

（2）运动量以不痛不累为准则，不能急于求成，使自己过于疲劳。

（3）如果运动中出现流血量变大或血呈鲜红色的情况，要立即休息，并咨询医护人员。

（4）注意保护关节，尽量不做单脚用力的动作，如跳跃。

（5）饭后1个小时才能运动，运动后要及时补充水分。

为什么新妈妈不宜睡过软的床

据《家庭医学》期刊介绍，某医院遇到3例新妈妈，因产后睡过软的床，引起骶髂关节错缝、耻骨联合分离等骨盆损伤。这3例新妈妈均足月顺产，生产时没有造成骨性产道损伤，而且产后前几天身体皆正常。损伤都因在席梦思床上，翻身起坐时发生。

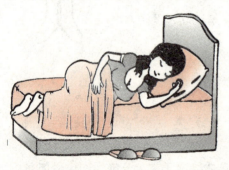

为什么新妈妈睡过软的床，会导致骨盆损伤呢？因为卵巢会于妊娠末期分泌第3种激素，称松弛素。此物质有松弛生殖器官中各种韧带与关节的作用，以利于分娩。由于松弛素的作用，产后的骨盆会失去完整性、稳固性，而致使骨盆松散，加上床的松软性、弹力性好，压下去，重力移动又弹起，使人体卧睡俨如佛龛，左右活动都有一定阻力，很不利于病人翻身坐起。因此新妈妈如急速起床或翻身，很容易造成骨盆损伤。为此，建议新妈妈产后最好睡硬板床，如没有硬板床，则宜选用较硬的弹簧床。

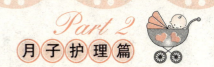

月子期新妈妈内衣怎么穿

产后的新妈妈每天都在穿着文胸,帮助自己恢复体形。但是什么样的文胸适合,什么样的文胸不适合,这个问题恐怕许多人都回答不了。有一点是肯定的,松懈下垂的乳房不只是生育哺乳和地球引力的结果,不负责任的文胸同样"罪责难逃"。作为新妈妈,切莫以为穿了文胸的乳房一天天塌陷、下垂,还是合理的现象。

能够调整身体曲线的文胸,设计十分合理,通常会采用三片式水滴型全罩杯设计,能够将女性乳房完整地容入罩杯,并且留下按美体黄金比例生长发育的空间,绝不会压迫、切割胸部,或使女性腋下产生难看的副乳。而调型文胸比其他文胸更长的圈,可起到固定和支撑乳房的作用。所以,乳房重新丰满挺拔,并非女性一厢情愿的梦想。

据相关资料记载,绝大多数产后少奶或缺奶的新妈妈中,大约有80%是因为异物进入了乳房和乳腺管内。医学专家对她们的乳腺分析发现,乳汁中混有一种茧状微粒,再进一步分析,发现这些茧状微粒,是些羊毛、化纤品的纤维。造成这种情况的原因是因为很多新妈妈穿用的乳罩和内衣是羊毛或化纤制品,纤维堵塞了乳腺管所致。

为了防止乳腺管被堵塞导致的少奶和缺奶,年轻的新妈妈在孕期、产期和整个哺乳期,不要贴身或在乳罩外面直接穿化纤织物或羊毛制品的内衣。乳罩要采用柔软透气的全棉织品,内侧最好能垫上几层纱布,以便于防尘。另外,胸罩应勤洗勤换,并注意不要和其他衣服混在一起洗涤。

坐月子衣服换洗有什么讲究

产妇在月子里更要做好身体的清洁卫生,千万不要穿脏而湿的衣服,要勤换洗衣服、被褥,这样才有利于早日康复和减少疾病的发生。

（1）为了保证清洁、卫生，新妈妈的内衣、内裤要天天更换，被罩、床单要勤洗勤换。产后多汗，有时不到半天衣服裤子已经湿透了，这时也千万不要怕麻烦，要多准备一些内衣内裤和贴身的衣物，一旦感觉不舒服马上换下来，避免着凉。

（2）换下来的衣物要及时洗涤，注意洗净汗渍、血渍、奶渍。乳汁留在衣服上时间过久，会变成酸性物质，损蚀织物纤维。

（3）衣物洗净后最好放在太阳下暴晒消毒。新妈妈也可以在洗衣的同时在水中加些专用的洗衣消毒水或是利用阳光的照射给衣物消毒。

（4）遇到天气不好的时候或是生活在潮湿的环境里，最好能用熨斗把衣物熨干。这样可以防止衣物长时间不干，滋生细菌。

产后什么时候开始绑束腹带

产后盆腔、子宫、内脏器官都会进入一个恢复期，如果太早绑束腹带会使这些器官受到压迫，血液循环不畅，从而影响它们的恢复；而如果没有正确的绑法，更有可能造成骨盆底的充血，进而转化成盆腔炎或子宫、内脏移位等不良后果。所以产后绑束腹带不宜太早，让盆腔、子宫、内脏自然复位才是重点。新妈妈可以等到4个月后器官基本复原再开始使用。

束腹带可以帮助新妈妈恢复体形吗

胎儿娩出后身体内脏受到的压力突然减轻，如果没有很好地卧床休息，就容易下垂，用束腹带可以纠正这一问题。

产后新妈妈腹部肌肉松弛，肚腩、腰围变大，束腹带可以贴身绑缚在耻骨到肚脐的位置，帮助新妈妈补充肌肉力量的不足，使松弛的肌肉得到喘息，逐渐恢复弹性，从而去掉大肚腩和游泳圈，有利于恢复体形和防止内脏下垂。

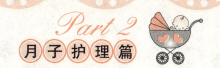

使用腹带不当有什么危害

腹带束紧腹部,静脉就会受到压力,容易引发下肢静脉曲张或痔疮。

束腰紧腹时勒得太紧,还会造成腹压增高,导致韧带的支撑力下降,引起子宫脱垂、子宫后倾后屈、阴道前壁或后壁膨出等,并容易诱发盆腔炎、附件炎等妇科病。

束腹过紧还会使肠道受到较大的压力,饭后肠蠕动缓慢,出现食欲下降或便秘等。

由于腹部动脉不通畅,血管的供血能力有限,会导致心脏供血不足,脊椎周围肌肉受压,妨碍肌肉的正常活动以及血液的供应。

什么是正确的腹带绑法

仰面平躺在床上,双手掌心放在小腹处,向心脏方向推挤内脏。

将束腹带从耻骨绑起,绕过臀部,回到耻骨为一圈,重叠7圈。每到髋部就将束腹带反折一次。松紧度以感觉不松且舒服为准。

向上螺旋缠绕,每缠绕一圈,就向上走2厘米,直到肚脐。

将剩余的束腹带头塞入即可。

月子期间睡眠有什么讲究

产前子宫、脏器、膈肌发生移位,产后这些器官要回复到原来位置,子宫要排出恶露。而由于产后产妇身体虚弱,气血不足,因此必须保证充分的休息和正确的卧床养息方法,这样才有利于气血恢复、恶露排出,有利于膈肌、心脏、胃下降回位。

● 分娩后不能立即上床睡觉

分娩完毕,不能立即上床睡卧,应先闭目养神,稍坐片刻。如果产妇熟睡，家属应随时将产妇唤醒。原因是熟睡则阴气过盛，阳气不彰，气血运行缓慢，流行不畅，易停滞于筋骨、肌肉间，反而更加疲劳。而闭目养神，则心气通于血脉，可使血脉流通。

●睡姿的讲究

产妇睡觉时，不应用左侧卧的睡姿，这样心脏易受压，影响心脏的血液循环。应采取右侧卧睡姿，肢体自然屈曲，使全身肌肉筋骨放松，这样有利于消除疲劳和保持气道、血络通畅。

●卧具的讲究

为了增加卧具的保温效果，褥子应当比被子厚。盖上较薄的被子对身体无压迫。褥子应有一定的柔软度，因为褥子的柔软度与睡眠的好坏有密切关系，但过于柔软和有弹性的褥子，对产妇睡眠也无好处。产妇的卧具宜轻柔，应尽量减少和避免对皮肤的刺激，以助入眠。

●睡前调整好情绪

产妇睡前情绪应稳定，即要保持思想安静，情绪平和，切忌担忧、恼怒，因为怒则气血上涌，情绪激动，烦躁不安，难于成寐。不仅恼怒，任何情绪的过激变化都会引起气机失调，导致失眠。睡前一定要情绪稳定，不要兴奋激动。

新妈妈睡眠不好怎么办

新妈妈在照料宝宝的过程中通常会遇到这样的情况：刚喂完宝宝，将其放在一边，心想总算可以好好休息一下了，谁料宝宝又开始了无休止的哭闹，尤其到了晚上，宝宝的啼哭声常常吵得妈妈不得安宁，整夜没睡好是常有的事……宝宝很可爱，但是照料他却不是一件轻松的事情，常常令新妈妈无法睡足"美容觉"，以至于身心俱疲。一项相关的调查数据显示，产后新妈妈40%以上都会出现睡眠问题。而充足的睡眠，不仅能帮助新妈妈尽快恢复，

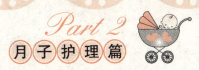

而且会使新妈妈保持愉悦的心情,精神焕发。那么,怎样才能让新妈妈拥有良好的睡眠呢?

● 与宝宝同起同睡

与宝宝同起同睡的意思是指,尽量在作息时间上与宝宝保持一致,当宝宝安安静静地睡着以后,新妈妈最好也能够尽快入睡。而不要再去处理家务,也不要去看书、看电视等。一般情况下,新妈妈的睡眠时间每天最少应保证10小时以上。

● 不要任何事情都亲力亲为

产后的新妈妈和宝宝一样,同样需要亲人的抚慰和照顾。因此,新妈妈最好能争取到亲人的帮助,不要任何事情都亲力亲为。也就是说,很多家务琐事,应尽量让亲人代做。

● 适当小憩

如果新妈妈感到异常疲倦,可以适当小憩,每天10~20分钟的小憩会让新妈妈感到精力充沛。但是,一旦超过这个长度,醒来后的你可能比小憩之前精神还要差。并且,白天睡眠时间过长,夜间的睡眠肯定会受到影响。

● 让宝宝一觉到天亮

如果能让宝宝在夜间睡得很安稳,无疑会让新妈妈拥有一个良好的睡眠。同时,对于宝宝来说,也是很有好处的。因为夜间是宝宝生长发育的重要时期,专家建议,家长一定要保证宝宝夜间持续的睡眠时间,才能让宝宝睡得香,长得壮。具体的做法是:睡前喂宝宝吃饱,减少夜间喂奶量。据专家介绍,宝宝从晚上八九点到天亮可以一直不吃奶,如果宝宝哭了,可以让他哭一两分钟后再给予安慰,再哭就再等一两分钟,直到他累了,也觉得没有指望再吃奶了,就会自己入睡。第二天按照同样的做法,但哭的时候要等两三分钟再给予安慰,和他说宝宝要自己睡,不能再吃奶了。每天这样坚持,一般3~7天后,宝宝就能睡长觉了。需要注意的是,白天不要让宝宝过长睡眠,否则易睡眠颠倒,白天总睡时,可适当刺激弄醒。

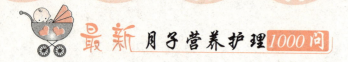

月子期间坚持梳头有什么益处

我国传统习惯认为坐月子不可以梳头，认为梳头会导致头痛、脱发甚至留下"头痛根"，主张1个月内不梳头。

实际上，梳头与坐月子里的病状没有直接关系。医生认为，坐月子期间完全可以照常梳头。梳头不仅仅是美容的需要，还能对人体健康产生影响。作用分为两个方面：一方面梳头可去掉头发中的灰尘、污垢，可以使头发清洁，起到卫生的作用；二是通过木梳刺激头皮，可振奋人的精神，使人心情舒畅，促进头皮血液循环，以满足头发生长所需的营养物质，防止脱发、早白、发丝断裂、分叉等。因此，产后梳头有益而无害。

新妈妈洗澡应注意哪些细则

新妈妈分娩后代谢旺盛，汗腺分泌活跃，特别是在产褥期，有恶露不断排出，会阴部分泌物较多，如不保持会阴部清洁和干燥，容易导致感染。另外代谢废物留于皮肤表面，还会影响哺乳时的卫生，也影响新妈妈的情绪，所以新妈妈月子里洗澡是必要的。

一般新妈妈夏天3日后、冬天5~7天后，体力基本恢复，就可以开始淋浴；会阴有伤口以及剖宫产新妈妈产后1周内不宜洗澡，但可擦澡，待拆线后就可以洗澡了。

每次洗澡的时间不宜过长，一般5~10分钟即可。

产后洗澡要遵循冬防寒、夏防暑、春秋防风的原则。

冬天产后洗澡，浴室温度也不宜过高，因为这样容易使浴室里弥漫大量水蒸气，导致缺氧，使本来就较虚弱的新妈妈发生眩晕。

洗完后新妈妈要尽快将身体上的水擦去，及时穿上御寒的衣服后再走出浴室，避免身体着凉或被风吹着。

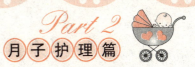

产后前几天洗澡,最好有人陪伴,以免发生晕厥。新妈妈淋浴时不要空腹,以防发生低血糖。

产后洗澡对新妈妈有很多好处,勤洗澡可以使新妈妈神清气爽,身体健康,有利于伤口的早日愈合,对新妈妈的情绪和心理也有调节和改善的作用。如果家里有很好的保暖条件和热水,新妈妈在遵循上述洗澡细则的前提下,可以放心去洗澡。

坐月子如何正确洗头

老传统里讲究月子里不要洗头,否则会留下头痛病根。而现代医学认为适当的头部清洁是必要的,而且是有益的。因为分娩过程中大量出汗,加之产后汗液增多,会使头皮及头发变得很脏,并有不良气味。通过洗头,可去掉产妇头发中的灰尘、污物,保持卫生清洁,避免引起细菌感染;可刺激头皮及头皮上运行的经络,活跃产妇的精神,带来舒畅的心情;可促进头皮的血液循环,增加头发生长所需要的营养物质,避免脱发、发丝断裂或分叉,使头发更密、更亮。实践还证明,产后每天照样洗头的产妇,日后既没留下头痛及头皮痛的病根,也没有发生脱发。

月子里只要健康情况允许,新妈妈就可以洗头,但也需要注意以下几点:

(1)洗头时可用指腹按摩头皮,洗完后立即用毛巾擦干,避免受冷气吹袭。

(2)洗头时的水温要适宜,不要过凉,最好保持在37℃左右。

(3)产后头发较油,也容易掉头发,不要使用太刺激的洗发用品。

另外,用晒干了的姜皮煲水洗澡、洗头,还可去头风,因为姜本来就有驱风之效。不过若要在月子期间使用此法,起码要在产前3个月就开始准备。将每次做菜及煲猪蹄姜时切下来的姜皮储下、晒干,否则难以保证在坐月子的30天内每日洗澡洗头用。如果怕储姜皮麻烦,可改用香茅,其效果与姜一样。

月子期间怎样护理牙齿

有些老年人有"产妇刷牙，以后牙齿会酸痛、松动，甚至脱落……"的说法，其实，这种说法是不对的。新妈妈生产时，体力消耗很大，体质下降，抵抗力降低，口腔内的条件导致病菌容易侵入机体致病；同时由于人体激素的急剧变化和钙质的大量排出（通过乳汁），新妈妈的牙齿极易出现松动现象。所以为了健康，新妈妈不但应该刷牙，而且必须加强牙齿的护理和保健。具体来说，新妈妈产后牙齿的护理有以下要点：

● 及时清洁牙齿

新妈妈应该做到餐后漱口，早、晚用温水刷牙；另外，还可用些清洁、有消毒作用的含漱剂，在漱口或刷牙后含漱，含漱后15～30分钟内不要再漱口或饮食，以充分发挥药液的清洁、消炎作用。

● 刷牙时用力要适宜

刷牙用力过大会导致牙齿过敏、继发龋坏甚至使牙髓暴露，也会使牙龈损伤、退缩，露出原来被包埋的牙根部，加重牙齿敏感症状，所以新妈妈在早晚刷牙时用力要适宜。

● 不要总是剔牙

剔牙其实是一种不良的生活习惯。虽然偶尔剔牙不会造成多大的损害，但剔牙会剔出瘾来，会剔得越来越用力、越来越频繁，这就会使柔软的牙龈不断退缩，使牙颈甚至牙根暴露，造成牙齿敏感，增加患龋齿和牙周炎的机会。

● 要双侧牙齿轮流咀嚼

如果新妈妈咀嚼时集中在某一侧，会造成肌肉关节及颌骨发育的不平衡，轻者影响美观，重者造成单侧牙齿的过度磨耗及颌关节的功能紊乱，而另一侧则会呈失用性退化。所以新妈妈在日常饮食中要养成双侧牙齿轮流使用的好习惯。

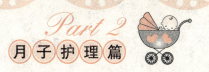

● **不要把牙齿作工具使用**

有的新妈妈有用牙齿开瓶塞、咬缝线的习惯，这些做法容易伤害到牙齿，如牙齿移位。

● **不要咬过硬食物**

月子期间，新妈妈的牙齿有松动现象，所以不要吃那些过硬的东西，否则到老时，牙齿会出现问题，比如牙齿折裂、咬物痛、张口受限等。

● **不要紧咬牙**

有的新妈妈在用力时，或情绪激动时，都会紧咬牙，这对牙齿的健康是不利的，会导致牙齿过度磨耗，容易出现牙折等症状。

● **不要自行随意服药**

有些新妈妈出现牙齿疼痛等症状，就自己盲目乱服止痛药，这是不可取的。因为一些药物会与牙本质结合，使牙齿颜色变黑，更严重时会造成牙表面缺损。所以，出现牙齿疼痛等症状时，应及时去医院就诊。

坐月子能不能碰凉水

坐月子期间新妈妈要注意避免风寒，注意保暖，尤其是在冬天要尽量避免频繁接触凉水。

与坐月子期间能不能刷牙、洗头、洗澡一样，坐月子不能碰凉水的原因是新妈妈需要避开凉寒。中医学认为，产后新妈妈气血不足，元气亏损，腠理不密，风寒凉气容易入侵身体，造成气血运行不畅，甚至导致产后身体疼痛，出现肢体或关节酸楚、疼痛、麻木等，中医上称作"产后身痛"，是俗话所说的"月子病"之一。这种不适往往跟坐月子期间新妈妈起居不够注意、感受风寒、居住环境潮湿阴冷等有关。因此，坐月子期间还是要尽量避免风寒、注意保暖，不能碰凉水就属于其中一项。

新妈妈如果在夏天坐月子，要注意不能持续、频繁地使用凉水，如果只是偶尔碰碰凉水,并不会有太大的害处。如果是在寒冷的冬天坐月子,新妈妈就应避免频繁地接触冷水,最好一点凉水都不要碰。

月子期间为什么不能忽视口腔卫生

民间传说新妈妈在坐月子时,不能刷牙、漱口,认为刷牙会引起牙痛病,并会造成牙齿松动、脱落。其实,这种说法毫无科学根据,如果月子里不注意口腔卫生,会给母婴健康带来危害。

在健康人的口腔内,寄生细菌的种类和数量很惊人,常见的细菌有乳酸杆菌、链球菌、白色念珠菌。新妈妈的机体抵抗力较正常人低下,需经过一段时间方可复原,这种状态使口腔及机体内其他部位的细菌或病毒得以生长繁殖,易导致感染。

新妈妈由于分娩后需要补充营养,因而甜食比平时吃得多,面食、糖类的摄入量也较平时有所增加,食物及残渣在牙缝和口腔内残留的机会较多,更会促进细菌或病毒的生长繁殖。这样牙齿就可能被腐蚀、虫蛀,造成牙龈炎、牙周炎、龋齿等口腔疾病。所以,新妈妈应该从产后的第一天开始就刷牙、漱口。

新妈妈刷牙最好选用三排毛牙刷,这种牙刷头小、刷毛质地柔软、轻便灵活,使用时不会伤害牙龈。牙膏要选择刺激性小的普通牙膏,如无口腔疾病,一般不宜用药物牙膏。为避免冷水刺激,新妈妈应当用温水刷牙、漱口。刷牙时动作要轻柔,宜采用"竖刷法"。每次进食后都要漱口,以保持口腔卫生,减少母子之间的感染。

漱口有盐漱、含漱、药液漱。盐漱是指每天早晨把约3克盐,放进口中,用温水含之,使盐慢慢溶化,并冲洗牙齿。这样做可以使牙齿清洁牢固,避免松动。含漱是指每次饭后,用温水漱几遍口,清除食物残渣。药液漱是指将中草药水煎或水浸泡后,用药液水漱口。用药液漱口要根据新妈妈的不同

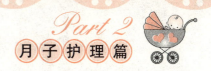

需求，进行选择使用。

产后患风火牙痛，舌苔白腻，不思饮食者，宜选用白芷6克，甘草3克，以沸水浸泡或微煎，待稍温后，去渣含漱，此药液有祛风止痛、健胃、防风寒的功效。还可选用陈皮6克（鲜者倍量），细辛1克，用沸水浸泡，待稍温，去渣含漱，能治口臭、牙龈肿痛。

月子期间如何保持乳房清洁

哺乳期间的新妈妈要注意保持乳房清洁，每天以棉球沾水或婴儿油清洁乳房，避免使用碱性香皂，因为它会将皮肤的油脂洗掉，令肌肤变得干燥、敏感，还会因乳房局部防御能力下降而招致细菌感染。如果迫不得已需要用香皂、酒精清洗、消毒，则必须注意尽快用清水冲洗。切记，新妈妈应小心地照顾自己的乳房，切勿用毛巾用力擦拭，小心拍干即可。

新妈妈每天淋浴时应给乳房特别的关照。医生建议新妈妈应该用专门的浴刷清洗乳头乳晕，这对先天性乳头凹陷的新妈妈来讲尤为重要。然后以乳头为中心，用浴刷对乳房做旋转式按摩，然后用橄榄油、麻油、豆油等植物油或石蜡油等矿物油涂敷乳头，使乳头表面的积垢和痂皮变软，接着反复用浴刷按摩，这不仅能刺激血液流通，还可轻微脱掉上层的死皮。另外，还可以用冷热水交替冲洗乳房，以增强乳房的血液循环，这对保持乳房的弹性和挺拔很有帮助。

月子期间能不能穿高跟鞋

怀孕时，为了保护腹中的宝宝，新妈妈都会脱下高跟鞋，换上平底鞋。到了产后，感觉一身轻，爱美的新妈妈就会不由得又穿起高跟鞋。产后3周，新妈妈的激素水平会恢复正常，但是这并不代表人体的韧带也恢复到了产前的正常水平。通常韧带完全修复到正常水平，根据新妈妈个体的差异，至少要3个月到1年的时间。因此，产后，短则3个月，长则1年内，新妈妈足部、骨盆及腰部的韧带均处于一种相对松弛的状态，为了健康考虑，最好少穿高跟鞋。如果新妈妈实在想穿高跟鞋，或有些场合必须穿高跟鞋，要注意以下问题：

● **每天穿高跟鞋不超过2小时**

新妈妈穿高跟鞋，不能像孕前那样整天穿着。如果每天穿高跟鞋超过2小时，新妈妈就会觉得疲惫，对新妈妈的韧带恢复和脚踝健康也都不利。

● **要挑选稳定的高跟鞋**

新妈妈选择高跟鞋，要遵循4个原则：足弓处要接触良好；鞋面不能外斜；鞋跟应该足够坚固并且不能内偏；鞋跟从4厘米高开始，适应后再考虑6厘米高的鞋，逐步过渡到自己习惯穿的高度。

● **穿高跟鞋走路要平稳**

新妈妈切忌穿着高跟鞋奔跑，即使再着急也要平稳地走。因为新妈妈穿高跟鞋后，本体感觉与肌肉反射会变得迟钝。另外，穿上高跟鞋，重心上升，加上韧带松弛，腰、骨盆、足的关节相对不稳，很容易造成急性的腰、骨盆、踝扭伤或劳损。

时尚、爱美的新妈妈生完宝宝后，想恢复美丽，恢复形象，所以想穿上心爱的高跟鞋，这在情理之中。但为了长久的健康，新妈妈还是应该忍耐一下，尽量少穿，能不穿就不穿，为脚部完全康复以后放心穿高跟鞋打好基础。

坐月子能吹电扇、开空调吗

中医认为，新妈妈刚生产后元气亏虚，腠理不固。"腠理"是个中医学名词，泛指皮肤、肌肉、脏腑的纹理，以及皮肤、肌肉间隙交接处的结缔组织。

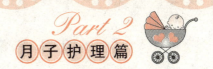

它的功能是抵御外邪内侵。

所以当腠理不固的时候,新妈妈一定要注意避风寒,避免冷风直接吹过,当然不能直接吹电风扇、开空调。但也不是说绝对不能吹风扇和开空调,新妈妈刚生完新生儿汗腺分泌会比较旺盛,容易出汗,如果感到热,科学地吹风扇、开空调是有利于产后恢复的。

新妈妈吹电扇、开空调需注意什么

（1）不要让风扇直接对着自己吹,直吹容易受凉,引发疾病。让风扇对着墙吹,让风反弹回来,这样风会柔和一些,也可以把风扇调到柔风那一档。

（2）开空调则要温度适宜,不要太凉,也不要太热。坐月子的时候,新妈妈对温度的感觉会比平时的感觉稍高1～2℃,因此,注意温度不要低,只要感觉不热就可以了。人是要适当出点汗的,如果汗排不出来,反而容易出现问题,因此,不要太贪图凉快。

（3）无论是开空调,还是吹风扇,都要注意将衣服穿好,以防贪图凉快而受凉。一般建议穿长衣长裤,着薄棉袜。在很热的情况下,也可以穿长裤短衣。

坐月子能看书、看电视或上网吗

在月子期间不是不能看书、看电视、看电脑,只是要求适度地看书、看电视或看电脑。

女性产后眼睛本身并没发生什么太大的变化,"会花眼"或"落下眼病"等都是不科学的说法。以前的说法主要是针对电视辐射的,现在大多电视都不是那种阴极射线管制造,对眼睛的辐射量并不大,如果是液晶或平板电视就更没有问题了。

看书、看电视、上网需注意什么

（1）应注意休息，避免劳累，并注意用眼卫生。看书、看电视、上网的时间不要过长，只要觉得眼睛有点酸，就要休息。

（2）看书或看电脑时，要保持33厘米以上的距离，看电视要保持2米以上的距离，持续时间最好不超过1个小时，声音也不能调得太高，不要过分刺激。

（3）不要在暗弱的光线及直射的阳光下看书、写字。在目视1小时左右后，就应该闭目休息一会儿，或远眺一下，以缓解眼睛的疲劳，使眼睛的血气通畅。

（4）看电视、上网时注意适当适时调节，不要长时间保持一个姿势，多起来走走，活动一下。

坐月子亲友探望要注意什么

宝宝出生是件大喜事，亲朋好友也会纷纷跑来探望、祝贺，事实上，现在新妈妈和宝宝最需要的是休息，过度的打扰会影响母婴的健康。可是，完全阻止家人和朋友来看孩子，不近人情也不现实。具体应该怎么做呢？

● 变被动为主动

向亲友寄出漂亮卡片或者邮件，除了列有孩子的生日、生辰、体重和身高外，更关键的是写上类似这样的话："我和宝宝目前还需要充分休息，1个月后欢迎来访。"对于别人表示问候的电话、电邮、贺卡以及礼物最好由专人代劳进行回信。

● 做一个探访时间表

为避免太多的人同时探望，或者客人停留的时间过长，制订一个探访时间表很有必要。不要在同一时间接待过多的亲人，另外，除了至亲以外，其

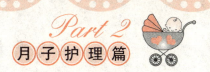

他想来探望的人最好等上一两个星期甚至1个月。

● 避免不速之客

虽然大部分客人不会不打招呼就突然造访，但有些人会这样做。家人最好适时提醒客人新妈妈和宝宝到时间要休息，然后由其他家人来专门接待。如果新妈妈必须亲自接待，访问时间应限制在10分钟内，亲人可以适当延长一些。

● 轻轻松松待客之道

招待来访的客人对宝宝父母而言是一项繁重的任务。除了为宝宝举行的正式招待会，您没有必要为来访者准备正餐，适当准备一些点心、饮料就可以了。过多地与外界来人接触也可能会对孩子健康不利。当客人表现出要抱抱宝宝的动作时，新妈妈可以把医生的建议抬出来当挡箭牌，客人并不一定会生气和不理解。如果确定要抱宝宝，不妨先请客人们先清洗双手。

月子期间怎样科学用眼

有的新妈妈认为产后只要静养就可以，再加上如果纯粹只是坐着或躺着难免有些无聊，于是新妈妈就用看书、看电视、上网来打发。但是产后讲究科学用眼却是新妈妈应当注意的事。

● 用眼宜劳逸结合

新妈妈产后可以适当看书写字，但要注意劳逸结合。分娩不仅影响性器官，还影响到全身。产后身体各个系统，包括皮肤、眼睛等都需要一定的时间慢慢恢复，所以消耗精力的事情应等到产褥期结束后再去做。新妈妈在产褥期内一定要休息好，不要过于疲劳。

● 用眼时间要把握恰当

经过头1周的充分休息，到第2周时，新妈妈若精神体力恢复较好，可以短时间地看书看报，掌握在半小时左右，不要使眼睛疲劳。看电视应注意保持距离，要在电视屏幕对角线的5倍以外，时间不要超过1小时，防止眼睛疲劳。

● 分娩损耗过大更要爱护眼睛

有些产妇在妊娠、分娩过程中体力和精力的消耗都很大，这对肝、肾都会造成一定影响，因此会不同程度地出现气血两亏、肝肾两虚的现象。个别产妇还因产后失血过多而造成贫血。这些情况对视力都会带来很大影响。很多新妈妈可能会在产后出现眼睛不适的症状，比如怕强光，在灯光下做事或看书报，眼睛有又干又涩的感觉。出现这种情况就更要注意眼睛的休息。

坐月子常用热水泡脚有哪些益处

有的产妇受旧风俗影响，产后不敢洗脚，甚至睡觉时也不脱袜子，怕脚心受凉，以后会引起脚后跟疼痛、腿脚麻木，也就是常说的"产后足跟痛"。其实这种担心是不必要的，也是没有根据的。产妇不但要洗脚，而且还要多洗脚，天天洗脚。不仅是洗脚，而且还要泡脚。下面就说说泡脚的好处：

（1）产妇分娩3～5天后，应当每天晚上用热水泡脚15～25分钟，这样可以活跃神经末梢，调节自主神经和内分泌功能，也有利于血液循环，能起到强身壮体、加速身体复原的作用。

（2）产妇经历了分娩过程后已精疲力尽，每天用温水泡泡脚还可以解乏，使全身舒服，对解除肌肉和神经疲劳大有好处。

（3）产妇在洗脚时还可以进行足疗按摩，不断地按摩足趾和脚心，可提高泡脚保健的功效。

宫内节育器对身体有害吗

宫内节育器简称节育器或节育环，是我国使用最多、最受欢迎的一种女

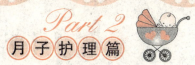

用避孕工具。因其既可达到避孕目的，又不影响性生活，而颇受广大女性青睐。目前，安放节育环已成为新妈妈产后避孕的重要措施。运用宫内节育器能起到理想的避孕效果，然而它对身体有伤害吗？

节育环的种类和型号繁多，目前，国内外使用的节育环不下40余种。大量实验和研究证明，放置宫内节育器对人体健康并无影响，而且宫内节育器本身不会致病。个别出现较重副作用者，将其体内的节育器取出后，症状也会随之消失，因此，新妈妈不必对此过于担心，一般情况下，使用宫内节育器的安全效果还是较为可靠的。但需要强调的是，女性们放置宫内节育器后应进行定期随访，以便及时发现和处理问题，有效保证身体健康。

为了避免感染，手术前3天及手术后2周内要严禁房事，注意阴道卫生，放环后不要洗盆浴，以免造成宫腔感染。术后应注意休息1~2天，1周内不要做重体力劳动及大运动量的活动，因为刚放环后宫口较松，环易脱落。

专家建议，一般新妈妈产后的第1次月经到来之后，经医院检查恢复良好即可考虑装环。具体来说，需要根据新妈妈的个人体质谨慎进行装环手术。

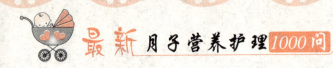

第3节

远离抑郁，重拾美丽心情

为什么新妈妈产后易抑郁

产后抑郁的发病病理一般都是心理诱因，比如新妈妈自身的心理素质差、家人关心不够、新妈妈压力增大等。因此产后抑郁只要多加注意，是可以预防或者治愈的。

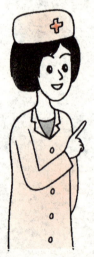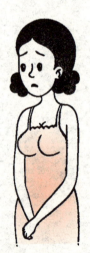

● **新妈妈本身的心理素质较差**

产后抑郁与新妈妈的心理素质和社会认知也有关系。有些新妈妈的心理素质较低，常常自卑、自责、悲观厌世，这种情绪在产后达到顶峰，容易使新妈妈产后出现抑郁。

● **家人关心不够**

新妈妈在生产中的贡献很大，付出很多，都希望得到家人更多的肯定和认可，如果没有得到，新妈妈就容易产生抑郁情绪。

另外，产后新妈妈特别敏感，一点点小事都会牵动她丰富的情感。家人细微的情感表露，均有可能让她情绪不稳，出现抑郁情绪，如果有责备、埋怨或其他表示不满的行为，更容易导致产后抑郁。

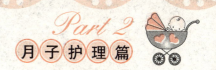

●压力增大

新妈妈在生产之后，生活压力增大，相应地，心理压力也增大。每天哺喂婴儿，观察婴儿健康状况，婴儿的哭闹常常耗费新妈妈大部分的精力，让新妈妈容易烦躁，也使新妈妈产生手足无措的感觉，这时候新妈妈容易产生挫败感，怀疑自己的能力，对自己能否胜任新妈妈的工作产生怀疑，这种怀疑的加深，容易带来产后抑郁。

●生产时的创痛没有得到平复

生产使新妈妈经历了剧痛，产后伤口恢复需要较长的时间，新妈妈容易烦躁。如果在产后恢复不良，发生其他情况，如感染、发炎、伤口绷裂等情况，身体有更长时间的不适，新妈妈对健康的担忧就会加剧，渐渐产生对生育价值的怀疑，这也容易引发产后抑郁。

产后抑郁如何预防

产后抑郁症的预防和护理必须从多方面入手，包括掌握产褥期心理特点，做好基础护理，重视心理疏导，解决困扰新妈妈的实际问题等等。做好心理保健的最终目的是帮助新妈妈从心理上树立信心，精神上获得满足，情绪上保持稳定，改善不良心理状态，顺利度过产褥期。

●加强产前健康宣教

新妈妈要认识到妊娠、分娩是正常的生理过程，而不是疾病，从而消除精神紧张及焦虑心理，提高自我保健意识和能力，保持愉快的心情。

●创造愉快的母婴同乐环境

新妈妈要多向长辈或其他的妈妈学习如何护理婴儿，掌握正确的喂养方法。最好能母婴同室，时常与宝宝接触，营造一个和谐、温馨的环境，从而缓解紧张心理，满足新妈妈生理和心理需求。

● 注意劳逸结合

新妈妈分娩后应尽量早下床活动，但不要过量活动，不要久站，以身体不疲劳为原则。早下床活动利于肠蠕动恢复，以及身体恢复。新妈妈平时要多饮水，使尿量增加，要有意识排尿，以防发生尿潴留。

● 产后饮食切忌太油腻，应以清淡为宜

适当进食粗纤维食物、蔬菜、水果等。

● 及时获得心理护理

新妈妈要时常与他人进行接触，一旦进入思维的怪圈里出不来，要及时向家人、朋友、月嫂或其他的产后护理专业人员求助，了解产褥知识，适时改变自己的认知方式，发挥主动性，积极地做好自我护理。

如何平衡工作与育儿的矛盾

有了新生儿后，不少新妈妈又要踏入社会，重新进入职场奋斗了，此时的新妈妈既看重孩子的未来，也比较看重自身的发展，可是两者往往难以兼顾。在不扰乱现有生活及超过自身能力范围的前提下，新妈妈可以根据自己的想法来抉择，或者找亲人商量或者寻求两全其美的策略等。

矛盾产生的原因：

（1）自我感觉与社会的距离加大，从而产生紧张、失落的感情。

（2）工作一忙便觉得对孩子有负疚感，情绪不佳，压力较大。

（3）重新找工作时遇到挫折。

（4）与丈夫或家人的意见不一致。

这些矛盾都是客观存在的，现在、将来都有可能发生，有的可以通过沟通、适应来解决，有的却是两难问题，新妈妈需要重新审视自己，来做权衡。以下是权衡建议：

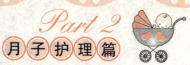

● 正视现实，调整计划，避免力不从心、急功近利

重新出来工作，落后的可能性非常大，但这是可以改变的，要给自己能够赶上别人的机会，做好相应的心理准备，如考虑到上司和同事的顾虑，可提前对公司的情况做些了解，只要正确评价自己的能力，一定会找到一份满意的工作。

● 注意平衡自己的生活

兼顾事业和家庭应采取循序渐进的方式，依序完成人生目标，如孩子3岁以前，全心养育孩子，同时注意充电。而后孩子已经上学，对妈妈的依赖变小，可以将大部分时间用来开拓事业。平衡来源于为不同阶段设定不同的目标。

● 做些实际的事情而不是过多忧虑

把过多的精力放在与自己的斗争上，只能于事无补，如果实在无法抉择，可以做些实际的事情，比如：出去上班，找个可靠的人帮助带孩子；做全职妈妈，收入降低，可以试着调整消费。想得少一些，做得多一些，这样生活就会轻松许多。

● 寻求丈夫与家人的支持

丈夫与家人是最关心母婴的人，新妈妈应经常与他们沟通。孩子是夫妻双方乃至全家的事，妈妈没有必要把困难和压力都留给自己，亲人尤其是丈夫、父母都会乐意提供帮助，即便无法提供实际的帮助，他们也可以给妈妈安慰，提出合理的建议。

缓解焦虑的饮食法有哪些

也许是初为人母有很多迷惑，也许在照顾宝宝时有许多劳累，也许对即将恢复的工作感到恐惧，总而言之，新妈妈很容易陷入焦虑不安的负面情绪当中，虽然不至于达到产后抑郁症的程度，但过分的焦虑也确实影响新妈妈的心态。此时，新妈妈一方面要主动积极地调整自己的心态，另一方面也可以通过饮食来缓解焦虑情绪,做一个安心快乐的新妈妈。

新妈妈可以选择一些能带来好心情的食物,比如贝类、鸡、鱼、瘦肉、巧克力、香蕉、柑橘、全麦面包等,摄取丰富营养的同时也悄然改善了心情。新妈妈可以尝试通过以下的饮食策略,赶走焦虑情绪。

● 多吃烤土豆和全麦面包

当人感到焦虑的时候,碳水化合物可以使人变得镇定,也会明显对情绪起到调整作用,烤土豆、全麦面包或低糖全谷类食品等,和糖果比起来需要更长的消化时间,所以它的镇定作用也更持久。

● 多吃鱼和坚果

有试验表明,食物中所含的必需脂肪酸有助于缓解焦虑和沮丧情绪,让人迅速快乐起来。鲑鱼、亚麻籽油、坚果和鸡蛋都含有大量的此类"快乐因子",多吃这些食物能让新妈妈快乐起来。

● 饮用草药茶

许多草药都有缓解压力的作用,包括甘菊、柠檬以及圣约翰草等,能够帮助新妈妈改善焦虑情绪,因此喝一些草药茶对于新妈妈调整心情大有好处。需要注意的是,在选择这些草药之前,一定要与专业人士进行沟通,尤其是在服用其他药品或哺乳期间,千万不要随意饮用。

● 补充 B 族维生素

新妈妈在感到劳累沮丧以及焦虑不堪时,吃上 1 片复合 B 族维生素是不错的选择。B 族维生素可以"发掘"食物中的能量,尤其是其中的维生素 B_6,会参与大脑中 5-羟色胺的合成,能够提高神经系统的活跃程度,有助于改善情绪。

● 多喝水

千万不要以为只有口渴的时候才应该喝水,这是一种错误的行为习惯。其实在感觉口渴时,身体已经处于"干涸"状态了。这种缓慢的失水,即使程度很轻,也能引起焦虑。因此,不管新妈妈有多忙,每天也应确保至少喝 8 杯水。

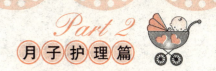

什么是产后抑郁症

大多数女性在分娩后 10 天内，都会有一段时间情绪异常、心理不稳定、情绪低落、哭泣悲观的现象，通常在 11～12 天后消失，称为产后抑郁状态。

以下几种女性患上产后抑郁症的概率比较高：年纪太轻或首次怀孕的产妇；未婚妈妈；有家族性抑郁倾向者；产后疲倦、失眠、失血过多者；生活上或婚姻上发生转变、家庭经济状况出现问题者；怀孕期间出现问题，比如难产、死胎等等。这些产妇更易产生情绪改变，陷入抑郁之中。

赶走产后抑郁有哪些方法

尽管产后沮丧或产后抑郁的发生比较多见，新妈妈也不可大意。以下 6 种方法可以帮助新妈妈降低产后沮丧或产后抑郁发生的可能性，或者减轻症状的严重程度。

●积极寻求帮助

新妈妈需要帮助的时候不要犹豫，获得帮助可以有很多种形式，例如，请丈夫帮助完成家务和夜间喂奶的工作，请家人帮助准备食物或者处理家务等。

●户外活动

不要总是和宝宝待在屋里，应带着宝宝多到户外活动活动。新鲜的空气、温暖的阳光对新妈妈和宝宝都有好处。

●给自己留点时间

在非常时期，需要关注的不仅仅是宝宝，还有新妈妈自己。不妨把宝宝托付给家人照顾，做一些自己热衷的事情，比如化妆、买几件漂亮衣服，或者出去拜访一个朋友，即使只是走一走也好。并且留一段时间和丈夫单独相处，了解他的想法和感受。

● 合理的期望

改变自己和家人的期望，放弃完美主义的想法，不要期望自己可以像以前一样把家里每一件事都打理得井井有条，不要迫使自己做所有的事情，只要在不感到疲惫的前提下尽力而为即可。

● 简化生活

在怀孕和分娩后1年内，不要做出任何重大生活改变。这样会造成不必要的心理压力。

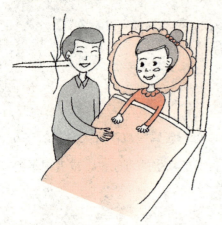

● 向丈夫寻求关怀

家人的支持，尤其是丈夫对新妈妈精神需求、变化的足够重视，对帮助新妈妈度过1个月产后忧郁症高发期至关重要。夫妻之间的交流，能及时共同培养信心，有助于使新妈妈尽快从抑郁情况中解脱出来。从这一角度来说，丈夫的关怀作用，是任何药物都无法替代的。

如何打造产后好心情

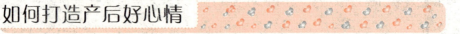

● 第一招：产后忧郁可自愈

如果新妈妈只是产后忧郁，那么要学会让自己的心绪放松，从容等待身体对激素水平变化的重新适应。

● 第二招：创造健康的产后恢复环境

新妈妈产后从医院回家时，要适当控制过多的人事干扰，为自己创造一个安静、闲适、健康的休养环境。

● 第三招：清淡而营养的产后饮食

吃营养丰富而又清淡的食物，享受被亲人照顾的亲情，感谢一餐一饭的

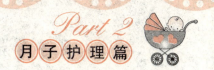

营养和爱心。

● **第四招：多活动，感受多彩的生活**

新妈妈不要用传统的方式过多地限制自己，而应做适量的家务劳动和体育锻炼。这不仅能够转移新妈妈的注意力，也可以使体内自动产生快乐元素，使自己的心情从内而外地快乐起来。

● **第五招：珍惜每一个睡眠机会**

学会创造各种条件，让自己睡个觉，新妈妈会发现受益良多。有时候，即便半个小时的睡眠也能给你带来好心情！所以，当宝宝安然入睡时，你不要去洗洗涮涮，而要抓紧时间睡觉，哪怕是闭目养神。

● **第六招：帮助与寻求帮助**

一方面，新妈妈的家人不要只顾沉浸在增添新宝贝的快乐中而忽略了新妈妈的心理变化，要多陪新妈妈说说话，及时告诉她育儿的经验，使她避免手足无措。另一方面，新妈妈自己要学会寻求丈夫、家人和朋友的帮助。要知道，在这个时候，大家都愿意帮助你，只要你说出来！

● **第七招：自我心理调适**

有了宝宝后，新妈妈会发现自己的价值观在发生改变，你对自己、对丈夫、对宝宝的期望值也会更接近实际，甚至对生活的看法也会变得更加实际，坦然接受这一切有益于帮助自己摆脱消极情绪。

● **第八招：换位思考，彼此理解**

新妈妈要理解丈夫的辛苦和对家庭的奉献，不要认为只有自己"劳苦功高"。而丈夫也应该理解妻子产后身体的变化与照顾宝贝的辛苦，主动分担家务，不能全丢给妻子。

● **第九招：勇敢面对，科学治疗**

新妈妈如果出现产后抑郁症的症状，要及时在医生的指导下服用抗抑郁类药物，不要轻视抑郁症的危害性。

● **第十招：用乐观的心态面对生活**

人生不仅有乐观、欢乐、成功、幸福等美好的时光和心境，也有悲哀、沮丧、痛苦、茫然，新妈妈要以乐观、健康的心态去对待宝宝降生后出现的一切变化，要相信辛劳之后必有收获。

爸爸可以做些什么

新爸爸应该用理解和疼惜的心情来对待新妈妈产后情绪的变化，并要时刻关爱并理解新妈妈，做妻子最强有力的后盾，排除妻子一些不必要的焦虑，让新妈妈远离抑郁情绪。

● 分担家务

主动分担家务，分担新妈妈的烦恼和忧愁，减轻新妈妈的体力和心理负担。

● 送鲜花

偶尔给新妈妈送几朵漂亮的鲜花，告诉她分娩后的她是最美丽的，或者适时地留下一些写着温馨话语的字条儿等。

● 赞美新妈妈

女人天生都是爱美的。几乎所有的新妈妈都担心自己因为生育而失去了完美的身材，失去了白净无瑕的肌肤，不再具有往昔的魅力。所以，新爸爸应该毫不吝惜地赞美新妈妈，告诉她她比之前更有魅力了。

● 多沟通交流

多跟新妈妈交流沟通，告诉她你很爱她和新生儿，并非常乐于分享她的幸福与烦恼。

如何处理好婆媳关系

坐月子期间，身体虚弱的新妈妈往往少不了让婆婆帮忙照顾自己和新生儿，婆媳关系立刻变得极为重要起来。尤其是此前并不在一起居住的婆媳，现在为了新生儿而一起生活，如何相处好成了婆媳之间非常重要的事情。做

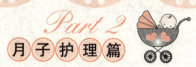

儿媳妇的毕竟在接受着婆婆的照料，所以在与婆婆相处的时候，要将婆婆当成自己的亲妈，推心置腹，你会更快乐。

在坐月子期间，新妈妈很有可能有跟婆婆完全相反的观念，如该不该洗澡，要不要喝油腻的肉汤，等等。在月子照料方面发生矛盾时，新妈妈不要只顾生闷气，或者跟婆婆吵架，而应该想着，婆婆的出发点是为了更好地照顾自己，然后平和地跟婆婆沟通自己的想法，解释现在这么做的科学道理，进而让婆婆接受新观念。新妈妈的信任和推心置腹，相信婆婆都能感觉到。

对一些难以沟通的问题，或自己看不惯的事情，不要太较真，有时候睁一只眼闭一只眼就过去了，尽量不要给自己太大的压力。新妈妈自己安心休息好，并照顾好新生儿才是最重要也是全部的工作。

怎样给自己尽可能多的积极暗示

心理暗示的作用是巨大的，不但能影响人的心理与行为，还能影响到人体的生理功能。因此，新妈妈要多想美好的事物，欣赏自己，鼓励自己。

● 多想美好的事物

心理暗示在日常生活中随时随地都可以看到，它是用含蓄、间接的办法对人的心理状态产生迅速影响的过程，让我们在不知不觉中受到影响。如果新妈妈想美好的事情，美好的心态就跟着来，如果想邪恶的事，邪恶的心态就会跟着来。所以，新妈妈要多想美好的事物，当新妈妈习惯想象快乐的事，神经系统便会习惯地令新妈妈保持快乐的心态。

● 多鼓励自己

心理学家马尔兹说过："我们的神经系统是很'蠢'的，看到一件喜悦的事，它会做出喜悦的反应，看到忧愁的事，它会做出忧愁的反应。"所以，我们只能输入积极的语言，比如"在我生活的每一方面，都一天天变得更美好"、"我的心情愉快"、"我一定能成功"等，语句简洁有力，不要含糊、脱离实际及与人攀比。永远不要对自己说"我不行"、"干不好"、"我会失败"等。

● 学会自我欣赏

有的新妈妈本身会有自卑倾向，对自己是否能够带好新生儿，是否能够当一个合格的新妈妈也不自信。这个时候新妈妈要多看自己的优点，多欣赏自己，并且坚信自己有能力了解自己的新生儿，并能给他最好的照顾。

如何解决与长辈的分歧

新父母在养育新生儿的问题上与长辈有分歧是常有的事，关键在于事前进行沟通和协调，才有可能缓解这些矛盾。

● 一起阅读育儿的文章

一起阅读一些科学育儿的文章，一方面能掌握一些科学育儿的理念，另一方面也更利于以后在教育的方式方法上达成一致，避免分歧。多看科学育儿的文章，经常和他们探讨，也利于增进感情。

● 达成教育的共识

当新生儿犯错后，妈妈会对其进行教育，但常常出现老人干预的情况。因此你和老人有必要在教育前进行思想上的统一，你可以把目的、原因、需要注意的事项以及教育方法的利弊等与长辈进行沟通、商讨，达成一致。

家人如何给予新妈妈最贴心的照顾

对新妈妈来说，来自于家庭的全面关爱，好过于任何的心理护理。

● 家人的理解

妈妈的身体经历了生产而疲惫不堪，内分泌也发生了很大的变化，因此，很多妈妈在产后易出现哭泣、忧郁、烦闷等情绪变化，大多发生在产后3天，

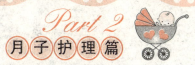

并持续7天左右。家人除了要在产前从心理上做好各种准备外，在产后这一人生的特殊时期，也一定要多了解产后护理的相关知识，注意观察和及时发现新妈妈的情绪变化。

● 家人的陪伴

爸爸最好能时常陪伴在妈妈身边，对于生男孩或女孩都不要埋怨，凡事主动去做，给妻子最大的方便。如果平素婆媳不和睦，就别非要婆婆亲自来照料新妈妈。无论是来照顾的长辈还是爸爸，都要多与新妈妈交流，听新妈妈讲讲心事，疏导她的心情。

● 家人的照顾

应多承担照顾宝宝的事宜，尤其是夜间，爸爸要多帮助护理宝宝，不要怕影响自己的睡眠就到另一房间，让妈妈在产后处于愉快而无忧的情绪中，这样有助于身体恢复得更快更好。家人在照顾新妈妈的日常饮食时，除了要按照科学的方法制备适合的膳食，也要适当地参考新妈妈的口味。

● 舒适的休养环境

新妈妈的卧室应是冬天温暖，夏天阴凉；还要保证室内的空气流通，经常保持空气新鲜才利于休息。卧室通风，要根据当时气候和产妇的体质而定，但产妇应注意避开风口，不要吹过堂风，也不宜在电扇

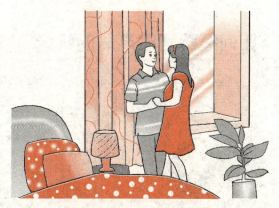

近处吹，避免感冒受凉。卧室须经常洒水清扫，保持清洁整齐。室内用具应摆放整齐，再摆放些鲜花、盆景，令人心情舒畅。产妇卧室应保持安静，避免过多亲友入室探望，以免影响母婴休息，使空气污浊，把病菌带入易引起母婴感染。

总之，家人应体贴新妈妈，不要在她面前发泄怨言，不要说不愉快的事。

新妈妈在月子中,丈夫更应加倍体贴,尽量多承担家务劳动和照顾婴儿的责任,使新妈妈心气调和,保持良好的精神状态,静心休息。

为何说月子里爱发脾气很正常

月子里的新妈妈常常会焦虑、烦躁,甚至对于家人也可能有过分的言语和行为,严重者可发展为产后抑郁症。大约有50%甚至更多的新妈妈都可能出现这种现象。为此,丈夫和家里的婆婆可能认为新妈妈实在娇气、事儿多,这么多人小心翼翼地伺候还不满意,因此生气,进而产生误解,有的家庭甚至从此产生矛盾。

其实,新妈妈的这种反常行为是身体激素变化的结果,并不是娇气任性所造成的。因此,家人应对其给予充分的理解,并继续对其关怀备至,以保证新妈妈的情绪正常良好,这也是为宝宝创造良好家庭氛围的一个重要条件。

如何缓解剖宫产后的忧虑

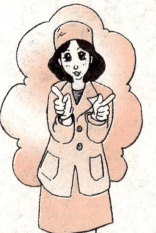

剖宫产后的疼痛总是难免的,这种疼痛必然会给产妇带来忧虑,担心疼痛什么时候才会消除,担心伤疤是不是一生都不会消失了。要消除这些忧虑,要从多方面入手。

●找一个最好的哺育姿势

如果因为疼痛而忧虑的话,要想解除这种忧虑,首先应该让疼痛降到最低。比如找个最舒适的姿势哺乳婴儿,并以最舒服的姿势上下床。要发现一个最舒适的哺乳方式,可能是不断尝试错误的过程。将一个枕头放在大腿上,用以支撑婴儿,同时也可以保护伤口。你将会发现坐在椅子上,比坐在

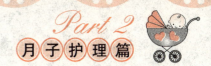

床上更容易哺乳。

● 正确地上下床

上床时，尽量坐在靠床头位置，环抱着腹部肌肉，放松双脚，一次提起一只脚到床上。也许，此时需要用双手来提起双脚，保持膝盖弯曲，将脚移在床上。同时，慢慢地用手把自己的身体移到床头位置。

帮助产妇下床的时候，应该以自己的步伐行动，而不要拖着产妇进入坐着的状态。产妇以一只手支撑伤口，同时弯曲膝盖，双膝慢慢并拢，同时肩膀呈一直线，避免肌肉扭曲。这时，尽量做出坐的姿势，并将双脚置于床沿，渐渐碰触地板。最好床的高度能使脚刚好接触到地板，同时可以用力，使自己保持站立的姿势。如果床的高度并非恰到好处，则应该慢慢地使脚接触到地面，再慢慢地下床，或是设法调整床的高度。

● 保持正确的站立姿势

在站着的时候，很可能会想要向前倾，以保护伤口，但是应该尽可能地直立站好。在行走的时候，放松并保持自然呼吸，以一只手支撑伤口部位。

● 清除肺部的分泌物

做过全身麻醉的产妇，则需要深呼吸并咳嗽，以清除肺部的分泌物，这些分泌物是麻醉所产生的反应，因为咳嗽有助于排出这些分泌物。身体舒适了，心中的忧虑也就淡化了。

为什么冥想能让心灵净化

想象可以成为一种精神上的寄托，新妈妈每天留一点时间、一个空间给自己进行心灵冥想，让自己整理纷乱的思绪，暂时忘却疲惫和烦恼，可以使自己进入到一种全新的忘我境界中，与心灵对话，远离心灵的纷扰，缓解产后抑郁情绪。

● 冥想的优点

有规律地冥想，可以调节大脑神经，让处于压力重压下的大脑得到放松，有益于左右脑平衡使用，给人的机体健康"充电"。因此，新妈妈经常冥想更容易达到平静而快乐的状态。冥想过程中，脑波会变得安定，心情逐渐变得平和，全身肌肉变得放松，甚至有逐渐加强人体的免疫力的作用。当新妈妈进入冥想状态时，必须使全身肌肉、细胞和血液循环等都缓慢下来，进入时，不仅会体验到宁静，放松一段时间后还会源源不断地涌出想象力、创造力与灵感，使人的判断力、理解力都得到大幅的提升。新妈妈的心灵会更加敏锐，注意力更容易集中，同时，身心会呈现安定、愉快、心旷神怡的感觉。

● **怎么练习冥想**

刚开始练习冥想的时候，新妈妈可能会觉得思绪万千，各种念头纷至沓来，难以进入状态。这时新妈妈可以先闭上眼睛，将注意力集中于自己的呼吸，深吸一口气，呼气时先发出"O"的声音，然后合上嘴唇，发出"M"的声音，直到这口气彻底呼出，然后再吸气重复，反复进行。注意力集中在语音上，体会它在大脑中的回音，可以帮助新妈妈慢慢进入状态。

为什么说睡眠是调整情绪的最佳方式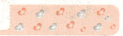

睡眠是调整情绪的最佳方式。新妈妈在晚上哄新生儿睡觉后使自己获得充分的休息，对调整产后情绪有很大帮助。

如果新妈妈经常觉得委屈伤心、疑虑烦躁、生活懒散，常常打不起精神，就可以对照以下的问题看一看，自己是否属于睡眠不足。

（1）是否需要别人叫才能醒过来？

（2）是否在看电视时，容易打瞌睡？

（3）是否一天到晚就爱睡懒觉？

（4）是否上床后，头一贴到枕头就呼呼大睡？

如果新妈妈对其中任何一个问题回答"是"，那就说明睡眠不足。

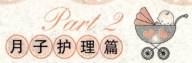

新妈妈在坐月子期间应保证充足的睡眠，每天夜晚至少保证睡 8 个小时，午睡 1 个小时。

担心身材走形怎么办

为了生一个白白胖胖的宝宝，孕妇在怀孕期间会大幅度地补充营养，不少人由此担心产后不能恢复以前的身材。而在生下宝宝后，身材短时间尚未恢复，此时哺乳宝宝等众多事情扑面而来，不少新妈妈都有这样的担心，产后身材走形了，怎么办？

新妈妈其实完全不必为此担心，国外有关专家的调查结果表明，怀孕期间体重增加不到 16 公斤的女性，产后更容易恢复原来的重量并保持下去。怀孕时增重 16 公斤及以下的，产后能较成功地恢复到孕前的水平，即使比原来重了，幅度也能控制在 2 公斤以内。而若超过 16 公斤，她们在产后依然肥胖的可能，则要翻一番。

因此新妈妈可以放宽心绪，只要坚持合理的饮食和适量的运动，恢复产前的苗条身材指日可待，不需要成为自己眉头紧锁的原因。与其将心思花在这里，还不如加快运动的步伐减肥瘦身呢！

新妈妈如何自测产后抑郁症

刚生产过孩子的新妈妈，可以做以下的测验，来确定自己是否有产后抑郁症状存在。

（1）不开心，变得容易哭。

（2）情绪低落，易发脾气。

（3）有失败及挫折感。

（4）失眠、早醒。

(5) 胃口差,食欲大减,体重下降。

(6) 极度疲倦,难以集中精神。

(7) 曾患抑郁症。

(8) 感到内疚及自责。

(9) 疑神疑鬼,出现幻觉,恐惧有人伤害自己。

(10) 对未来没有希望,甚至认为继续生存,是对自己和婴儿的折磨。

(11) 想伤害自己或婴儿,情绪狂躁,胡言乱语。

如新妈妈的情况与上面所述吻合,可能出现了不同程度的产后心理问题,具体陈述如下:

问题1~3均答"是",为产后轻度情绪低落。

这种情况常发生在分娩后的2~4天,过半数的产后女性都会有这种情绪不安、闷闷不乐或易哭等现象。此时若能得到家人适当的照顾,症状可在短期内消失,对健康没太大影响。

问题1~8均答"是",为产后抑郁症。

分娩后6个星期至6个月内,约有10%~20%的新妈妈会感到容易疲倦、失眠、精神萎靡、食欲不振、月经失调、缺乏自信,或觉得哺育婴儿是一种负担。病情严重时,更可能会有自杀或伤害婴儿的倾向。

问题1~11均答"是",则为产后癫狂症。

极小部分的新妈妈会在分娩后2~3个星期内,有恐惧、严重抑郁、幻觉、幻听,或感到被人迫害的恐惧感,生活在疑惑的日子里。

产后操,让心情更美丽

生了宝宝后,新妈妈体质虚弱,有的新妈妈还平添了很多问题,如尿失禁、便秘、腿酸痛、腰背痛等,这让新妈妈苦恼不已,也影响新妈妈月子里的心情。其实新妈妈只要在产后及早进行有针对性的锻炼,这些问题是会慢

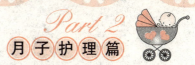

慢解决的。下面给新妈妈推荐一些产后操,新妈妈可以根据自己的身体情况加以选择,科学合理地锻炼,让身体早日康复。

● 产后保健操

深呼吸。用鼻子缓缓地深吸一口气,再从口中慢慢地吐出来。

颈部运动。仰卧,两手放于脑后,胸着床,颈部向前弯曲;复原,颈部向右转(肩着床),如向旁边看的动作,然后向左转。

转肩运动。屈臂,手指触肩,肘部向外侧翻转;返回后,再向相反方向转动。

手指屈伸运动。从大拇指开始,依次握起,再从小拇指依次展开。两手展开、握起,反复进行。

腕部运动。两手在前相握,手掌向外,向前伸展,握掌。坚持5秒,放松。

脚部运动。两脚并拢,脚尖前伸。紧绷大腿肌肉,向后弯脚踝。呼吸2次后,撤回用在脚上的力。随后将右脚尖前伸,左脚踝后弯,左右交替。

● 剖宫产后复原操

剖宫产新妈妈与顺产新妈妈不同,为了避免在复原运动中伤口疼痛或不小心扯裂,新妈妈可以特选这套产后复原操。

深呼吸运动。仰躺床上,两手贴着大腿,将体内的气缓缓吐出。

两手往体侧略张开平放,用力吸气。

一面吸气,一面将手臂贴着床抬高,与肩膀呈一直线。

两手继续上抬,至头顶合掌,暂时闭气。

一面吸气,一面把手放在脸上方,做膜拜的姿势。

最后两手慢慢往下滑,手掌互扣,尽可能下压,同时吐气,吐完气之后,两只手放开恢复原姿势,反复做5次。

下半身伸展运动。仰躺,两手手掌相扣,放在胸上。

右脚不动,左膝弓起。

将左腿尽可能伸直上抬,之后换右脚,重复做5次。

腹腰运动。平躺床上,旁边辅助的家人,以左手扶住新妈妈的颈下方。

辅助者将新妈妈的头抬起来,此时新妈妈暂时闭气,再缓缓吐气。

辅助者用力扶起新妈妈的上半身,新妈妈在此过程中保持吐气。

新妈妈上半身完全坐直,吐气休息,接着再一面吸气,一面慢慢由坐姿回到原来的姿势,重复做5次。

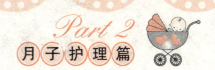

第4节 为重温"性"福生活做准备

为何说哺乳期避孕安全系数低

有人认为,产后不来月经,就不会怀孕,无须采取避孕措施。这种认识不全面。因为产后卵巢排卵功能恢复的时间因人而异,一般来说,如果产后不哺乳,月经常在产后28~42天来潮,有的3个月左右恢复月经。第1次月经大多数比平时量多,多无排卵,不哺乳的少数人,也偶有排卵。绝大多数妇女在经历了产后2~3个月经周期后,卵巢功能完全恢复正常,月经量也恢复正常,且有排卵。

哺乳期虽然不来月经,但仍然有排卵,故有的新妈妈在哺乳期同样可以怀孕。有的新妈妈,当卵巢刚恢复排卵功能——第1次排卵时,排出的卵细胞很快遇到精子,变成受精卵。这说明,所谓坐月子的哺乳期是"安全期"的说法是错误的,哺乳妇女不论是否已经恢复月经都具有受孕的机会,因此哺乳期妇女在恢复性生活后,一定要避孕,以免造成不必要的麻烦。

哺乳期受孕对新妈妈健康十分不利,分娩的创伤还未全面恢复,又要怀孕或做流产术,当然是件既痛苦又损坏身体的事。尤其是带有瘢痕的子宫(剖宫产术后子宫瘢痕),不光对子宫复原有影响,且新妈妈承担哺乳和养胎的双重任务,势必导致营养不良、贫血的后果。因此,千万不可疏忽大意,哺乳期必须采取避孕措施。在哺乳期不要抱有侥幸心理,一定要坚持避孕。

产后多久能进行性生活

严格地说,产后性器官尚未复原时,绝对禁止性交。只有当它们恢复正常后,才能过性生活。

正常产妇全身和子宫等逐步恢复到未怀孕前时的状态所需要的时间大约为6~8周(也就是产褥期内)。

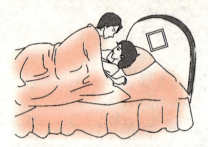

除以上的参照标准外,还得看产妇体力恢复与"恶露"是否完全干净等情况。有时必须延长禁止进行性生活的时间,千万不可操之过急。

如果是在剖宫产、产钳术、会阴及宫颈缝合术后或产褥期有感染、出血等情况,其子宫、阴道、外阴等器官组织恢复缓慢,恢复性交的时间则应后延。

一般来说,产钳及有缝合术者应在伤口愈合、瘢痕长好后,即约产后42天性交。对于剖宫产者,最好在3个月以后性交。有发热、宫内感染者,均须病愈后,元气充足时方可性交。

怎样使产后性生活更和谐

要更好地恢复性生活,下面这些要牢记:

● **多爱抚**

性生活前,为了缓和妻子的紧张情绪,丈夫要多爱抚妻子。同时,为了保证妻子的休息,建议每次性交时间不要超过30分钟。

● **要温柔**

产后新妈妈阴道恢复不久,性生活时容易干涩疼痛,尤其是产后第1次性交。丈夫应该温柔一些,动作放缓慢,营造温馨柔和的气氛,注意新妈妈

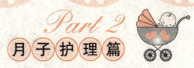

的反应，也可配合一些水性的润滑剂使用。如果第1次就很不舒服，妻子之后可能得隔更久才敢行房。

另外，产后一直哺乳的新妈妈，乳房充盈大量乳汁。如果此时受到外力的强烈压迫，容易肿胀疼痛，所以新爸爸动作要轻柔。

● 忌创新

产后新妈妈体力可能有些下降，新爸爸不要尝试过多的"花样做爱"，尽量配合新妈妈的感觉来，以新妈妈感觉舒服的体位进行，当然你也可以提出你的要求，但不能强求。

● 需重视

若新妈妈有阴道分泌物不正常、会阴伤口疼痛、性交疼痛的情况，应尽快就医治疗。丈夫应多注意妻子的情绪问题，如果生产完2周以上，妻子还有情绪低落、常哭等情况，应早点咨询医生。

● 记得避孕

生产过后，新妈妈子宫的功能需要半年的时间才能恢复到孕前水平，如果恢复前再次怀孕，无论是流产还是再次生育，都对新妈妈身体健康不好，因此在性生活时一定要记得避孕。

产后最佳避孕方法是什么

正常阴道分娩女性，产后3个月可以放环。如果产后3个月来过月经，可在月经干净后3~7天放环。如果产后3个月仍未来月经，或哺乳期闭经，这时就要排除怀孕之后再放环。须到医院检查，查子宫大小，做尿妊娠试验，排除早孕后，方可放环。

如果产后有恶露不绝、子宫出血、产褥感染等不正常情况，要等待疾病痊愈后再考虑放环。如果是剖宫产，放环时间应当在手术后半年进行。在放环前可采用阴茎套避孕法。

哺乳期子宫腔较小，宫壁也薄，应由医生测量子宫，选用大小合适的宫内避孕环。等到停止哺乳，子宫恢复正常后，还需要更换一个适合的宫内避孕环。

不宜放置宫内节育环的女性，如果产前用过阴道隔膜并想继续使用时，要请医生重新配号，因为生过孩子后，阴道比怀孕前松弛，一般需要采用大一号的阴道隔膜。

为何产褥期不宜过性生活

● 产后体力不允许

分娩也可以说是一种强体力劳动。女性生养孩子必然会消耗很大的体力，所以产褥期是一个充分养息的阶段，不宜再由于性生活而消耗体内的能量，浪费精力与体力。

● 产后生理变化的原因

产后子宫的变化相当大，会由大到小地逐步缩小，子宫腔里的分泌物会以"恶露"的形式不断地由阴道排出体外，由于恶露的存在，生殖道很容易受到细菌的感染，加上产后生殖器本身抵抗力低下，如果因性生活导致细菌侵入，则后患无穷，可引起产后热，还会留下盆腔炎之类的病根。

● 产后生殖器官比较脆弱

由于性激素代谢的缘故，产后女性生殖器官的组织会发生一定程度的脆弱现象，一旦遇到粗暴的性交动作，甚至会造成阴道穿透破裂，还会引起腹膜刺激症状和腹腔出血等。

● 易引起某些病证

不少女性分娩时会伴有子宫颈撕裂、会阴部撕裂等情况，这些病证都需要在产褥期内逐步愈合长好。性生活会妨碍它们的恢复愈合，也会带来细菌感染，引起这些裂伤部位的化脓。所以产褥期内，最好不要性交。

为什么第一次亲密接触要小心

● 恢复性生活的时间过早

会阴切口的伤口一般需7天才能愈合,并将缝线拆除。此时,会阴表面组织是已愈合,但是深部肌层、筋膜需6~8周才能得以修复。如果过早恢复性生活,可导致伤口裂开、出血。

● 伤口愈合情况不良

除了会阴部表皮层用丝线缝合外,内层肌肉、皮下脂肪层均用羊肠线缝合。人体组织对羊肠线的吸收有明显的个体差异,加上羊肠线的质量、会阴部是否严格消毒等问题,也会影响人体组织的吸收恢复程度。

● 产妇全身恢复情况不够理想

产妇患有贫血、营养不良或阴道会阴部发生炎症,均会延迟会阴伤口的愈合。所以要小心。

● 性交动作过于激烈

男方在妻子处于妊娠晚期、产褥期时禁欲时间较长,一旦恢复夫妻生活,往往动作激烈,这样很容易引起会阴组织损伤、出血、裂开。

因此,产后一定要等会阴伤口完全愈合后方可恢复性生活。首次性生活时,丈夫动作一定要轻柔、体贴。

产后月经要多久才能恢复

女性产后的月经恢复是自然的生理现象,恢复时间有早有晚,因人而异,一般与新妈妈的年龄、身体恢复状况、是否哺乳以及营养状况有关。早者可在宝宝满月后即来月经,晚者要到宝宝1周岁后。而一般情况下,多数女性在产后6周月经就可恢复。另外,没有哺乳的新妈妈月经恢复会比较早一些,一般在产后2~3个月。而哺乳的新妈妈一般会推迟到半年以后,有可能1年左右才来月经。

剖宫产后怎样避孕

一般说来，剖宫产后的避孕应从产后2个月开始。剖宫产后避孕方法的选择极为重要。因为，剖宫产对子宫肌壁大有损伤，不可能像自然分娩者一样于产后3个月安放节育环。所以，剖宫产后的避孕方法，应因人而异，分类指导进行。产后不母乳喂养的新妈妈，可选用0号、2号口服避孕药避孕，也可选择避孕套避孕，直到产后8~10个月，子宫肌壁上的瘢痕大部分软化，再安放节育环避孕。产后母乳喂养的新妈妈最佳的避孕方法是使用避孕套，直到停止哺乳（应不少于10个月），再安放节育环避孕。

也就是说，剖宫产的新妈妈最开始应使用避孕套，或服用避孕药（不哺乳者）的方法来避孕，过渡一段时间后，再选择安放节育环避孕。

产后性生活误区有哪些

● **不要在疲劳和没有性欲时勉强性生活**

新妈妈要照顾宝宝，还要做家务，身心都比较虚弱，加上分娩时的疼痛记忆，往往缺乏足够的精力和体力来满足新爸爸的性要求。精神或身体疲劳时过性生活往往达不到高潮，收不到双方满意的效果。特别是劳累后立即过性生活，会损害健康。而如果在没有性欲时勉强同房，还会导致新妈妈对性生活反感，造成性冷淡。所以，建议夫妻双方在精力较佳时进行性生活。

● **不要在空腹或饱食后性生活**

饥饿时，人的体力下降，精力不充沛，进行性生活容易因体力不支而中途停止；而饱食后，血液流向肠胃，大脑和其他器官则相对供血不足，往往也达不到性满足。即使勉强获得性的满足，也不利于身体的健康。

● **不要在沐浴后立刻同房**

洗澡特别是洗热水澡时，全身血液循环加快，皮肤血管充分扩张。若沐浴后立即性交，性器官会急剧充血而加重全身血液循环的负担，使血液循环平衡失调，局部血液供应不足或缺血而造成严重后果。因此，不管是丈夫还是妻子，沐浴后都应该休息15～30分钟再同房。

● **性生活不要过频**

一般来说，性生活次数与年龄基本成反比，即年龄越大，性生活的次数越少。20～30岁的夫妻，一星期3～5次；30～40岁的夫妻，一星期2～3次；40～50岁的夫妻，一星期1～2次；51～55岁的夫妻，一星期1次。

性生活过度会导致身体乏力、心神恍惚、头重腿酸、心悸、食欲不佳等，长此下去还会引起神经衰弱，导致身体衰弱，有损健康。

● **不要在早晨起床前同房**

一日之计在于晨，马上要起床进入白天的紧张工作生活，如果此时过性生活，身体往往得不到足够的休息，使机体的平衡失调，从而降低身体的抵抗力，影响身体健康。

在一天之中，以晚上入睡前过性生活最好，因为这时是性激素分泌的高潮时期，且对身体没有伤害，同房后还可有充分的时间休息，对第二天的精神、体力没有影响。如果新爸爸和新妈妈想在早晨同房，应该选在休息日。

产后性冷淡有哪些原因

产后性欲冷淡，原因包括生理和心理两个方面。

● **生理原因**

从生理上说，由于怀孕分娩对内分泌的影响，雌激素在产后哺乳期内水平一直较低，这会导致阴道分泌物减少，对性刺激的反应下降，会使性欲降低。一般产后3个月性欲会逐步提高。

● 心理原因

从心理上说，新妈妈生完孩子后，增添了不少家务劳动，同时担负着哺乳的重任，夜里还要换尿布，关心小儿的冷热。照顾孩子分散了许多精力和时间，使妻子感到身心疲惫，这也会使她们的欲望和热情降低，从而出现性欲淡漠现象。

当孩子出生时，年轻父母都为自己的爱情结晶高兴不已，而母爱的程度远远超过父爱，会毫无保留地献给孩子，这就发生了"移情"现象。角色的改变使神经中枢兴奋优势发生转移，就会抑制性兴奋。

如何纠正产后的性冷淡

（1）首先要调整思想，有了孩子以后夫妻的感情不要受孩子的干扰，夫妻双方要给予对方更多的关心、爱护、照顾与温暖。

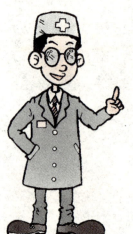

（2）丈夫要多理解妻子，共同挑起家务，腾出更多的空间、时间归夫妻两人所有，这样情况便有可能大为改变。

（3）进行性区肌肉锻炼。女性生完孩子后，可做一些性区肌肉锻炼，以提高、恢复性生活质量，纠正性冷淡。

①直立或坐位，大腿交叉并用力贴紧，压迫外生殖器，并用力收缩会阴部肌肉，重复20次。

②直立或坐位，双腿微分开，收缩臀部肌肉，使之相夹，并向上部靠拢，膝部有外转意，然后收缩阴部肌肉，使阴道有冲动的感觉，同时腹肌尽量向内收缩，就是夹屁股，提阴道，收腹，重复20次。

③缩肛练习。体位不限，练习收缩肛门的动作20次，可提高阴道口肌肉的紧握功能。

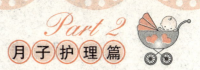

④排尿中断练习。在排尿过程中有意识地忽停忽排,分几次将尿排尽,这样,尿道的括约肌就有收缩的感觉,可提高尿道口周围区域的肌肉张力,加强自我控制耻骨尾肌群。

⑤摆动练习。蹲坐在脚后跟上,双膝自然分开,双手扶地,做骨盆前后摆动,同时意想会阴收缩,重复20次。

坐在床面上,双手拉住双脚踝靠近会阴处,使两脚分开,双膝自然分开,身体反复前后摆动,意想会阴处,持续1分钟。

第三章
找回曾经的那份美丽

第1节 胸部护理，依旧做"挺"女人

防止乳房下垂有哪些注意事项

生孩子后乳房下垂，有两个原因：一是哺乳时间过长。一般生小孩8个月后，乳汁明显减少，12个月后即可断乳，如果这时仍让孩子吃奶，乳房受到过分的牵拉，弹性降低，就容易发生下垂；二是有些女性平时不注意锻炼，使支撑乳房的胸大肌和固定乳房的韧带不够发达有力，不能很好地支撑和固定乳房，从而使乳房垂下来，影响乳房健美。为使乳房健美，产后不下垂，需注意以下几点：

哺乳时间不要过长，应在孩子1岁左右断奶。吃奶时婴儿距离乳房不可太远，防止过分牵拉乳房。

哺乳期的女性，每天用温水洗乳房1次，不仅有利清洁卫生，促进乳汁

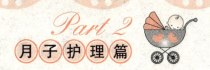

分泌,而且能够增加悬韧带的韧性,防止乳房下垂。

按摩乳房,孩子每次吃完奶后,应轻轻按摩乳房,每次10分钟,这样能促进乳房的血液循环,增强乳房韧带的弹性,防止乳房下垂。

戴上松紧合适的胸罩,把乳房兜起来,防止乳房下垂。

坚持做俯卧撑、扩胸运动,使胸部的肌肉发达有力,对乳房的支撑作用增强。这样不仅能防止乳房下垂,对防止驼背及体形健美都大有好处。

为什么乳房健美不宜放弃母乳喂养

现代女性在生育后,大都急切希望能迅速恢复昔日苗条的身材,有不少新妈妈甚至因此拒绝给宝宝哺乳。其实,造成身材走样并非母乳喂养所致,恰恰相反,母乳喂养有促进母亲形体恢复的作用。

只有坚持母乳喂养,新妈妈才能把多余的营养提供给宝宝,保持供需平衡。母乳喂养,新妈妈要分泌乳汁,哺育婴儿,所消耗的热能及各种营养素便增加,尤其因为脂肪能提供较多热能,而且宝宝的吸吮过程会反射性地促进新妈妈催产素的分泌,促进其子宫的收缩,能使产后子宫早日恢复,有利于消耗掉孕期体内堆积的脂肪,所以只要不在"月子"里暴饮暴食,新妈妈的体形在产后就会逐渐恢复到妊娠前那样。

如何穿出胸部的曲线魅力

许多产后的女性都很关注自己胸部的变化,胸部太大的话有些难为情,太小的话又往往很沮丧,其实,完全没有必要。只要懂得穿衣技巧,完全可以保持胸部曲线魅力。

● 胸部过小的穿法

丰满匀称的胸部是所有女性梦寐以求的,但也不必为胸部过小而沮丧,

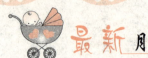

可以想办法使它变得丰满。除了用衬垫饱满的胸罩，还可以利用碎褶、缝线、花边、蝴蝶结扩大前胸的视野范围。

衣裙可以贴身一些，V形和方形开领，可使胸部看起来有型，但领口不要过低。

少用过宽的腰带，横条纹和斑斓的花样比直条纹和素淡图案好；上衣胸线应该明晰，显出曲线来。

中腰裁剪的衣服、双排扣外套、连肩袖也有这种作用。

● 胸部过大的穿法

胸部过大，有的产妇有点难为情，其实只需要避免在衣服的胸部有扩张感强的式样，并且不要用精致夺目的胸颈部位的装饰引人太注意。

无海绵衬垫的或下端有钢丝托架的胸罩可收缩外形；胸部花色尽量素雅，直条纹很好，蛋形、V形或方形领口，轻柔飘逸的衣料都可以。

蓬松的菲律宾袖、高腰剪裁或双排扣衣裙、横条纹、鲜艳色彩、大型图案、紧身服装和新奇的服装，胸部繁复的花边、碎褶、开口袋都不适宜。

● 乳房左右不匀称的穿法

产后哺乳时有可能发现，乳房左右不均匀，这时就要非常注意内衣的穿法。

最简便的弥补方法是穿着装有钢丝且垫有厚海绵之茶杯盖状的文胸，弯下身体把文胸穿戴上，且应稍微穿戴紧些，再以手将较小的一边往上拉。如果胸部和文胸之间有空隙，则可将纱布包了棉花后喷些香水再放入。

如果胸部左右严重不对称，应该考虑进行手术治疗。

哺乳期妈妈如何巧选文胸

通过穿戴支撑效果良好的文胸可以有效避免乳房下垂，这一点在哺乳期特别重要。新妈妈一定要佩戴合适的文胸，这段期间乳房增大，又经常被宝

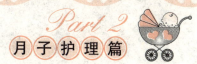

宝吮吸，很容易下垂，所以新妈妈不能因为怕麻烦而不佩戴文胸。如何挑选合适的文胸呢？

● 文胸应方便放置乳垫

新妈妈在怀孕后期至产后哺乳期，乳房都可能会溢乳，很多新妈妈会使用乳垫来吸收溢出的乳汁。为了方便放置和固定乳垫，许多专用孕产妇文胸在罩杯内会装有袋口及辅助带。

● 注意有哺乳开口设计

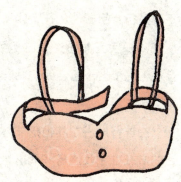

罩杯的哺乳开口设计非常实用，宝宝饿了，准备哺乳时，可以一手抱着宝宝，另一手解开扣环，非常方便，依据设计的不同，可分为下列几种。

（1）全开口式哺乳开口。其特点为罩杯仅以钩环钩于肩带，要哺乳时罩杯可完全向下掀开，露出整个乳房。

（2）开孔式哺乳开口。其特点为罩杯掀开时，只露出乳头、乳晕及其周围，遮蔽性较高。

（3）前扣式文胸或休闲文胸。其特点为文胸的扣钩在前面，方便用一只手解开文胸。这一类文胸可在家中或睡觉时穿着，它的支撑力通常比以上几种文胸要差一些，但比较舒适，居家穿着时，可以让乳房得到放松与休息。

如何哺乳乳房不变形

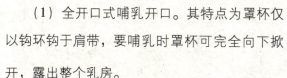

怀孕会使乳房变得比以前丰满许多，皮肤拉伸紧绷。由于乳房都是脂肪和结缔组织，没有肌肉，当停止哺乳后，乳房腺体组织的收缩速度比乳房皮肤要快得多，所以孕期和哺乳期结束后，新妈妈的乳房会下垂、松弛。正确的哺乳方法、各种按摩保健措施，都有利于维持乳房的完美形态。

● 正确哺乳

（1）每次哺乳，先让宝宝吸一侧乳房，吸空后，再吸另一侧，反复轮换。并且，哺乳时不要让宝宝过度牵拉乳头，每次哺乳后，用手轻轻托起乳房按摩10分钟。

（2）哺乳时应让宝宝把整个乳晕都含住。宝宝如果只含住乳头，容易造成乳头皲裂、疼痛，进而诱发乳腺炎。千万不要让宝宝过度地牵拉乳头，也不要强行牵引着乳头往宝宝嘴里送，以免拉长乳房韧带，使乳房下垂。

（3）宝宝1周岁左右即可断奶。过分延长哺乳时间，乳汁分泌量减少，会使乳房变得干瘪，断奶后乳房会失去丰满，影响曲线美。

● 按摩

在进行淋浴或其他形式沐浴之前，在乳房上敷一层起软化作用、含维生素的滋补性化妆油膏和润肤乳液，同时轻轻做滑动性按摩，可以保证乳房的清洁卫生，并能防止乳房下垂。

为何说喂奶使乳房"再发育"

众所周知，新妈妈在生下宝宝并哺乳完毕后一般会出现乳房松弛的情况，那么在哺乳期间，有哪些是需要注意的呢？首先哺乳时间不要过长，一般提倡喂4～10个月；每次哺乳时间过长，让宝宝含着乳头睡觉都会加重乳房下垂；喂奶姿势要正确，哺乳时，应该两个乳房交替喂奶，每次时间不超过20分钟。母乳喂养不会影响乳房原貌，而且如果按照医生指导哺乳，新妈妈的乳房在哺乳期后还会变得更加丰满、结实。

正确的喂养姿势有2种。一是坐姿，二是卧姿。白天最好采取坐姿，晚上采取卧姿。坐姿比较常见的是"坐位环抱式"：用肘部内侧托住婴儿颈背部，四指张开托住宝宝的臀部，而另一手的四指和拇指分别放在乳房上、下方，柔和地握住乳房，让宝宝的嘴和下颌部紧贴新妈妈的乳房，新妈妈与宝宝的胸部互相紧贴，腹部互相紧贴，让宝宝将乳头和大部分乳晕含入口中。除了上述方法，国外比较流行橄榄球抱法：新妈妈背靠床头坐或半坐卧，将后背垫靠舒服，把枕头或棉被叠放在身体一侧，其高度约在乳房下边缘。将宝宝的臀部放在垫高的枕头或棉被上，腿朝向新妈妈身后，新妈妈用胳膊抱住宝宝，使其胸部紧贴新妈妈的胸部。新妈妈用另一只手以"C"字型托住乳房，让宝宝含住乳头和大部分乳晕。这也是比较好的哺乳姿势。

乳房萎缩的原因有哪些

产后乳房萎缩的原因主要有以下几点：

● 雌孕激素的影响

妊娠期及产褥期由于大量的雌孕激素作用，使乳腺管增生，腺泡增多，脂肪含量增加，乳房丰满。而断奶后，激素水平下降，乳腺腺体萎缩，腺泡塌陷，结缔组织重新取代脂肪组织，乳房就会出现萎缩现象。

● 哺乳的影响

大多数女性哺乳期身体消耗较大，带孩子又辛苦，营养跟不上，使体内储备的脂肪耗竭，形体消瘦，再加上不注意哺乳期乳房保健，便造成乳房萎缩现象。

● 性刺激的影响

有些女性怕再次受孕，因而对性要求淡漠，缺少性刺激等，也可能使乳房萎缩。

如何防止乳房萎缩

（1）哺乳前可以柔和地按摩乳房，这样有利于刺激泌乳反射。

（2）喂奶姿势宜正确，让婴儿含住乳头和大部分乳晕。

（3）哺乳期一般不需擦洗乳头，如因清洁需要，可用温水擦洗，不要用肥皂、酒精等擦洗，以免引起局部皮肤干燥或皲裂。

（4）哺乳结束时不要强行用力拉出乳头，以免乳头损伤，应让婴儿自己张口，吐出乳头。

（5）学会正确的挤奶方法，避免因手法不当引起乳房疼痛和损伤。

（6）哺乳期戴大小合适的文胸，以托起乳房，维持正常血液循环，但不要使乳房受压。文胸可以起到支撑乳房的作用，使乳房不至于下垂，同时也能使乳房在运动时避免震荡摆动而受创伤，注意文胸清洁，夏天应使用透气性良好的文胸。

（7）不能束腰紧胸，长期穿紧身衣裤，会阻碍乳房的正常发育，也有可能造成乳头内陷。

（8）保持个人卫生。产后要勤换内衣，每天用温热水勤洗身体。要保持乳头清洁，以防产后乳腺炎的发生。

（9）站立时不要弯腰耸肩，坐卧时不能左歪右斜，否则会影响脊柱、胸廓、乳房的正常发育。

（10）保证充足的睡眠。产后每天应该保证大约10个小时左右的睡眠时间，以利于体内营养物质的消化和吸收。另外，睡觉时取侧卧、仰卧位，尽量不要俯卧睡，以免挤压乳房影响发育和乳腺通畅。

（11）避免乳房外伤。女性在运动时，要避免外力撞击乳房，否则容易使胸部肌肉、乳房组织受损，影响乳房的正常发育。

产后丰胸操如何做

● 夹胸练习

准备2本厚度相同的书，不宜太厚，双手各拿1本。在弯曲胳膊肘的状态下，将双臂往身体两侧张开，同时吸气、吐气，胸部用力，将胳膊肘回收到胸前。使两个胳膊肘在胸前相碰，两个小臂呈 V 字形，并且胳膊肘离身体越远越好。

● 椅子练习

椅子练习同样简便，在办公室午休的时候就可以操作。准备两个高度相同的椅子，让两把椅子的后背分别朝向身体两侧。踮起脚后跟，用手抓住椅子的后背，弯曲膝盖朝下压，此时胳膊肘要保持向上竖起。手臂用力拉动身体，恢复到初始姿势，反复 5 次。

● 站立练习

脚、膝盖与骨盆同宽分开，端坐。头顶尽可能向正上方拉伸，将后背的筋骨展开。两手前伸平举，放在与地板平行的高度，掌心向下。充分吸气，做好准备。吐气的同时，在保持腰部不动的情况下，仅仅让上身微微前倾。背部骨骼呈较缓的 C 形弯曲。脚跟向后使劲，双手向前用力伸出，再深吸气。一边吐气一边将两脚跟分开，上身向后倾倒。骨骼按照骨盆、腰椎、背骨的顺序依次着地。手向正前方伸出，感觉到脚快要离地时，边吸气边还原到上一个动作。

产后乳房保健按摩如何做

产后按摩乳房对于胸部的保健作用已经无须赘言，可是只有采取正确的按摩手法才能起到有效作用。下面就为各位新妈妈介绍正确的乳房按摩手法。

按摩乳房前要先进行必要的清洗热敷，以使接下来的按摩效果更加彻底。首先，先用温水浸泡毛巾，抹上肥皂，以环形法由乳晕向基底擦洗，乳头只用清水洗，切勿用刺激性肥皂或酒精。然后，准备约 50~60℃ 的热水适量；对两侧乳房轮流进行热敷，每侧 15 分钟，直到乳房成软状，接下来就可以进行乳房按摩。

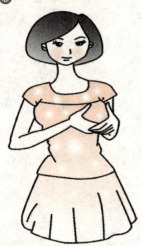

● 环形按摩

将润滑油抹匀整个胸部，双手分别置于乳房基底部、双侧以环形按摩乳头，不需抹润滑油。

● 螺旋形按摩

一手固定乳房，另一手由基底部向乳头循序按摩。每侧10～15分钟。

● 挤压按摩

以双手置于乳房两侧由基底部向乳头挤压。此外，新妈妈须留意如果乳头发生破皮或起水疱，患侧须暂时停止喂奶，保持伤口干净、干燥，并依医生指示涂抹抗生素药膏，待伤口痊愈后再继续哺喂。

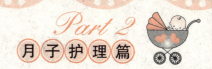

第 2 节
呵护肌肤，恢复美丽容颜

产后毛孔粗大如何处理

产后毛孔粗大问题大多是因为油脂分泌过盛造成的，如果妈妈本身属于油性肤质，则更容易产生毛孔粗大现象，但毛孔粗大不表示就是油性肌肤。另外，温度及湿度的升高也会使皮肤温度上升，带动皮脂分泌，所以夏季毛孔比冬天扩张要大得多。

● 多吃有胶质、富含维生素的食物

多吃含有胶质的食物，如鸡爪、鱼皮、猪蹄等食物，补充胶质以减缓皮肤老化导致毛孔粗大。多吃薏米、白菜、洋葱、草莓、奇异果、柠檬等维生素C含量丰富的食物，可美白、抗氧化，还能帮助加速黑色素排出，抑制毛孔粗大。减少饮用酒或咖啡、茶等饮料，保护皮肤。多多食用含维生素B_6的食物来帮助调控皮脂分泌，如香蕉、马铃薯、燕麦及鸡蛋等。

● 避免熬夜，保持心情愉快

避免熬夜，睡眠充足，尽量保持心情愉快，因为长时间的生活压力及焦虑、睡眠不足都会导致油脂过度分泌，造成毛孔粗大。

● 做好清洁，保持水油平衡

适度喝水，保证皮肤水油平衡，缓解毛孔粗大。夏天油脂分泌和出汗较多，可适当使用深层清洁面膜。洗完脸后，拍上温和的含有收敛成分的收缩水（或爽肤水），轻轻由下往上拍打，持续一段时间后会使毛孔看起来细致很多，同时也具有抑制皮脂分泌的效果。维持油水平衡，适时补充清爽保湿品，以免肌肤因缺水而呈现过度出油的补偿作用，让皮脂腺反而分泌更多油脂，造成毛孔粗大。

肌肤的类型有哪几种

改善肌肤，应该先从了解肌肤类型开始，这样才能对症护肤。皮肤的属性对准备美容的新妈妈来说非常重要，因此新妈妈一定要明确自己的肌肤类型。

● 正常皮肤

也称中性皮肤，柔软、稳定，组织滑而幼细，皮脂及水分供应充足，表面没有瑕疵，颜色红润，面部与颈部颜色深浅相同。肌理纹路平整，皮沟线细，皮丘小又平，毛孔不明显，汗液及皮脂分泌顺畅，肌肤健康而有光泽。

● 干性皮肤

肌理纹路平整，毛孔细小，皮肤表面皮质层水量过少，皮脂分泌过少，易产生皱纹、黑斑、雀斑，不易长面疱，易上妆，不易脱妆，洗脸后肌肤有紧绷感及刺痛感。

● 混合性皮肤

混合性皮肤者的额头和鼻子总是油光光的，容易出油，这就是所谓的T区。也就是说，混合性皮肤的特点是T区易出油，易长痘，两颊偏干。

● 油性皮肤

皮肤腺和汗腺特别发达，油脂分泌多，易受细菌感染，易吸取空气中的灰尘，使毛孔污染，易长粉刺，毛孔易粗大，对细菌抵抗力弱，易长面疱，上妆后易脱妆。皮脂分泌旺盛，有光泽，终年滋润，随年龄增长，皮肤易衰老，毛孔粗大，易生黑头、暗疮、堵塞毛孔。

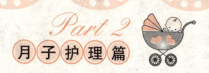

● 敏感性皮肤

可分为缺水性敏感和油性敏感。皮肤表皮薄，皮脂膜缺陷，易发红、发痒、起红血丝、刺痛。敏感性肌肤的保养重点：补水，调节皮脂腺功能，增强免疫力。

产后化妆有什么原则

一些新妈妈由于妊娠而出现面部黄褐斑，而且因为怀孕和分娩，体质发生变化，不适宜用一些化妆品，还有一些新妈妈怕影响宝宝而不愿使用化妆品，使得部分新妈妈在产后面临肌肤干燥、面色发暗、气色欠佳的情况。不过新妈妈切不要因为忙于照顾宝宝而忽视了自己。

● 以洁肤、护肤为主，忌浓妆艳抹

新生的宝宝常依靠特有的气味和灵敏的嗅觉来辨认新妈妈。宝宝的嗅觉颇为敏锐，尤其对新妈妈身上的气味更为敏感，他们能将头准确地转向新妈妈，唤起他愉快的情绪而使食欲增强。乳母浓妆艳抹会驱散身体原有的气味，宝宝便认为这不是自己的妈妈，因而情绪低落，不愿与新妈妈靠近，继而会哭闹，甚至拒绝吃奶和睡觉，这对宝宝的身心健康不利。因此哺乳期的化妆主要应以洁肤、护肤为主。

● 注意化妆品的质量，避免有害成分

购买化妆品一定要注意化妆品的质量和所包含的成分。在一些劣质化妆品中，常常会有一些有害成分严重超标，如铅含量超标，铅被母体吸收后进入乳汁中，会损害宝宝健康。

● 避免化妆品的刺激

每种化妆品都有程度不同的刺激性，甚至会导致过敏，严重影响美容。宝宝的皮肤特别娇嫩，应该注意不要让化妆品伤害宝宝的皮肤。

● 自然真实

化妆要自然协调，不留痕迹。生活淡妆给人以大方、悦目、清新的感觉，最适合在家或平时上班时使用；浓妆给人以庄重、高贵的印象，常出现在晚宴、婚宴、演出等特殊的社交场合。无论淡妆、浓妆，都要显得自然真实，切忌厚厚地抹上一层。

产后如何正确使用化妆水

化妆水是皮肤补水很好的选择。化妆水是一种液体化妆品，它的用途不仅在于添香、除臭，还在于它有多种美容护肤功能。它能使皮肤柔软，保持适度水分，还能杀灭皮面致病菌，兼能收敛、漂白、保护晒黑后的皮肤。它除了用于躯体外，也大量用于面部，实为产妇恢复往日美丽容颜的首选良方。

化妆水的初始原料来自天然植物的汁液，如丝瓜水、黄瓜水、柠檬汁等。但天然植物汁液易变质，因此以天然植物汁液中的有机酸、果糖、胶质等作为原料，配入甘油、丙二醇、山梨醇等保湿柔软剂，再加入乙醇，即可制成与天然植物汁液同效的化妆水。

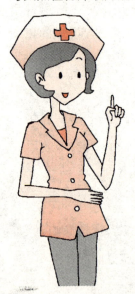

每位产妇皮肤出现的具体情况不同，所选择的化妆水也应该有所区别，根据使用目的的不同可分为以下几种类型，产妇可根据自己的皮质来选择合适的化妆水。

● 柔软性化妆水

产后如果皮肤不够光滑，可以选择柔软性化妆水。它是一种能给予皮肤水分和油分，使皮肤柔软，保持光滑湿润的透明化妆水。

● 收敛性化妆水

产后如果感觉皮肤有些松弛，可以选择收敛性化妆水。它是一种将皮肤蛋白质轻微凝固，对皮肤有收敛、

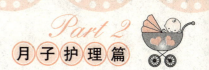

绷紧作用的化妆水,也称收敛洗液、爽肤水。

● 碱性化妆水

产后如果感觉有污垢附着于皮肤上或皮肤分泌的脂肪过多,可以选择碱性化妆水。碱性化妆水又称去垢化妆水、润肤化妆水、美容水,是为了除去附着于皮肤上的污垢和皮肤分泌的脂肪,清洁皮肤而使用的化妆水。产妇分娩时常大汗淋沥,如果能用它清洗将有良好效果。

● 防粉刺化妆水

产后由于内分泌的改变,长出一些粉刺的话,可以选择防粉刺化妆水。它是一种专用于治粉刺和青春痘的透明化妆水。

● 祛臭化妆水

如果产后皮肤分泌出异味的话,可以选择祛臭化妆水。它又称祛臭洗液,是防止体臭、腋臭和汗臭的专用化妆水。

● 双层化妆水

如果产后皮肤干燥,还可以选择双层化妆水。它是一种介于透明化妆水和乳液之间的中间制品,上层为油分,下层为水分,双层界限分明,使用时必须振荡摇匀,使双层混合后方可使用。

如何选择适合自己的洗面奶

洗面奶含有油脂,能适应一般类型的皮肤,而且不论任何季节,一年四季均可使用。如果手部和面部不需做特别的清洁,使用洗面奶是比较合适的。

在选购时,应根据自己的皮肤性质和个人喜好,挑选合适的洗面奶。洗面奶的品种很多,有黄瓜洗面奶、肤美灵洗面奶、增白洗面奶、珍珠洗面奶、人参洗面奶等。

正确的使用方法是:挤少许洗面奶涂抹于面部、手部,可适当按摩,保留5分钟左右,再用清水洗净即可。

如何修复新妈妈粗糙的皮肤

新妈妈的皮肤极易变得粗糙,这是由于怀孕期内分泌状况发生变化所致。下面几种方法有助于新妈妈尽快恢复光滑、细嫩的肌肤。

● 甘油醋搽剂涂面

将食醋(或白醋)与甘油按5∶1的比例混合,涂搽皮肤,可逐渐恢复皮肤的细嫩。

● 热米饭涂面

用煮熟较软的米饭,晾至温热时搓成团,放置面部揉搓几分钟,然后用清水洗净脸。

● 果汁涂面

用棉花球蘸上葡萄汁或稀释的柠檬汁,轻轻地揩去脸上的污垢,停留七八分钟,再以清水洗干净即可。再用中药益母草、白茯苓、人参、麦冬等研细成粉末,水调每次加几滴蜂蜜涂面,每周2~3次。

● 敷贴面膜

新妈妈最好选取有针对功效的中药面膜,它内含丰富的皮肤细胞营养物质和细胞激活因子,不仅能细嫩皮肤,还具有良好的改善微循环、增进皮肤新陈代谢、改变皮肤质地的效果,且经济、方便、省时,效果明显,无副作用。以上方法如能坚持一种,持之以恒,定会收到非常理想的效果。

新妈妈肤色灰暗怎么办

新妈妈也许很奇怪,明明自己的护肤程序已经很细致,为什么肤色却得不到明显的改善呢?还是一副萎黄、黯淡的样子,看上去无精打采。那么,新妈妈肤色灰暗到底该怎么办?

首先,要明白肤色灰暗的原因。如果脸部的肤色比手臂、小腿深,平时

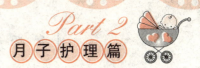

防晒工作又有一搭没一搭的,那就应该是属于"日晒型"的暗沉,皮肤不但被晒黑,而且皮肤角质层受伤,排列参差不齐,摸起来触感粗糙,导致肤色暗沉、没有光泽。

其次,有些新妈妈防晒很到位,美白保养品也不忘涂,肤色还是暗沉。这是因为这类人的肤质大多很粗糙,角质层肥厚,妨碍皮肤正常的更新代谢,所以搽再多保养品也无法吸收。另外,生活作息不正常、身体细胞缺氧,也会影响肤色。失眠、压力、紧张都会影响激素分泌与皮肤代谢更新能力;贫血或血液中血红素含氧量不足,会使皮肤肤色趋于暗沉。

要想避免肌肤暗沉,防晒为美白之本,建议新妈妈不分四季、阴晴,至少要擦上SPF 15、PA++以上的防晒产品;若长时间暴晒在阳光下,防晒系数要提高到SPF 30、PA+++以上,每1~2小时补搽1次,以持续防晒效果。而角质肥厚的新妈妈,则别忘了定期除角质,或使用含果酸成分的保养品,以加强角质代谢与促进美白成分的吸收。

新妈妈皮肤护理有哪几项内容

● **清洁皮肤**

当新妈妈伤口愈合情况良好时,就应做好皮肤清洁,否则很容易导致皮肤感染,患上毛囊炎等疾病,影响健康的肤色恢复。

● **皮肤保湿**

新妈妈产后容易出现皮肤干燥的情况,而保湿能很好地恢复皮肤的屏障功能。对于干性皮肤、中性皮肤的新妈妈来说,单纯喝水或者通过饮食来使皮肤保持湿润是不够的,还需要适当使用一些保湿护肤品。

● **防晒**

新妈妈产后一般会有妊娠斑等皮肤问题,而日光的暴晒或者紫外线照射都会加重色素沉积,而使皮肤变黑,因此要注意防晒。

新妈妈皮肤护理要点是什么

新妈妈外出时一定要涂抹防晒的护肤品,保护皮肤,防止色斑加深。

新妈妈可以吃一些含有维生素C和维生素E的食品,比如番茄、卷心菜、柠檬,尽量不要吃油炸食品,可以有效地消除面部的色斑,如黄褐斑等。

产后新妈妈要勤用温水洗脸,同时要选择性质温和的洗面奶。

要注意饮食平衡,不要在产后大补特补。

多喝开水,多吃水果蔬菜,注意肠胃是否排泄正常,保持睡眠充足。

新妈妈应该少用或不用具有刺激性的洁面乳、美白产品等,这些产品对皮肤有害无益。

新妈妈可以随身准备一瓶保湿喷雾,每隔一段时间喷一下,给肌肤补补水。

如何消除眼睑水肿

眼睑水肿俗称眼袋。有一句谚语是:下眼皮肿——看不起人。有的产妇真的是下眼皮肿,但她一点看不起人的意思都没有。但是,下眼皮肿也影响了产妇的美丽,该怎样消除眼袋呢?

由于眼睑皮肤很薄,皮下组织薄而疏松,很容易发生水肿现象而成为眼袋。

遗传因素和产后生理变化都可能引起眼袋。

女性产后身体生理上的变化,以及有了宝宝以后睡眠不足或疲劳等都会造成眼部体液堆积形成眼袋。这种现象容易使人显得苍老憔悴。

眼袋的防治,首先要找出原因,才能对症下药。

(1)如果是因疾病引起的,应该治疗原发性疾病。

(2)保证充足的睡眠,避免气虚而影响水液代谢。临睡之前也要少喝水,减轻肾脏负担。

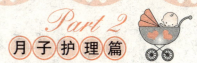

（3）睡觉之前，将枕头适当垫高，帮助水液回流，也让容易堆积在眼睑部的水分通过血液循环而回流，不致郁积在下眼睑。

（4）经常轻柔地按摩眼睑，按摩前洗净脸，并涂上适量的按摩霜。通过肌肉的运动来促进血液循环。

（5）适当多吃胡萝卜、番茄、马铃薯、动物肝脏、豆类等富含维生素A和维生素B_2的食物。

还可以适当加强眼睛的表现力，如果眼睛没有神采，那么眼袋就特别明显。

额头的化妆方法有哪些

产后额头的化妆方法主要有以下几种：

● 衬托法

衬托法主要是设法使头发向左右两个方向展开，并且向外蓬出，一般适用于前额窄或短者，它能使发角充分暴露出来。

● 均明法

主要是利用明暗不同效果的原理。在额部凹陷的部位使用亮色，比如淡肉色、肉色或者黄色中加一点白色，给人一种隆凸的感觉。

● 遮盖法

就是利用头部发式的优势对额部的宽窄、长短、凹凸进行调整，使整个头面协调美观。如果额部较长，头前顶部的头发就不要梳得过高，以稍微遮盖住前额为宜。一般额前头发应有卷曲波纹感才显得优美。

● 渲影法

如额头过宽，可用比粉底暗一些的色彩，晕染到额边使额中央着色稍亮，从而使额部产生变窄的效果。或用深紫红色、褐色、蓝紫色等，晕染额部隆凸的部位，使之产生平凹感。

去黑头妙招有哪些

新妈妈不要再为鼻子上的黑头烦恼不已了！这里介绍几个去黑头独门秘方，帮新妈妈轻松恢复细腻白皙。

● 盐加牛奶去黑头

取适量食盐，每次用4～5滴牛奶兑盐，在盐半溶解状态下用于按摩脸部皮肤；由于此时的盐未完全溶解仍有颗粒，所以在按摩的时候用力要非常轻；半分钟后用清水洗去即可。

● 珍珠粉去黑头

取适量珍珠粉放入小碟中，加入适量清水，将珍珠粉调成膏状，均匀地涂在脸上；用按摩的手法在脸上按摩，直到脸上的珍珠粉变干，再用清水将脸洗净即可。每周可用2次。能很好地去除老化的角质和黑头。

● 蛋清去黑头

准备好清洁的化妆棉，将原本厚厚的化妆棉撕开成为较薄的薄片，越薄越好；将鸡蛋留蛋清部分待用；将撕薄后的化妆棉浸入蛋白，稍微沥干后贴在脸部有黑头处；静待10～15分钟，待化妆棉干透后小心撕下。

● 鸡蛋壳内膜去黑头

鸡蛋壳内层的那层膜，把它小心撕下来贴在脸部有黑头处，等干了之后撕下来并拍上收缩化妆水。

怎样吃掉孕期黄褐斑

怀孕期间，黄褐斑悄悄地爬上了脸庞。生育后，这些零星的斑点总是影响美观。有研究表明：黄褐斑的形成与饮食有着密切关系，如果新妈妈的饮食中缺少一种名为谷胱甘肽的物质，皮肤内的酪氨酸酶活性就会增加，从而导致黄褐斑"大举入侵"。但新妈妈也不必过于为此烦恼，在此推荐几种对防治黄褐斑有很好疗效的食物，让你一举把黄褐斑"吃"掉。

Part 2 月子护理篇

● 猕猴桃

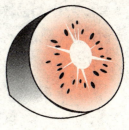

猕猴桃中的维生素C能有效抑制皮肤内多巴醌的氧化作用，使皮肤中深色氧化型色素转化为还原型浅色素，干扰黑色素的形成，预防色素沉淀，保持皮肤白皙。

● 西红柿

西红柿具有保养皮肤、消除雀斑的功效。它所含的丰富的西红柿红素、维生素C是抑制黑色素形成的最好武器。有实验证明，常吃西红柿可以有效减少黑色素形成。

● 柠檬

柠檬也是抗斑美容水果。柠檬中所含的柠檬酸能有效防止皮肤色素沉着。使用柠檬制成的沐浴剂洗澡能使皮肤滋润光滑。

● 黄豆

黄豆中所富含的维生素E能够破坏自由基的化学活性，不仅能抑制皮肤衰老，更能防止色素沉着于皮肤。

● 牛奶

牛奶有改善皮肤细胞活性、延缓皮肤衰老、增强皮肤张力、刺激皮肤新陈代谢、保持皮肤润泽细嫩的作用。

● 带谷皮类食物

体内过氧化物质逐渐增多，极易诱发黑色素沉淀。谷皮类食物中的维生素E，能有效抑制过氧化脂质产生，从而起到干扰黑色素沉淀的作用。

如何让你远离眼部皱纹

眼睛是全身皮肤中最娇嫩的部位，因此眼周皮肤最容易衰老、松弛，最先老化的是下眼角，其次是上眼角。新妈妈在月子里，要时时刻刻照顾宝宝，很是劳累，肌肤也跟着受累，眼部更是容易出现皱纹。所以新妈妈在忙碌中不要忘了常给眼部做做按摩，给眼周肌肤特殊的关照，远离眼部皱纹，让自己的双眼保持以前的明亮和迷人。

● 按摩去皱法

（1）沿着肌肉方向做旋转按摩：用中指和无名指的指肚以眼窝为起点沿眼眶旋转2周，可以消除眼部肌肉的僵硬，使眼部从眼窝到眼角都得到润泽。

（2）用手指"熨平"眼部皱纹：由于指腹具有一定的温度，可以起到类似熨斗的效果，将眼部皮肤湿润，用食指指腹将每一条皱纹仔细"熨烫"平整。

● 食材去皱法

（1）茶叶：茶叶是天然的健美饮料，除增进健康外，还能保持皮肤光洁，延缓面部特别是眼部皱纹的出现及减少皱纹，还可防止多种皮肤病，但要注意不宜饮浓茶。

（2）猪蹄：将猪蹄洗净后煮成膏状，晚上睡觉时涂于眼部，第二天早晨再洗干净，坚持半个月会有明显的去皱效果。

（3）米饭团：米饭做好之后，新妈妈可以挑些比较软的、温热的米饭揉成团，放在眼部轻揉，把皮肤毛孔内的油脂、污物吸出，直到米饭团变得油腻污黑，再用清水洗掉，这样可使脸部皮肤呼吸通畅，减少皱纹。

（4）鸡骨：鸡皮及鸡的软骨中含有大量的硫酸软骨素，它是弹性纤维中最重要的成分。把吃剩的鸡骨头洗净，和鸡皮放在一起煲汤，不仅营养丰富，常喝还能消除皱纹，使肌肤细腻。

（5）水果、蔬菜：橘子、丝瓜、香蕉、西红柿、西瓜皮、草莓等瓜果蔬菜对皮肤有最自然的滋润作用，去皱效果良好，又可制成面膜敷面，能使脸面光洁、皱纹舒展。

如何赶走"蝴蝶斑"

孕期生理上的改变，常使一些女性产后脸上添上几朵蝴蝶斑，这让一些爱美的女性朋友很发愁。其实，只要你足够细心，认真去治疗，蝴蝶斑是完全可以从你脸上"飞"走的。

（1）搽外用药，2%～3%氢醌霜，15%壬二酸霜，这2种药可合用。

（2）类固醇激素制剂，如倍他米松，也可配成复方剂如取0.1%地塞米松、5%氢醌、0.1%维甲酸置于软膏中，外用，1日2次。3%过氧化氢溶液（即双氧水），5%白降汞软膏。

（3）复方当归糊加穴位按摩；柠檬汁外用；康舒达霜；化学剥脱术，可用30%～50%三氯醋酸、80%酚巴豆油等。

（4）大剂量维生素C，维生素E，麦绿素4克，1日3次，饭前半小时服；丹参制剂口服或注射；中药如六味地黄丸、逍遥丸、桃红四物汤加减，均可淡化蝴蝶斑。

怎样预防皮肤干燥

产后忙于照顾宝宝，常常容易忽视对皮肤的保养，当皮肤中水分缺乏时，就会呈现出粗糙脱皮、局部水肿的现象。

● 皮肤干燥的日常护理

洗澡的水不要太热，如果是在冬天水温最好是在37～40℃之间，水过热就容易洗去皮肤表面的油脂，这样会加重皮肤的干燥。在沐浴之后最好全身涂抹润肤霜，现在市面上的润肤霜有很多，最好选择适合自己的。

尽量选择纯棉贴身衣物，要避免化纤等面料的内衣。

每周使用1～2次面膜，长期坚持能让皮肤保持充足的水分。

如果常常在空调环境下，妈妈要注意常备一瓶补水喷雾，时刻给皮肤保湿。

选用注重补水效果的护肤品，可以将温纯净水和清凉的乳液以2:1调和在一起，轻轻拍在清洁后的肌肤上直到吸收，能补充更多的水分。

● 皮肤干燥的饮食调养

多吃纤维丰富的蔬菜、水果和富含维生素C的食物，以增加细胞膜的通透性和皮肤的新陈代谢功能。

少吃刺激性和热性的食物。这类食物不宜消化吸收，还容易刺激皮肤，引起皮肤水分失衡，使皮肤更加干燥而无光泽。

补水。正确的喝水习惯会使皮肤水润性迅速恢复，妈妈早上起床后，不妨先喝一大杯温水，它可以刺激肠胃蠕动，使内脏进入工作状态，如果妈妈常被便秘所困，还可以在水中加少许盐。

新妈妈如何做好面部护理

产后新妈妈的面部在怀孕过程中受到雌性激素的影响，或多或少都会出现一些问题，又由于新妈妈在月子里忙于照顾宝宝，对自己的面部疏于护理，因此会觉得自己变成了"黄脸婆"。那么，新妈妈该怎样忙里偷闲，好好呵护自己的面部，找回自己的娇美容颜，从而让自己保持容光焕发呢？

● 好好睡觉

新妈妈每天要保证充足的睡眠，一般一天应该睡够 8 小时以上，并要学会利用空闲时间休息。只有保持良好睡眠，精力充沛，新妈妈才会有好气色。

● 心情愉快

产后新妈妈要心态平和，心情愉快，做到不急不躁不忧郁，这对于自己的肌肤很重要。新妈妈保持愉快的心情，皮肤也会变得有弹性。

● 多喝开水

新妈妈多喝开水可以及时补充面部皮肤的水分，加快体内毒素的排泄，对肌肤极有好处。

● 定时大便

新妈妈要养成定时大便的习惯，一天不大便，肠道内的毒素就会被身体吸收，肤色就会变得灰暗，皮肤也会显得粗糙，容易形成黄褐斑、暗疮等。

● 选用温和的护肤品

新妈妈应该选用天然成分及中药类的祛斑护肤品，可以用粉底霜或粉饰

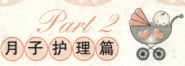

对色斑进行遮盖，选用的粉底应比肤色略深，这样才能缩小色斑与皮肤的色差，起到遮盖作用。但要注意的是产后新妈妈所选的护肤品必须要温和，不能有太大的刺激性，以防伤害皮肤。

● 避免日晒

新妈妈一定要做好防晒工作，并根据季节的不同选择防晒系数不同的防晒品。在外出时，要用防紫外线的太阳伞遮挡面部，因为紫外线照射会引起面部色素沉着，形成黄褐斑。

● 多吃含维生素 C、维生素 E 及蛋白质丰富的食物

新妈妈产后更要注意日常的饮食，合理科学的饮食对面部皮肤护理有很大的影响。新妈妈应该多吃含维生素 C、维生素 E 及蛋白质的食物，如柠檬、芝麻、西红柿、核桃、鲜枣、花生米、薏米、瘦肉、蛋类等。这类食物对防止皮肤老化、恢复皮肤弹性、促进皮肤新陈代谢有很大的帮助。

第3节 腹部运动,重现小蛮腰

大肚腩如何变成平坦小腹

大多数产后妈妈在最初的日子里腹部看起来像5个月妊娠般大,这是因为子宫依然胀大,没有完全恢复。经过1~2个月的时间,子宫会渐渐复原。

但由于胎宝宝在子宫内生长发育时,腹壁肌肉被过度拉长和伸展,肌肉弹性会有实质性的降低,腹部肌肉松弛非常严重,不经过锻炼,腹壁肌肉的弹性很难复原。为了使形体恢复得更好,其中最简单、最经济、效果最好、无任何副作用的体形恢复策略,就是在产后尽快做有利于锻炼腹部肌肉的美腹操。

(1)仰卧床上,两膝关节弯曲,两脚掌平放在床上,两手放在腹部,进行深呼吸运动,肚子一鼓一收。

(2)仰卧床上,两手抱住后脑勺,胸腹稍抬起,两腿伸直上下交替运动,由幅度小到幅度大,由慢到快,由少到多,连做50次左右。

(3)仰卧床上,两手握住床栏,两腿同时向上跷,膝关节不要弯曲,脚尖要绷直,两腿和身体的角度最好达到90°,跷上去后停一会儿再落下来,如此反复进行,直到腹部发酸为止。

(4)两手放在身体的两侧,用手支撑住床,两膝关节弯曲,两脚掌蹬住床,臀部尽量向上抬,抬起后停止4秒钟,然后落下,休息一会儿再抬。

(5)手放在身体两侧,两腿尽量向上跷,跷起来像蹬自行车一样两脚轮

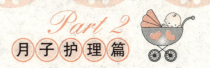

流蹬，累了就停下来休息一会儿，继续进行。

（6）立在床边，两手扶住床，两脚向后撤，身体成一条直线，两前臂弯曲，身体向下压，停2～3秒钟后，两前臂伸直，身体向上起，如此反复进行5～15次。

（7）一条腿立在地上，支撑整个身体，另一条腿弯曲抬起，然后用支撑身体的那条腿连续蹦跳，每次20～30下，两条腿交替进行，直到腿酸为止。

如何科学使用束腹带

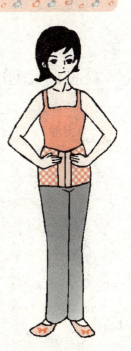

内脏下垂会使女性未老先衰，也会导致小腹的凸出，所以在坐月子期间要勤绑腹带，在调整身体曲线的同时，也可防止内脏下垂。腹带也要谨慎地选择，因为有些腹带不仅没有防止内脏下垂的功效，反而会造成内脏的压迫，导致产妇气血不通畅，造成呼吸困难或是形成下腹部凸出的体形。所以，在选购腹带时也要小心谨慎，千万不可大意购买劣质品。

传统的腹带是一条透气吸汗的白棉布，长约9米、宽约14厘米（中医建议传统腹带才能发挥帮助内脏回位的功能，在西医角度则认为一般市售的束腹夹较方便，效果也一样）。它的正确绑法如下：

（1）仰卧，平躺，曲膝，脚底平放在床上，臀部抬高。

（2）双手从下腹部、手心向下向前往心脏处推、按摩。

（3）推完，拿起腹带从髋部耻骨处开始缠绕，前5～7圈重点在下腹部重复缠绕，接着每圈挪高大约2厘米由下往上环绕直到盖过肚脐，再用回形针固定。拆下时边拆边将束腹带卷成圆筒状，方便下次使用（如果使用束腹夹其方法第一、第二步都一样，扣扣子则由下往上扣）。

一般来说，产妇除了睡眠时间外，最好整天都绑上腹带，如此才能够真正达到想要的功效。当然在绑脱腹带时也有需要注意的事项：

（1）早晨起床、梳洗方便后，立即绑上腹带。

（2）午、晚餐前要重新绑紧腹带。

（3）擦澡前要将腹带拆下，但擦完澡后要立即绑回。

（4）入睡前要将腹带拆下，放置床边备用。

（5）拆卸腹带时，要边拆边收，以便隔天使用。

（6）夏天因为较容易出汗，所以可以在绑腹带前先垫上毛巾，等到汗湿后再换下来。

减腹运动如何做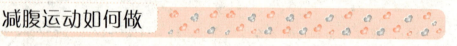

对于新妈妈来说，产后腰腹部的问题最突出。在孕期时腰围大约增加了50厘米，因此产后会感到腹部是如此地伸张与松弛。这时，可以通过一些简单的运动，让肌肉尽量恢复原来的形状与力量。

●仰卧屈腿运动

仰卧在地或床上，双手平伸，放在两侧，小腿弯曲90°，慢慢地抬升到腰腹部，直至膝盖、大腿和小腹在同一平面上，然后再慢慢放下。刚开始时，每次做10次，以后可以根据身体情况慢慢加量。

●半仰卧起坐

仰卧，双膝弯曲，双手抱在头后。深吸一口气，然后呼气的同时收缩腹肌，抬起头部和双肩，后背下部仍然平放地上。慢慢将头肩放下，恢复平躺姿势。重复8～10次。这个运动能够帮助你锻炼腹部肌肉。不过，如果刚开始你感觉不到腹肌的收紧，也不用灰心丧气。恢复腹肌的力量可能需要好几周的时间，同时，这也取决于你怀孕前的身材状况。

● 抬髋运动

这也是一项有效的锻炼腹肌的运动。平躺,双膝弯曲,双脚平放床上。吸气,膨起腹部。呼气,将尾骨向肚脐的方向抬起,臀部不离开地面。抬到最高处时,收紧臀部肌肉,然后放松。重复8～10次。

如何淡化腹部妊娠纹

鸡蛋是人们日常生活中非常熟悉的食品,其富含多种营养,优质蛋白含量位居各种食物之首,煎炒蒸煮炖样样都行,老少皆宜。其实,除了作为食物,鸡蛋对于消除或者减轻产后妊娠纹,也具有良好的功效。

用鸡蛋淡化妊娠纹的具体操作步骤为:先将腹部洗净,轻轻按摩10分钟,磕破鸡蛋,取蛋清敷在腹部肌肤上,10分钟左右擦掉,再进行适量的腹部按摩,以加快肌肤吸收。同时在外敷蛋清的时候,还可以加入一些橄榄油,其中包含的维生素E对促进皮肤胶原纤维的再生大有好处,维生素A和维生素C对防皱也有一定的作用。腹部敷好蛋清后,还可以用纯棉的布条裹在腰腹部,白天裹好,晚上睡觉时放开,第二天更换。因为蛋清有收紧皮肤的作用,这样不仅有助于产后妊娠纹的淡化,还能够帮助形体恢复。

如何去除产后腹部疤痕

一些新妈妈在生宝宝时选择的是剖宫产,剖宫产尽管有种种优点,但在产后也给年轻的新妈妈带来烦恼,那就是术后下腹部留有一条明显的疤痕,就像一条大蚯蚓盘踞在腹部。这种疤痕疙瘩既容易红痒不适又影响美容,如游泳、夫妻同房时会引起视觉不适,严重者甚至可产生心理厌恶感,这些都是剖宫产新妈妈的心头之恼。

要想去除剖宫产疤痕,必须针对疤痕形成的原因来治疗。对于难看的疤

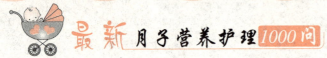

痕或是因为感染、异物等所引起的肥厚疤痕组织，可以将疤痕切除，重新缝合。如果是一道直切口的疤痕，则可以在这道直行的疤痕上重新设计不同方向、角度的切口，来分散直线伤口的张力，从而使弯曲的伤口和皮肤周围的组织结合后模糊视觉焦点，达到美化疤痕的目的。

因为小腹凸出而造成的疤痕，处理起来较为棘手，如果生产前后没有过度进补，加上合理适当的运动锻炼，其实往往能够避免这个问题。

怎样锻炼腹部肌肉

在众多的锻炼方法中，曲体向上是很好的锻炼腹肌的方法，具体操作如下：

●曲体向上一

（1）身体仰躺，膝盖弯曲，脚掌平贴于地面。先吸气，后吐气；在吐气的同时，收缩腹部肌肉，腰部平贴于地板，双手上滑至大腿部靠近膝盖处。

（2）下巴收缩，双眼注视着膝盖，慢慢地恢复原先的姿势。如果觉得颈部有一股拉力，可以用一只手支撑头。但是，在弓起上身的时候，要注意不要用手拉颈部。

以上动作重复6～8次，连续做16遍。

●曲体向上二

（1）与"曲体向上一"时的姿势一样，只是双手交叉置于胸部，而不是置于大腿上以外。

（2）收缩下巴，双眼注视膝盖，如"曲体向上一"时一样。重复6～8次，连续做16次。

●曲体向上三

（1）背部平贴于地面，弯曲膝盖，双手置于耳后。维持腹部肌肉平稳收缩，在整个运动中，背部始终要平贴于地板。

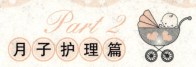

（2）弯曲双膝，使之靠近胸部，而在这同时，举起头和肩膀靠近膝盖。重复做6~8次，然后再换腿，重复进行这组动作。

● 曲体向上四

（1）背部平贴于地板，双手置于耳后，双膝弯曲至胸前。

（2）脚踝交叉，双脚朝天花板伸直，直到双膝微弯于髋部上方。

（3）吸气再吐气，在呼气的同时，朝膝盖的方向举起头部与肩膀。要确认膝盖在髋部上方，同时背部平贴在地板上。重复做6~8次，最后进展至能重复动作16次。在完成这组动作以后，抱着双膝维持在胸部前数秒钟，然后放松背部平贴于地板，慢慢地把脚置于地板上，恢复屈膝的姿势。

什么是海盐按摩平腹法

海盐能够促进身体排出废物，提高人体脂肪代谢，为肌肤补充矿物质，让腹部肌肤细致紧实。新妈妈洗完澡后，抓一把海盐，绕肚脐顺时针按摩腹部50圈，再逆时针按摩50圈，然后双手交叠，上下用力按摩50次。坚持1~2个月就会见到效果。

睡觉时如何瘦小腹

如果新妈妈晚上吃得太多，仰睡会让多余的脂肪囤积在小腹周围，从而造成小腹赘肉。而简单地更换睡姿，就能帮助、促进消化与循环系统的代谢，消耗更多的脂肪。而俯卧是消耗更多腰腹部脂肪、迅速平坦小腹的最佳睡姿。

精油按摩如何去除肚腩

现在很多时尚的年轻人都流行运用精油护肤美体，天然而又芳香。对于精油来说，只要使用得合适，还可以起到减少脂肪的效果。新妈妈不妨也来试试这种时尚方法，利用神奇的精油通过简单的搭配和按摩，就能够做到平腹瘦腹，也许比辛苦节食来得更有效！

● 瘦小腹精油按摩法

小腹越松垮，越要加强燃脂和塑形。以基础油10毫升，胡萝卜子油、月桂精油、蓝甘菊精油各3滴混合，子宫或是肠胃不佳的新妈妈，还可以增加玫瑰、生姜以及甜橙等精油，用量为2～3滴。可以用手蘸取适量精油在腹部以螺旋方式拍打，之后使用手掌按摩肌肤即可。往上拍打时力量要小，否则，原本子宫有问题的人症状会加重；也可以用左右搓揉的方式，直到按摩的部位发热为止。具体方法为：先用手掌稍用力按住腹部肌肉，按顺时针方向，持续按摩5分钟，然后按逆时针方向，持续按摩约5分钟。

● 鼠尾草罗勒腹部按摩

取鼠尾草精油、罗勒精油各8滴，橄榄油25毫升混合均匀，用手掌蘸取适量在腹部周围打圈按摩。罗勒与鼠尾草精油都有消除脂肪与促进代谢的功效，特别对容易堆积脂肪的小腹有瘦身效果。

● 豆蔻腹部按摩

取豆蔻精油8滴，橄榄油25毫升混合均匀，用手掌蘸取适量在腹部周围打圈按摩。运用豆蔻精油按摩腹部，可有效分解腹部多余的脂肪，起到消除小腹赘肉的作用。

办公桌前的瘦腹运动如何做

下面4项简单的运动可以帮助职场新妈妈轻松瘦腹，每天只需10分钟，就可以轻松练就美好身段。

● 坐姿伸展

两臂尽量上举，双手并掌，上臂靠紧耳侧，背部和肩部向上拉伸，收腹

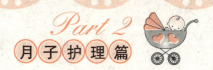

挺胸。每次坚持10~15秒，重复2~3次。

● **站立体侧屈**

双脚分开略比肩宽，右脚脚尖外展，左脚稍内扣，两臂侧平举。身体向右侧屈，右手握住右脚脚踝，眼睛看左手指间指向的方向，注意上身与腿保持同一平面，髋关节不要弯曲。停顿约5~10秒，慢慢还原，两侧交替进行。

● **手臂屈伸**

坐在办公椅上，手在体侧支撑住椅子的边缘，双脚并拢放在地上。手臂用力支撑身体移出办公椅，屈肘，身体下降，双腿自然弯曲，下降到臀部接近地面时，肱三头肌用力撑起还原。每组8~12次，每次进行2~3组即可。

● **箭步挺身**

右腿向前成弓步，膝关节弯曲成90°，双臂上举尽量伸直，靠紧耳侧，肩后展收腹挺胸，停顿约10秒，换另一侧腿。双腿交替为1组，每次进行2~3组即可。

有些场地对这些动作有一定的限制，如果办公桌前空间狭小，新妈妈们可以下班回家后再做练习。毕竟，健身贵在能够随时随地动起来，这样才能练就零缺点的腹部曲线。

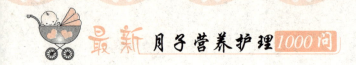

第 4 节

重塑身材，打造 S 型曲线

产后瘦身的有效时段

- **月子期——不可减肥**

新妈妈不能在月子期盲目节食减肥。这段时间身体未完全恢复到怀孕前的水平，另外一些新妈妈要哺乳，更需要补足优质的营养。如果产后强制节食，不仅对新妈妈减肥无益，还有可能引发各种产后并发症。

- **产后 2 个月——适当减肥**

当新妈妈分娩满 2 个月且身体得到恢复后，即使母乳喂养也可以开始循序渐进地减肥了，可以适当加大运动量，并减少一定食量，改善饮食结构。进行母乳喂养的新妈妈，要注意保证一定的营养摄取，不食用太高热量的食物。

- **产后 6 个月——减肥的黄金期**

产后 6 个月是减肥的黄金时期，在这个时段，母体的激素会迅速恢复到原来的状态，同时新陈代谢的速率也会因此恢复正常，甚至加快，使得身体自然进入减重的最佳状态，在这个时段新妈妈可以放心进行减肥瘦身了，但在饮食上，新妈妈主要应减少高糖分、高脂肪食物的摄入量，不要过度节食，应该注意膳食平衡。

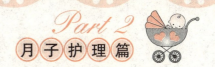

产后护腰有哪些细节

● 睡眠

产后保持充足睡眠,经常更换卧床姿势,睡觉时采取仰卧姿势或侧睡,床垫不宜太软。

● 拿取重物

抬重东西时,注意动作不要过猛。取或拿东西时要靠近物体,避免姿势不当闪伤腰肌。避免提过重或举过高的物体。腰部不适时举起宝贝或举其他东西时,尽量利用手臂和腿的力量,腰部少用力。

● 运动

不要过早跑步、走远路。每天起床后做2~3分钟的腰部运动即可,身体恢复良好时,可多散步。如果感到腰部不适,可按摩、热敷疼痛处或洗热水澡。

● 鞋子

产后不要过早穿高跟鞋,以免增加脊柱压力,以穿布鞋为好,鞋底要柔软。

● 保暖

平时注意腰部保暖,特别是天气变化时及时添加衣物,避免受冷风吹袭,以免受凉后更加重疼痛。

● 休息腿部

无法避免久站时,可交替性让一条腿的膝盖略微弯曲,让腰部得到休息。

● 不要吸烟

吸烟可引起腰椎骨质疏松,是慢性腰痛的发病原因之一。

● 放松精神

紧张情绪会使血中激素增多,促发腰椎间盘肿大而致腰痛,愉快心情有助于防止腰痛发生。

● 饮食

饮食上多吃牛奶、胡萝卜等富含维生素C、维生素D和B族维生素的食物，增加钙质在饮食中的比例，避免骨质疏松而引起腰痛。

护腰技巧有哪些

（1）最好能在台子上给新生儿换尿布、洗澡，减少弯腰的次数。

（2）最好买可以升降的婴儿床，小童车的高度也要注意方便妈妈照料新生儿，避免总是弯腰。

（3）把经常换洗的衣物放在衣橱高度适宜的抽屉里，以伸手可及为度。

（4）选用长柄扫帚、拖把和扫箕，每次清理时间不要过长。

产妇如何恢复苗条体形

产后进行锻炼，可以使产妇尽早恢复全身肌肉的力量，提高腹肌及会阴部肌肉张力，促进恶露的排出，并可预防尿失禁、子宫脱垂等产后常见疾病。全身的肌肉练得结实一些，消除腹部、臀部、大腿等处多余的脂肪，对恢复产妇怀孕前的健美身姿十分有好处。

● 产后适当增加活动

积极参加产后的健美锻炼活动，焕发精神，减少脂肪，使浑身的肌肉恢复应有的弹性，这样就不会影响自己的体形。

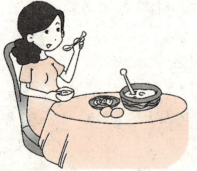

● 注意饮食调理

在饮食上，除产后最初几天需注意吃些易消化的食品外，以后可正常饮食。哺乳期注意荤素搭配，一般一天有2~3只鸡蛋足够，过多反而影响消化，鸡、鱼、骨头都是产后很好的食品，注意多喝些汤类，可使奶水充足。但注意量不要过多，应该多吃些富含纤维素的蔬菜和鲜水果，既能保证营养全面又可消除产后便秘，同时也能保持健美，促进体形恢复。

● **注意保持乳房弹性**

有人担心乳房形态的变化，特别是哺乳期乳房过大，出现下垂，影响体形美。其实，母亲的乳房在妊娠期就开始增大，分娩后几天继续扩张。有些产妇的乳房扩大，不是因为给孩子吃奶造成的，而是在喂奶前就扩大了的，喂奶不喂奶情况都一样，这是因为女性怀孕时内分泌激素适应孩子出生和哺乳的需要而出现的自然变化，不管你是否喂奶，乳房的扩大是必然的。

怀孕后期，乳房明显扩大时，白天和晚上都应戴上一个文胸，将乳房托起，以防乳房扩张沉重时使支持组织和皮肤过度地伸张，降低弹性，增加产后恢复的难度。

● **防止体重过快增长**

肥胖是导致乳房肌肉松弛的一个重要原因。为此，母亲在喂奶期间，应适当控制脂肪的摄入量，给孩子喂奶一次尽量吃空乳房，不要积余，同时增加水果和蔬菜的进食量。

胸、背、腰部如何保健

身体的不同部位，其保健的方法是大不相同的，下面以胸、背、腰部的保健为例。

● **胸部按摩**

取坐位或仰卧位，用左手掌在胸部从左上向右下推摩，右手从右上向左下推摩，双手交叉进行，推摩30次。然后，两只手同时揉按乳房正反方向各30圈，再左右与上下各揉按30次。

还可以做抓拿乳房保健：两小臂交叉，右手扶左侧乳房，左手扶右侧乳房，接着用手指抓拿乳房，一抓一放为1次，可连续做30次。

● 背部宜常暖

背部保暖方法：衣服护背：平时穿衣服注意保暖，随时加衣服以护其背；晒背取暖：避风晒背，能暖背通阳，增进健康。

● 背宜常捶摩

保护背部对身体健康很重要，可练习捶背、搓背、捏脊等背部的保健方法。

● 腰部宜常摇动

通过松胯、转腰、俯仰等活动，能达到强腰健体的作用。可以进行这样一组运动：取站立姿势，双手叉腰，拇指在前，其余4指在后，中指按在肾俞穴上，吸气时，将胯由左向右摆动，呼气时，由右向左摆动，一呼一吸为1次，可连续做8～32次。

产后10天如何塑造美臀

刚生产完的妈妈不要因为怕痛而不敢乱动。其实，从产后第1天就可以开始做运动。你可以从深呼吸开始，逐渐增加运动量，千万不要因为娇气和偷懒让自己变成一个胖妈妈哦！

下面介绍几组美臀运动，新妈妈可选择其中一组，进行适时练习，每天坚持，定能收获良效。

● 腿部运动

（1）身体平躺，双手平放。

（2）左右足配合呼吸轮流向上举起30°，吸气时脚上举，吐气时脚放下。

提示：做时需注意膝与脚尖均需放平，不可弯曲，刚开始时速度宜慢，然后可根据身体状况逐渐加速。

● 转臀运动

（1）身体躺卧，双脚合并，曲膝。

（2）手肘平放于地，双膝向左下压地板，再向右下压地板。

提示：下压双膝时，脚尖应尽量定足不动，这样功效较佳。

● 美臀运动

（1）平躺，双手抱左膝，将左膝靠向腹部，再换右膝。

（2）也可以单手抱双膝，同时靠向腹部。

提示：两腿可交换做，也可以同时做，可美化臀部并收缩小腹。

● 爬行运动

手撑起上半身，双脚曲膝，趴于地，类似擦地状。

提示：妈妈可用护膝，避免受伤。

● 臀部按摩

站立时，将手置于臀部，由上往下推臀部，或由下往上推。

提示：由上往下推有助于局部细胞活化，可增进肌肉弹性；由下往上，则可美化臀部曲线，可上下来回进行。

产后如何做美腿操

● 大腿操

（1）脚尖向外站立，腰背挺直，双腿叉开微屈，与肩同宽；双手放在大腿上。

（2）右腿向前伸，脚尖向上，腿尽量向下压，连做5次。随后换左腿，重复5次。

（3）双拳紧握向前，双腿微屈下蹲，上身仍然保持挺直。

（4）仰卧垫上，双手插腰，左腿弯曲，右腿伸直由下至上抬起，连做5次。随后换左腿，重复5次。

● 小腿操

（1）双腿并拢，双手放在脑后。左腿微屈，右腿向外伸直。左右腿各重复5次。

（2）仰卧垫上，双手插腰，双腿向空中做蹬踢的动作，心中默数50下，随后双腿弯曲，放在垫上休息几秒钟，再重复上述动作。

新妈妈如何做臀部减肥操

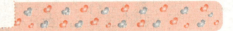

一套简单的臀部减肥操，可帮助新妈妈快速有效地去除松弛的赘肉，拥有完美翘臀。

● 弓步送髋

左膝跪地，右腿屈膝成90°，两手置于膝盖上，左腿和臀向前下方移动，髋部尽量前送。还原成站立姿势。重复练习，左右腿交替进行。

● 仰卧抱膝

仰卧，两手放在身体两侧。两腿并拢伸直。右腿屈膝上举，两手抱膝，尽量靠近胸部，左腿伸直，还原成仰卧姿势。左腿动作同上，左右腿交替练习。

● 跪撑后摆腿

跪撑在垫子上，低头、弓腰、含胸、抬头、挺胸、踢腰，左腿尽量伸直上踢。重复以上动作。连续做8次后，换右腿按左腿方法练习。

● 腿伸异侧

身体侧对着椅子站立，距离约30～50厘米，双手握抓椅背，左腿屈膝下蹲，右腿在左腿后尽量向左侧外伸展，上体保持正直，头部左转。还原成站立姿势。做完8次后换另一侧练习。

● 仰卧挺髋

仰卧，分腿屈膝，两腿间距约同肩宽，两臂伸直平放在身体两侧。两脚蹬地，髋部向上挺起，双臂用力夹紧，身体成反弓形。重复练习。

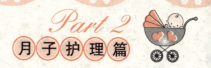

- ● 体前屈

两脚左右开立，两臂放松垂于体侧。上体前屈，两手撑地，脚尖内转，脚趾相对，然后两脚尖向侧外转，再内转。还原成预备姿势。

- ● 俯卧绕腿

俯卧垫上，手抓垫边，两腿伸直并拢。上体不动，两腿尽量向上抬起，划弧形向左边放下。重复上面动作，向右边放下。重复练习。

- ● 坐姿前振

分腿坐，腿伸直，两臂屈肘撑地，手指相对。上体前振，同时两臂屈肘触地。然后上体微抬起，再向前振2次。手臂伸直向前压1次，手掌触地，停2~3秒钟。还原再做。

新妈妈如何做臀部塑形操

臀部赘肉去掉后，接下来的步骤就是健美塑形。这里简单地介绍一套丰臀健美操，让新妈妈快速拥有紧翘结实的美臀。

- ● 第一节

首先以椅靠背为支撑，保持身体平稳；上身直立，手把椅靠背，左腿尽量朝正前上方抬，右腿支撑身体重量；前后摆动抬起的腿，随着腿部摆动，膝关节随之伸缩；以上第1步和第2步两个动作做16次，然后再交替右腿做相同动作16次。

- ● 第二节

首先，以两肘和左膝为身体支撑，小腿和脚背面紧贴地面；然后收腹，腰部打直；抬右腿，打直小腿，脚掌与小腿保持一定角度；收缩大腿背部和臀部肌肉，上抬小腿和大腿。动作做16次后，交替另一只腿再做16次。

- ● 第三节

首先，取卧躺姿势，头靠在手臂上；抬右腿，右侧髋部紧挨地面；弯曲

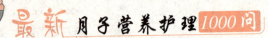

脚掌和膝部，脚跟尽量与臀部靠拢；微微打直小腿，重复上一步动作16次，然后再做身体左侧运动16次。

● 第四节

首先，侧卧身体，伸直贴地的一条腿，翻动腿部，膝正对前方；弯曲上面的一条腿，将足放在另一条腿的小腿后侧；然后，大腿内侧肌肉收缩，上抬下放接地的一条腿，重复这一动作32次后，换另一条腿做动作32次。

● 第五节

取侧卧姿势，肘部支撑头部；两腿伸直，右侧髋骨、膝正对前方；上抬下放右腿，大腿外侧和髋部有挤压感，做16次；接着，左侧做相同的动作16次。

● 第六节

侧卧，双膝朝腹部微微弯曲，让上侧髋骨朝正前方；上抬下放上侧髋部16次后，交替另一侧，如此反复动作16次。

● 第七节

平躺，弯曲左膝，两臂伸直；将右腿放在左腿，髁部为支撑，向外下方压右膝；为了增加身体弹性，将双手置于左腿后侧，脚尖绷直，小腿尽量朝胸部收，右腿姿势不变；保持小腿伸展动作30秒并在右侧重复进行相同的动作。

如何塑造完美的腰臀比例

产后体形变化，改善腰臀比例成为女性的当务之急。产后要测量一下自己的胸围、腰围、臀围、身高和体重，检查全身的健康情况和患病状况。

其指标规定：凡腰臀比例小于0.73者为下肢肥胖体形者；腰臀比大于0.80者，为上体肥胖体形者。

统计结果表明，腰围大臀围小的女性，易患高血压病、糖尿病、胆道疾病、多毛症和月经异常等病证；反之，臀围大腰围小的女性，上述疾病患病

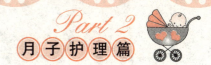

率大为减少,危险度也明显下降。

不同部位的脂肪细胞存在不同的内在特质,从而影响全身代谢功能。

腹部多为大型脂肪细胞,臀部多为小型脂肪细胞。大型脂肪细胞比小型脂肪细胞更易吸收葡萄糖,大量吸收葡萄糖后,人体将会分泌足量的胰岛素去代谢脂肪酸。体内脂肪酸沉积过多,容易增加肾上腺素和胰岛素的负担,造成糖代谢紊乱,严重时,蛋白质、脂肪、电解质、水、维生素等代谢均相继紊乱而发生各种疾病。

小型脂肪细胞不会造成糖代谢紊乱,患病可能性较少。

塑造纤细双臂的绳操如何做

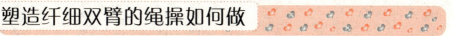

● **理想运动**

绳操是配合绳子专门设计的一套健美操,在音乐的伴奏下,通过健身操协助,完成各种绳子的花样动作,重点锻炼双臂、背部、腰。

● **工具**

专业的弹力绳,要求细软、柔韧、有弹性。

● **热身运动**

将绳折成两段,用拇指、中指、食指轻轻捏住绳两端,使之易于在两手之间摇动,开始先做几个热身动作,这样可防止手臂关节在下面的绳操运动中受到损伤。

● **绳操运动**

(1) 侧并步:左脚向左侧点地时,双手拿绳,高过头顶向左摆动,右脚向右侧点地时,双手拿绳,高过头顶向右摆动。此动作可锻炼双臂和大腿。

(2) 举绳弯腰:双手举绳,高过头顶,手臂尽量绷直,随着腰部的左右侧弯,手臂一开一合。此动作锻炼双臂和两侧腰。

(3) 举绳摆动:双脚打开,与肩同宽,脚步左右移动,双手根据脚步的拍子上下拉紧和放松绳子。此动作锻炼双臂和腹部。

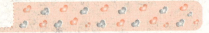

如何做消除手臂脂肪健身操

● 运动1

坐在有靠背的椅子上,将双手置于身体两侧,并扶在椅子的旁边,将双手手肘伸直,并将臀部缓慢离开椅子,弯曲手肘,但确保臀部不要接触椅子,保持3秒钟左右,恢复到原来的姿势。重复5~10次。

● 运动2

双脚分开站立,与肩同宽,小腹收紧,向外伸直双手;手指用力张开,从下方开始不断转动整条手臂,抬升到肩膀高度后,再慢慢转动放下。重复练习5次左右。

● 运动3

双手各握1个矿泉水瓶(或小哑铃),吸气时双臂用力向后打开,呼气双臂收回胸前。20~30次/组。

● 运动4

俯卧跪撑于地面(或床上),指尖向前,呼气屈臂,身体向下压,吸气双臂推直还原。15~25次/组。

● 运动5

双手各握1个矿泉水瓶(或小哑铃),将双手靠拢,双手同时用力将重物向身体的左右推移,保持自然呼吸。20~30次/组。

怎样恢复昔日秀美双手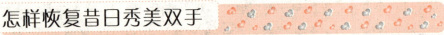

(1) 洗手最好用温水和香皂,切忌用肥皂,那样对手会有很大的伤害。

(2) 干脏活的时候,要戴上手套。做完家务,用醋水或柠檬水把手洗净,抹上含有皮肤需要的各种维生素的营养脂。

(3) 常用温水浸泡双手颇有益处。在水中加点淀粉更好。也可在水中加

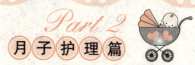

各种果汁,在这种液体中泡上10~15分钟,擦干,抹上营养霜,对手有营养作用。

(4) 常用专用护手霜,使手面形成一层薄薄的油膜,可以保护手不受水和外界污垢的刺激。这种护手霜效果很好,洗手后马上搽一些。入浴后和就寝前,手上应多搽一些油性大的手霜,仔细进行按摩,可以保持皮肤光滑。当手特别粗糙时,可以在就寝前将手洗干净,涂满护手霜,戴上护手专用手套就寝,第二天早晨,手就会变得很滑润。

如何"压出"美腿

压腿也是一种不错的美腿方法。但是在一般情况下,对于非专业的新妈妈来说,刚开始压腿时会有些痛苦,往往一狠心压下去了,却伤害到了韧带,不但没有起到美腿的效果还让自己饱受折磨。那么,新妈妈应该怎样压腿呢?

● 正压腿

面对有一定高度的物体,如高台、桌椅等,双腿并拢站立,抬起左腿将脚跟放在支撑物上,脚尖勾起,踝关节屈紧,两手扶在左腿膝盖上。两腿伸直,挺腰,同时一定要收髋,上体前屈,向前向下做振压腿的动作,逐渐加大力量,然后换腿做。根据柔韧程度,可依次用肘部、前额甚至下颌去接触脚尖。

● 侧压腿

身体侧对支撑物,右腿支撑,脚尖稍向外撇,左腿举起,脚跟放在支撑物上,脚尖勾起,踝关节屈紧,右臂上举,左掌放在右胸前。两腿伸直,立腰,开髋,上体向左侧正压。髋部和腰部在这个练习中将得到锻炼。在这个动作进行期间容易出现两腿不直、身体向前弯曲的现象。所以在练习中应注意支撑腿的脚尖外展,被压腿尽量向身体正前顶髋,左臂向里,右臂向上举,向头后伸展。同时,将腿向肩后方换压。幅度逐渐加大,直到脚尖能接触到后脑勺。

●后压腿

背对支撑物，并腿站立，两手叉腰或扶一定高度的物体。右腿支撑，左腿提起，脚背放在支撑物上，脚面绷直。上体后屈，并做振压动作。左右腿交替进行。髋部、腰部和颈部可以在这个练习中得到锻炼。该动作要求双腿直膝，支撑脚要全脚着地，脚趾抓地，挺胸，展髋，腰后展。做这个练习时两腿容易弯曲，因此可用一只手下压腰、髋，帮助把腰挺直。

压腿结束后，整个练习才完成了一半，新妈妈还要做一些踢腿练习来调理锻炼效果。这个原理就像拉橡皮筋，光拉不使之收缩，久之就会丧失弹性，腿部无力。所以做完正压腿后，要做正踢腿3组，每组10个；做完侧劈腿后，要做侧上踢练习；做完侧踹腿，要做侧踢；做完后压腿，要做后踢。所有的压腿与踢腿练习要集中注意力，用一种温柔的狠劲，量力而行，不要贪快贪猛，以免受伤。

产后减肥有哪些注意事项

大多数新妈妈产后都会受到脂肪堆积、腰围变粗等问题的困扰，减肥也成了避不开的话题，很多新妈妈更是把产后减肥当成了必修课。新妈妈爱美，有健身塑体的要求是没有错的，但有的新妈妈却采用了不正确的减肥方法，踏入了减肥的"雷区"，不仅没有达到纤体的目的，还损害了自己的健康。所以新妈妈减肥一定要选择科学的产后瘦身术，不要盲目，求瘦过切，应该量力而行。其中一些注意事项，新妈妈不应该忽视。

●产后勿盲目节食

为了快速减肥，很多新妈妈产后即开始节食，结果出现了贫血现象。产后42天内，新妈妈不能盲目节食减肥。刚生产完，身体未完全恢复到孕前的状态，还担负繁重的哺育任务，此时正是需要补充营养的时候。新妈妈产后强制节食，不仅会导致身体恢复变慢，严重的还会引发产后各种并发症。

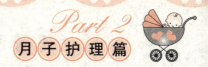

● 产后勿吃减肥药

哺乳期的新妈妈服用减肥药，乳汁里会含有药物成分，这样就等于也给宝宝吃了减肥药，宝宝的肝脏解毒功能差，药物易引起宝宝肝功能降低，造成肝功能异常，因此哺乳期内的新妈妈吃减肥药是错误的。

● 勿过度进食高热量食物

一般情况下，哺乳的新妈妈更能早日恢复身材，并且能够降低卵巢癌、乳腺癌的发病率。可如果新妈妈为了哺乳而不注意饮食，毫无节制地吃高热量的食物，加上活动少，变胖就是不可避免的。

● 产后不宜马上做减肥运动

新妈妈不宜在产后马上做减肥运动。新妈妈刚分娩不久就做一些减肥运动，可能会导致子宫康复变慢并引起出血，而强度较大的运动也会使新妈妈的手术创面或外阴切口的康复变慢。

产后减肥常识有哪些

很多新妈妈生完宝宝后就急于减肥，有的却因对减肥的一些常识不了解而陷入盲目的误区。只有比较清醒地认识减肥，才能科学、合理地瘦身，以下关于产后减肥的常识新妈妈应该了解，做到心里有数。

● 什么是产后肥胖

新妈妈在整个怀孕过程，体重增加9～13.5千克是合理的，而如果产后6周体重超过怀孕前体重的1/10，就是产后肥胖。

● 产后肥胖的原因

新妈妈怀孕后，由于内分泌和新陈代谢的改变，肠胃蠕动变慢，腹部肌肉松弛，从而导致产后肥胖。

新妈妈产后胎盘脱离母体，体内的母体胎盘素会快速下降，无法代谢体内多余脂肪，造成产后肥胖。

● 产后减肥的范围

产后减肥包括消除因生产堆积的脂肪、降低体重、恢复身材、控制饮食等等。

● 产后减肥原则

产后减肥要遵循科学、合理、安全的原则。具体而言，新妈妈要做到饮食平衡，不要盲目节食；运动强度要合理，不要过于剧烈，应该循序渐进，慢慢加大运动强度；哺乳新妈妈不吃减肥药等。

● 产后减肥时间表

月子期间不可减肥；产后 6 周，可以开始低强度减肥；产后 2 个月，循序渐进地进行减肥；产后 4 个月，可以加大减肥力度；产后 6 个月，是减肥的黄金期。

如何让脚部更健美

怀孕的新妈妈往往足部肿胀，而在分娩后肿胀消除，就会显出皮肤松弛，脚形走样。穿起凉鞋或拖鞋，脚跟与肢踝暴露出来，如果不注意呵护，也会影响到你的美好形象。所以在重视身体其他部位护理的同时，也别忘记美丽你的双脚，否则，何来一双玉足呢？

● 困扰：死皮硬皮

脚部角质是身体最粗厚的地方，而穿凉鞋会使足部的肌肤变得越来越粗糙，脚后跟是与鞋子的接触面，经常摩擦会长出硬皮和老茧。除此之外，平时穿惯高跟鞋的脚还会因重心集中足掌，导致大小趾变形和肿胀，所以，想要改变不雅的外观，选一双适合自己脚的鞋是根本之要素。

● 保养：清洁滋润

花 30 分钟时间美化你的双脚，就可以把粗硬的脚跟、死皮、受损变厚的脚趾通通变得美观如意。以下步骤每天进行 1 次，1 周后就可以让你拥有一双

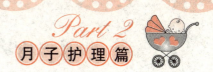

柔嫩美足。

步骤一：每周修剪趾甲1次，脚趾甲的形状以方形最为恰当，把它们修成椭圆形或尖形，可能会造成趾甲生长方向错误而嵌入肉里。剪好之后要用锉刀轻轻磨光，但要顺着同一个方向磨。

步骤二：清洁浸泡，软化角质，去除角质前先将脚泡在温水里，既软化了硬角质，又有助于血液循环。

步骤三：利用浮石将脚跟、脚底、大脚趾下面的硬茧部位磨一下，去除角质化的硬皮与硬茧。

步骤四：滋润足部皮肤，用乳液滋润、按摩双脚，每周还可以去美容院做1次蜡膜护理。

步骤五：舒爽足部，穿鞋前可先喷上保持足部干爽的喷雾，避免出汗滋生细菌及足部异味产生。

为何慎做脂肪抽吸术

脂肪抽吸减肥术是近年兴起的一种美容外科技术，它是利用特殊的吸引器械，通过特殊器械吸取皮肤内多余的脂肪，从而达到重塑体形的目的。

脂肪抽吸术一般都要住院，在局部麻醉或全身麻醉下进行。实施脂肪抽吸术时，在身体隐蔽部位如腹股沟部、耻骨联合上或腋下皱襞、脐、腋窝等处选择切口，切口一般长约1～2厘米，然后将吸引管插入皮下脂肪层拉锯式抽吸出脂肪。吸引头较粗的用作吸腹部、大腿、臀部、腰部脂肪，吸引头较细的用作吸颈部、小腿、乳房处脂肪。随后缝合切口。伤口愈合时会有细小瘢痕。术后吸脂的部位需用外科腰带紧紧包缠，多长时间依据愈合情况及吸去脂肪量多少而定，一般为需要半年左右。

● 适宜做脂肪抽吸术的条件

最适于进行这种手术的条件是：体重适中，或轻微超重，只是身体某部位不合比例，例如大腿、臀或腰过粗，因为这些多余的脂肪在运动及节食中

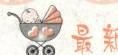

是难以消除的，但是脂肪抽吸术却可以帮助减少这些部位的脂肪。

● **不宜使用脂肪抽吸术的条件**

脂肪抽吸减肥术不是完美无缺的，还存在着一些弊端。

（1）对全身肥胖者不宜。因为吸出的脂肪量有一定限度，最多也只能吸出2～6斤，否则就会不安全，故对全身肥胖者脂肪抽吸术并没有什么用。

（2）身体健康欠佳者不适宜使用脂肪抽吸术。只有身体健康状况良好者才能进行这种手术。像有心脏病、高血压的病人就绝对不能做。

（3）想做吸脂手术的人应该是没有任何禁忌证，而不是勉强做这种手术，这一点必须请减肥者注意。

（4）皮肤弹性不好的人不适宜使用脂肪抽吸术。只有皮肤仍有弹性者才会有好效果，因为脂肪被吸去后，皮肤有弹性才可保证皮肤能包紧新的"曲线"，否则，就会像没气的气球一样又瘪又皱。故做这种手术的人，最好在40岁以下，这样恢复的效果就会好一些。

● **术后状况**

（1）术后疼痛因人而异，最难受的是术后4～5天，而较长时间内仍会有局部疼痛及不适感。手术的好坏取决于外科医生的技术水平，搞不好可能对身体产生损伤，甚至造成畸形。

（2）这种手术看起来简单、安全，实际上并非如此。在过去几年里，已有于术后并发血栓和永久性麻痹及需要输血的病例。

（3）吸脂器械在皮肤下面挖坑掘道，随着脂肪的吸出，这些"坑道"便开始渗血。大量的血液随脂肪一起被吸出，失血越多，越容易得贫血症。

为何血型不同，瘦身有别

● **A型血的人**

持续性的控制饮食疗法，是A型血的人的最佳减肥方法。A型血的人从控制饮食、营养方面来减肥，则可发挥效果。A型血的人一般意志比较坚定，

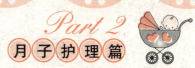

如只实行饮食疗法有危险,所以还需配合适当运动的方法,效果会更好。

● B 型血的人

B 型血的人,若对自己的目标没强烈的自觉意识就不会努力实行,因此,最好能将理想体形的人置于眼前,或将身材苗条的明星照片贴在自己房内,告诉自己去努力仿效,当然其前提是必须接近于此明星的身材,然后进行减肥就能取得相应的效果。此为 B 型血的人的最佳减肥法。

● AB 型血的人

AB 型血的人发现运动疗法并无收益时,就会立刻打退堂鼓。计划性的长期减肥,由于见效太慢,更易使其厌烦,因此并不合适。不如使用刺激穴道的针灸穴道疗法,也许效果更好。

● O 型血的人

O 型血的人容易厌烦。因个性善变,最重要的就是采取集中、一气呵成的减肥法,若时间太长,热度容易降低,导致半途而废,所以适合应用短时间的减肥法,效果最佳。同时娱乐性的减肥法也适合。

总之,4 种血型的人由于个性不同,对减肥方法的适应效果也不同。因此,对于她们来说,不按照自己的血型而去套用固定的减肥模式,是很难起到应有的效果的,所以,应根据自己的血型,寻找合适的减肥方法。

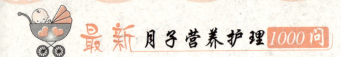

第四章 月子疾病调养

第1节 产后疾病预防

为什么要按时做产后体检

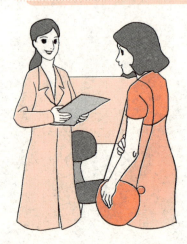

产后体检能及时发现新妈妈的多种疾病，还能避免新妈妈患病对新生儿健康造成的影响，同时还能帮助新妈妈及时采取合适的避孕措施，尤其对妊娠期间有严重并发症的妈妈更为重要。所以，新妈妈不要忽视产后体检，最好在产后42~56天之间（产后体检最佳时间）去医院做一次产后体检。

产后42~56天是产后体检的最佳时间，产后检查一般都是在产后约42天进行，因为正常

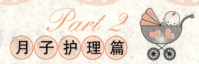

情况下,大多数新妈妈的身体在此时已得到基本的恢复,子宫收缩,内脏复位,伤口愈合都达到令人满意的程度,正好可以去医院检查,判断身体的恢复状况。如果新妈妈的身体恢复有问题,医生也可以及时发现。

身体恢复状况良好的新妈妈,也可以稍微延迟几天再去医院进行产后体检。

产后检查有哪些要注意的

产后体检是为了检测新妈妈身体各项指标是否正常,产后体检前,新妈妈需要提前了解医生会问的问题,弄清医院的手续及时间细节,做到有备无患。

● 提前了解医生可能问的问题

见产科医生时,医生一般会问新妈妈的问题有:

(1)一般的感觉如何?

(2)怎样养育孩子?

(3)喂奶的情形如何?

(4)恶露的情况如何,分泌物是红色还是棕色,是否已经完全停止?

(5)产后有没有月经来过?

(6)缝针的部位有没有任何不适的感觉?

(7)是否有小便失禁的现象?

(8)采取了何种避孕措施?

在实际检查时,新妈妈可以将经常想到而放在心里的一切问题提出来向医生请教,一些容易难为情的问题也不可憋着,比如肛门附近的疼痛感,咳嗽、打喷嚏或大笑时忍不住流出尿来等,这些问题都应如实告诉医生,这有助于判断尿便是否正常。

如果要实行避孕计划或生育计划,不妨与医生讨论一下避孕措施及生育间隔的问题。

● 体检时的细节问题

（1）产后第一次产检时，需要带上新生儿一起去，母婴都要做一个产后检查，所以要挂两个科的号，一个是妇产科，还有一个是儿科。

（2）不同的医院有不同的检查时间，并不是全天上班，所以新爸爸新妈妈需要事先考察一下医院，打电话或实地探访一下，弄清医院的检查时间及检查时对母婴的要求。

● 出现遗传问题怎么办

如果不幸生下有缺陷或畸形的新生儿，产科医生会简述遗传问题，但由于遗传问题非常专门艰深，讲解很费时间，通常新妈妈要另定日期，再与医生做详细讨论。

如何预防产后痔疮

痔疮分为外痔和内痔。外痔有时会脱出或突现于肛管口外。但这种情形只有在排便时才会发生，排便后它又会缩回原来的位置。

产后易患痔疮，是因为女性产后由于子宫收缩、直肠承受胎儿的压迫突然消失，使肠腔舒张扩大，粪便在直肠滞留的时间较长，容易形成便秘，加之在分娩过程中撕裂会阴，造成肛门水肿疼痛等。因此，女性产后注意肛门保健和防止便秘是防治痔疮发生的关键。具体方法如下：

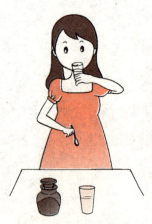

● 勤饮水，早活动

由于产后失血，肠道津液水分不足，容易造成便秘，因而要勤饮水，增加肠道水分，增强肠道蠕动。产妇在分娩后要及早下床活动，以避免粪便在肠内停留时间过久引起痔疮的发生。

● 注意饮食，多吃水果、青菜，多吃粗纤维多的食物

一些女性产后怕受寒，不论吃什么都加胡椒，

有的爱吃辣椒,这样很容易发生痔疮。同样,在怀孕期间过多吃鸡蛋等精细食物也易引起便秘,容易减少大便次数,使粪便在肠道中停留时间较长。因此,产妇的饮食要正确、科学地调配,一定要多食维生素、纤维素高的新鲜蔬菜、水果等,以保持大便松软。有了适当的体积和水分,大便即容易排出。

●勤换内裤、勤洗澡

保持干净卫生的习惯,保持肛门清洁,避免恶露刺激,这样才能促进该部的血液循环,消除水肿,预防外痔。

●适时适当做提肛运动

产后久坐可使肛门血管瘀血,肛门组织水肿、脆弱,容易发生损伤。适时做提肛运动,连续有节奏地下蹲一站立一再下蹲,每次做1~2分钟,可以加强肛门括约肌收缩,促使局部的血液循环,有利于肛门的保健,防止肛裂。

●早排便,早用开塞露

产后产妇要及早排便,尽快恢复产前排便的习惯,以防便秘。分娩后,产妇第1次排便,不管大便是否干燥,一定要用开塞露润滑。

如何防治产后便秘

新妈妈分娩后最初几天,往往发生便秘,有时三五天不解大便,或者大便困难,引起腹胀、食欲缺乏。严重者,还会导致脱肛、痔疮、子宫下垂等疾病。引起产后大便困难的常见原因有以下几点:

由于妊娠晚期子宫长大,腹直肌和盆底肌被膨胀的子宫胀松,甚至部分肌纤维断裂;在产后,腹肌和盆底肌肉松弛,收缩无力,腹压减弱,加之新妈妈体质虚弱,排大便时用不出力气,又不能依靠腹压来协助排便,排大便自然发生困难。

新妈妈在产后几天内因卧床休息,活动减少,影响肠管蠕动,不易排便。

新妈妈在产后几天内的饮食单调，往往缺乏纤维素类食物，尤其缺少粗纤维，减少了对消化道的刺激作用，也使肠蠕动减弱，影响排便。

防治新妈妈便秘的措施有如下5种方法，请参考运用：

新妈妈应适当地活动，不能长时间卧床。产后头2天应勤翻身，吃饭时应坐起来，2天后应下床活动。

在饮食上，要多喝汤、多饮水。每日进餐应适当配加一定比例的杂粮，做到粗、细粮搭配，力求主食多样化。在吃肉、蛋食物的同时，还要吃一些含纤维素多的新鲜蔬菜和水果。

平时应保持精神愉快，心情舒畅，避免不良的精神刺激，因为不良情绪能使胃酸分泌量下降、肠胃蠕动减慢。

用黑芝麻、核桃仁、蜂蜜各60克，制成药剂服用。方法是，先将芝麻、核桃仁捣碎，磨成糊，煮熟后冲入蜂蜜，分2次1日服完，能润滑肠道，通利大便。也可用中药番泻叶6克，加红糖适量，开水浸泡代茶频饮。

一旦发生便秘不要急，可多吃些蔬菜、水果，多喝些水，能使粪便软化，容易排出。也可采取食疗法，润肠通便，如睡前饮1小杯蜂蜜水，每天早晨空腹吃香蕉1～2根，每晚空腹吃苹果1～2个，三餐喝粥，均可缓解便秘。必要时，可在医生指导下服用果导片或用甘油栓、开塞露塞入肛门内，均能见效。

如何预防肛裂

虽然肛裂不是新妈妈独有的病证，但是产后女性的肛裂发病率确实很高。肛裂是肛管内的齿状线下部反复损伤和感染，导致皮肤全层裂开后，因未得到及时处理，裂口反复感染后形成的一种慢性感染性溃疡。虽说肛裂不算大病，但给病人所造成的肉体痛苦和精神负担也是很大的。

新妈妈发生肛裂的原因主要有如下几条：怀孕后由于胎儿逐渐生长发育，子宫体也随之扩大，向下压迫盆腔，使血液在盆腔静脉丛内瘀积，血液回流

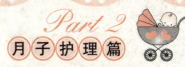

受阻，造成肛门周围组织水肿，抵抗力下降；加之，有的新妈妈活动量很小，胃肠蠕动缓慢，粪便在肠内停留时间过长，水分吸收过多，粪便干硬，排便时容易造成肛裂；还有的人产后吃鸡蛋过多，胃肠道内由产前的多渣食物突然变为少渣食物，因此出现便秘，大便困难，易发生肛裂。一般新妈妈肛裂在产后半个月内发生的占一半以上。

预防肛裂可从以下几个方面着手：

产后应保持肛门部位清洁，每次大便后用温水轻轻擦洗肛门，养成良好的卫生习惯。

长时间的坐位可因腹中压力向下压迫，使肛门血管瘀血，肛周围组织水肿、脆弱，容易造成损伤，因此孕妇和新妈妈要避免久坐。有条件时可经常做提肛运动，即做连续有节奏的"下蹲—站立—再下蹲"动作，每次做1~2分钟，每日做2~3次，以加强肛门括约肌收缩，促进局部的血液循环，防止瘀血。

少吃辛辣刺激的食物，以防加重肛周水肿症。

发生便秘，不要强行排便。应先由肛门注入适当的开塞露、甘油栓等润滑药物，以利大便的顺利排出，避免造成肛门裂伤。

发生肛裂后，每日要进行局部清洗坐浴，尤其在大便后，能防止伤口感染，促使伤口尽快愈合。对肛裂痛者，可用1%的普鲁卡因进行局部封闭，久治不愈者，要去医院进行手术治疗。

肛裂一般表现为大便时疼痛，便中和便后带血。疼痛的原因是在排便时，粪便通过肛管，刺激肛裂伤口底部的神经末梢而引起的。痛型为撕裂疼痛或烧灼痛。排便后缓解数分钟，此为疼痛间歇期，为肛裂所独有的特征。然后因内括约肌的痉挛而再度疼痛，常持续数分钟或数小时，直至括约肌疲劳、肌肉松弛而疼痛消失，医学上称为肛裂疼痛周期。肛裂还会出血，但出血量不大。有的在大便表面会发现条索状血迹，有的在大便后会滴数滴鲜血，有的仅在手纸上遗留少量血迹。

怎样预防产后血栓

新妈妈在分娩之后，还容易导致一种疾病的发生，那就是血栓病。血栓病是由于妊娠期女性体内凝血因子增多，使血液处于高凝状态，并一直维持到产后一段时间的缘故。另外，子宫增大压迫下腔静脉，使血液回流受阻。如果再加上产后患某些疾病，或剖宫产后长期卧床，使血流缓慢，也极易导致血栓病。下肢静脉血栓可出现下肢疼痛、行走困难；盆腔血栓表现为腹痛、高热、下肢压痛、皮肤发红和水肿；肺血管栓塞表现为胸痛、呼吸困难。深度静脉栓子小，易脱落游走，若阻塞肺动脉，可导致患者突然死亡。因此，产后新妈妈应尽早离床活动。自然分娩者，可在产后24小时开始做轻微活动；剖宫产者可推迟到术后3~4天。

怎样预防产后结核病

结核病的发病率在全球近年来都呈回升态势，我国在世界范围内更是属于结核病高发病区。分娩后的新妈妈由于机体免疫功能下降，结核菌因而乘虚而入，导致新妈妈结核病发生。而新妈妈又与宝宝接触密切，故可发生"连锁反应"而危及下一代的健康。

而且产后结核病不易诊断。倒不是结核病有多么复杂，主要是新妈妈在产后本身即可出现体力不佳，全身虚弱的表现，有时还有低热、夜间多汗、进食差、奶水减少现象，谓之"产后虚弱"。这些"虚弱"症状恰与结核病的早期表现相似，很容易被忽略。有资料证明：产后结核病的误诊率高达54.0%，甚至有个别身患结核病的新妈妈被误作"产褥感染"治疗数月之久。

针对这种症状专家给予了以下的防护措施：

必须提高新妈妈对患结核病的警惕性，凡是出现上述"虚弱"症状的新妈妈，应及时到结核病专科医院或医院的结核病科求医，以便排除或确诊可

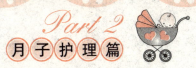

能存在的结核病;一经确诊后,立即与宝宝隔离,同时进行系统治疗,直至痊愈为止。

产后如何预防感冒

(1)保暖防风。卧室温度最好保持在 20~24℃ 之间,不宜过高也不宜过低,并且要注意室内通风,每天应开窗通风 2~3 次,每次 20~30 分钟,空气干燥的时候,可以在房间里放一个加湿器或者一盆水,同样能起到预防感冒的作用。

(2)新妈妈在月子期间出汗较多,衣裤、被褥常被汗水浸湿,需要注意经常更换被汗湿的内衣裤。如果脚部受凉,会反射性地引起鼻黏膜血管收缩,使人容易受到感冒病毒侵扰。要注意足部的保暖,最好能时刻穿着袜子。

(3)在空闲时间经常搓手。人的手上有很多经络和穴位,经常搓手能促进手部的血液循环,从而疏通经络,增强免疫力,提高对抗感冒病毒的能力。

(4)坐月子期间,最好不要有太多的客人来拜访。如果家中有人患了感冒,应立即采取隔离措施,房间里还应及时用食醋熏蒸法进行空气消毒,以每立方米食醋 5~10 毫升的比例,加水将食醋稀释 2~3 倍,关紧门窗,加热使食醋在空气中逐渐蒸发掉,严防新妈妈被病菌感染。如果新妈妈不小心感冒了,一定要做好护理,以便尽快恢复健康。

(5)感冒初起喉头痒痛时,可以立即用浓盐水每隔 10 分钟漱口及咽喉 1 次,10 余次即可见效。如果有轻微的鼻塞,在保温茶杯内倒入 42℃ 左右的热水,将口、鼻部置入茶杯口内,不断吸入热蒸汽,1 日 3 次,可帮助更好地呼吸。

(6)还可以喝些姜红糖茶。取橘皮、生姜各 10 克切细丝,加水煎至半碗,服用时加入红糖适量,趁热服用。服后盖被睡觉,有助于退烧,缓解头痛。

如何预防产后下肢静脉曲张

新妈妈产后下肢静脉曲张与孕期生活和产后月子生活有密切关系，因此，新妈妈在整个孕产期就应该做好预防，调整自己的饮食结构，培养良好的生活习惯，按时作息，避免下肢静脉曲张的发生。

●避免久站久坐

新妈妈久站久坐不利于血液循环，应该多活动身体，站的时间长了，就坐下休息一下，或慢慢地散会儿步，坐的时间长了，站起来运动运动，对促进血液循环、预防下肢静脉曲张有很好的效果。

●做抬高下肢的运动

为了促进血液循环，新妈妈每天可以将下肢抬高到高于心脏的位置1～2次，也可以躺下时将下肢垫高。

●做下肢的屈伸活动

新妈妈经常做下肢的屈伸运动，可以调动小腿肌肉泵的作用，增加静脉血流速度，促进下肢静脉血回流，减少下肢静脉的压力，防止静脉曲张。

●经常锻炼身体

散步和游泳是促进下肢血液循环的好方法，新妈妈可以根据医生的建议选择适合自己的运动经常锻炼身体。

●不要穿高跟鞋

新妈妈在月子期不要穿高跟鞋，低跟鞋对预防下肢静脉曲张更有益处。

●热敷

新妈妈睡前可以用热水泡一下脚，继而浸泡患肢，能起到消除疲劳、活血化瘀、预防静脉曲张的功效。

●预防便秘

新妈妈在日常饮食中，应该多吃一些麦片、水果、蔬菜等，这类食物可以缓解便秘。与此同时，新妈妈也应该限制饮食中盐的摄入，以避免水肿的发生。新妈妈不发生便秘和下肢水肿，就会很好地预防下肢静脉曲张。

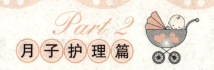

● 穿循序减压弹力袜

有条件的新妈妈可以购买正规厂家生产的循序减压弹力袜，弹力在 15~20 毫米汞柱即可。新妈妈也可以用弹力绷带包扎双下肢，只需包扎至膝关节下方 3~5 厘米即可。

什么是产后乳腺炎

产后乳腺炎为产褥期常见的一种疾病，多为急性乳腺炎。产后的 1 个月内是急性乳腺炎的高发期；而 6 个月后的婴儿开始长牙，这个阶段乳头也容易受到损伤；宝宝进入断奶期后也要警惕急性乳腺炎的发生。

根据不同的致病原因，产后乳腺炎可分为以下两大类：

瘀积性乳腺炎。发生于产褥初期（常在产后 1 周左右）。多因初产妇缺乏喂哺乳儿经验，使乳汁瘀积，且又未按时排空所致。产后乳腺炎患者可感双乳不同程度的胀痛，并有中等度体温升高（38.5℃左右）。检查乳房胀满，表面微红（充血），压痛，但经吸出乳汁后，症状多能消失，故一般不认为是真正的乳腺炎。但如不及时处理，或乳头较小，被新生儿用力吮破，滞留乳汁可为化脓性细菌所污染，容易出现产后乳腺炎症状。因此，须将多余乳汁排空，并注意乳头清洁。

化脓性乳腺炎。多由于葡萄球菌或链球菌通过破裂的乳头感染所致。如前所述，产后乳汁瘀积如不及时排空，易致感染从而引起产后乳腺炎。细菌侵入乳腺管后，继续向实质部侵犯，则可形成各种类型的化脓性乳腺炎。乳腺炎发病急，患者起初会感到乳房疼痛，局部出现硬块、胀痛；随着病情的发展，还可能出现怕冷、寒颤或体温一下子升高，有时可至 39℃ 以上。一般情况下，只有一侧的乳房出现发炎症状，患病的乳房疼得不能按，局部皮肤发烫、红肿，并有硬块。而同一侧的腋窝处淋巴结肿大，按压有疼痛感。如果到医院查血常规，会显示出白细胞数量明显增高。

不过，急性乳腺炎的症状也会因人而异，有不同的表现。在服用抗生药物的妈妈如果出现局部发炎，症状可能被掩盖。如果得不到及时处理、治疗，患病的乳房很可能会化脓，甚至内部组织受到破坏，严重的还会发生乳瘘。

急性乳腺炎有什么症状

(1) 患侧乳房疼痛、红肿、变硬（多位于乳房的外下象限）、压痛。

(2) 同侧腋窝淋巴结肿大，常在数天内化脓，压痛。

(3) 乳晕下、乳管内、乳腺内或乳腺后出现脓肿。

(4) 有时伴有寒战、高热、倦怠、食欲不佳等症状。

(5) 超声波检查有液平段，穿刺抽出脓液。

急性乳腺炎的生活如何调理

(1) 注意休息，多饮水。

(2) 饮食宜清淡，少吃荤，忌辛辣。

(3) 定时哺乳，每次应尽可能将乳汁排空。如果新生儿不能吸尽，应借助吸乳器将乳汁排空。

(4) 保持乳头清洁，常用温水清洗乳头。

(5) 用手指顺乳头方向轻轻按摩，加压揉推，使乳汁流向开口，避免乳汁瘀积，转成脓肿。

为何要当心乳汁瘀积引发乳腺炎

部分刚生产完的新妈妈，尤其是产后未满月的新妈妈，由于缺乏乳房卫生保健知识，易出现乳汁瘀积，若处理不当，就可能遭遇乳汁瘀积导致的乳腺炎问题。要避免这种情况的发生，就要在积乳初期采取正确措施。那些奶水充足的新妈妈，乳汁瘀积很容易引发乳腺炎。因此，奶水过多的新妈妈要及时进行按摩疏导乳汁，或是利用吸奶器缓解乳汁过多的问题。否则一旦患上乳腺炎，早期还能给宝宝母乳喂养，如果病情发展严重了新妈妈可能出现高热，比较严重的还要使用抗生素，这样就不能给宝宝喂奶了。医生还提醒，由于分娩后人的抵抗力下降以及疲劳等因素，有的新妈妈在坐月子时就会患上乳腺炎。因此，新妈妈要注意休息、加强营养、适当运动。有的新妈妈因为乳头被吃奶的宝宝咬破，也会因为细菌入侵而出现乳腺炎问题。这时要暂停喂奶，及时治疗，免得发展成为乳腺脓肿。通常来说，若乳房出现肿块，并且活动光滑，皮色不变，按之胀痛，皮肤不热或微热，排乳不畅，与肿块相应乳孔无乳汁溢出，这时就应考虑有乳汁瘀积情况。及时采取中医手法治疗可迅速缓解，或者也可以采用中西医结合的方式采取治疗。

如何预防产后外阴发炎

急性外阴发炎临床可表现为发热、腹股沟淋巴结肿大、压痛等。如果急性期发作较轻，未能引起重视，可能发展为慢性炎症，造成局部皮肤粗糙、外阴瘙痒等。主要有以下几个方面的防治措施。

● 保持外阴部皮肤清洁

每次大小便后用消毒的卫生纸擦干净。擦的时候一定要注意由前往后擦，最后擦肛门处。每次大便后用温开水冲洗外阴，每天可用1：5000的高锰酸钾溶液冲洗1次。

● 勤换内裤

产褥期要勤换内裤，分娩后开始几天里最好每天换1次。内裤最好穿舒服透气的棉织品，不要穿丝绸等制品。

● 早活动

产妇在产褥期一定要早下床活动，这样不但可以增强子宫收缩，促进恶露排出，还可以预防和减少产后感染发炎，使产妇早日恢复身体。

● 注意饮食

产后一定要注意饮食，患外阴炎后应忌食辛辣厚味等刺激性食物，宜吃清淡食物。

● 碘酒涂擦患部

如果发现外阴部有红色小点凸起，可在局部涂些2%碘酒。注意只能涂在凸起的部位，不要涂在旁边的皮肤上。假如有脓点，可用消毒针头挑破，用消毒棉擦去脓液，再涂上抗生素油膏。

● 进行坐浴

患慢性外阴炎，局部瘙痒时，可用1∶5000的高锰酸钾溶液坐浴。最好不用热水烫洗，因反复烫洗会使局部皮肤受损伤，过后愈来愈痒。亦可用大黄15克，蒲公英、煅石膏各30克，煎水，进行坐浴。

● 其他方法

如果外阴部出现红、肿、痛、热的症状，局部可热敷。用蒲公英、野菊花各50克，黄柏30克，大黄10克，煎水，洗涤外阴。也可口服磺胺、螺旋霉素等抗生素。

如何防范哺乳期霉菌性阴道炎

霉菌性阴道炎，是指由白色念珠菌感染阴道所引起的炎症。白色念珠菌的传染途径可分为外源性和内源性两种。外源性传染，是体外霉菌通过洗浴、医疗器械等间接传染，也可能通过性生活直接传染。内源性传染，则可能是因为白色念珠菌平时就寄居在阴道内，遇到适宜的环境迅速繁殖致病。一般情况下，妊娠期、哺乳期、糖尿病或长期使用抗生素的女性较为多见。新妈妈在哺乳期间阴道上皮细胞富含糖原，失去对霉菌的抵抗作用，从而使霉菌相对增多而致病。虽然霉菌性阴道炎发生于局部，但所出现的症状却可以影响全身。这种疾病会让许多新妈妈由于阴道及外阴奇痒而坐立不安，甚至影响生活和睡眠。所以为了保障自己的身心健康，加快和巩固产后恢复，新妈

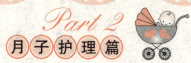

妈们应谨防霉菌性阴道炎。新妈妈要避免长期、大量使用抗生素，尤其是广谱抗生素更应少用。新妈妈要注重了解有关产后阴道的卫生知识，注意外阴及阴道的清洁，同时还要勤洗换内衣裤，并定期进行妇科体检，以便早发现和早治疗。

如何预防膀胱炎

膀胱的肌肉在产后一时还比较松弛，容易积存尿液，妊娠后期体内积聚的水分，在产后同样也需要通过肾脏排泄，从而增加了膀胱的负担，降低了膀胱的防病能力，这时细菌容易侵入尿道，引起膀胱炎。所以新妈妈在产后一定要勤排尿，不要让尿液在膀胱里储存过久，以免细菌繁殖；还要经常清洗外阴部，保持清洁，同时不要让脏水进入阴道。

慢性盆腔炎如何预防和调理

很多新妈妈在生完宝宝后，都把精力放在宝宝身上，却忽视了自己的产后恢复。新妈妈只有自己有个好身体，才有充足的精力和体力更好地照顾宝宝，所以新妈妈必须细心关注自己的身体，盆腔健康就是新妈妈不能忽视的问题之一，而慢性盆腔炎很容易找上月子期体质比较虚弱的新妈妈，新妈妈一定要做好预防和护理工作，把慢性盆腔炎拒之门外。

● 慢性盆腔炎的特点

慢性盆腔炎多为急性盆腔炎治疗不及时所致。慢性盆腔炎急性发作时，严重的可能会发展为慢性腹膜炎、败血症，甚至中毒性休克。

● 慢性盆腔炎的表现

患有慢性盆腔炎的新妈妈，大多有下腹持续疼痛、月经失调、白带增多、腰酸痛、尿急、尿频、排尿困难、食欲不佳、头痛、发热等症状，小腹两侧有条索状肿物硬结。

● 慢性盆腔炎的危害

慢性盆腔炎易致宫外孕。很多新妈妈对慢性盆腔炎不重视，治疗不及时，这是错误的。慢性盆腔炎可使输卵管内层黏膜因炎症粘连，使管腔变窄或闭锁，这样就会使卵子、精子或受精卵的通行发生障碍，导致不孕。严重的盆腔炎可蔓延至盆腔腹膜、子宫等组织，最终导致这些器官组织广泛粘连。

● 慢性盆腔炎易导致不孕

盆腔内有子宫、输卵管、卵巢等生殖器官，盆腔的炎症直接影响到子宫、输卵管，尤其是输卵管的功能，慢性盆腔炎会导致输卵管的僵化或阻塞，使其不能输运精子与受精卵而无法使新妈妈再次怀孕，从而导致不孕。

● 慢性盆腔炎的应对措施

对于慢性盆腔炎，关键在于预防和调理，积极彻底治疗急性输卵管卵巢炎、盆腔炎、腹膜炎，是预防慢性盆腔炎发生的关键。同时新妈妈还要保持心情舒畅，在日常生活中，积极预防慢性盆腔炎。首先，新妈妈应该劳逸结合，加强体育锻炼，增强体质，提高抵抗力；其次，月经期、月子期要禁止性生活，平时性生活也要注意卫生；再次，新妈妈要注意个人卫生及经期卫生，预防慢性感染；最后，新妈妈要适当增加营养，多进食银杏、山药、新鲜蔬菜等；维生素的摄入，特别是维生素B_1的摄入，对患有慢性盆腔炎的新妈妈大有裨益。

子宫内膜炎如何预防和护理

刚生完宝宝，新妈妈的身体很虚弱，很容易被细菌感染，这个时期也最容易患子宫内膜炎。预防高于治疗，新妈妈最好在平时就有防患意识，做好预防，远离子宫内膜炎对身体的困扰和伤害。

子宫内膜炎就是由于细菌侵入子宫内膜，而导致子宫发炎。造成子宫内膜炎最常见的原因是产后感染及感染性流产。患了子宫内膜炎的新妈妈，整个宫腔常常会出现水肿、渗水，急性期还会有打寒战、发热、下腹痛、白细

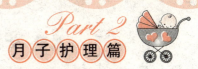

胞增高等症状，有时子宫略大，有触痛。慢性子宫内膜炎基本也是以上症状，有时会有月经过多、下腹痛等现象。

子宫内膜炎的防护措施：

首先，新妈妈在产前应该进行全面的妇科检查，如果发现生殖道存在急、慢性炎症，一定要及时给予治疗，防止产后细菌上行感染，引发子宫内膜炎。

其次，新妈妈应该选择到正规医院分娩。手术时或接生时消毒不严格是引起急性子宫内膜炎的重要原因，新妈妈及家人应该予以重视。

再次，新妈妈要避免产后感染，一定要做好产褥期阴部的卫生。新妈妈产后，子宫腔内胎盘剥离的伤口、子宫颈口的开放、阴道会阴的裂伤，均为细菌侵入及繁殖创造了有利条件，因此，产后注意会阴部的清洁十分重要。

最后，新妈妈产后要注意饮食调养，应该进食易消化、富含蛋白质及维生素的营养食品，保持良好的身体状况，提高身体的免疫力和抵抗力。在恶露未排净时，新妈妈应该多取半卧位，以便于恶露尽快排出，减少阴部的细菌感染。

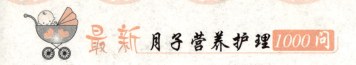

第2节 告别产后各种疼痛

产后眼痛怎么办

妈妈分娩时,全身的血液和器官都受到不同程度的影响,肝脏也不例外,产后容易肝虚。中医认为,肝开窍于目,眼睛与肝脏是互为表里的,也会随着肝虚变得虚弱。如果月子期间用眼不当,特别容易损害眼睛,使眼睛干涩、肿胀或疼痛,严重的时候还会导致视力下降、迎风流泪、过早老花等。

● 产后尽量不要哭泣

中医告诉我们"怒伤肝",而妈妈哭泣往往是因为生气,生气损害肝脏,肝脏受损害,就可能表现为眼睛的不适。

妈妈在产后情绪波动比较大,如果患了产后抑郁,情绪更加不易控制,往往不经意间便会眼泪长流。但是,妈妈要知道哭泣虽然暂时缓解了压抑,但是哭泣同样伤害了你的眼睛。因此,产后的妈妈要学会调节自己的情绪,尽量保持好心情,不要哭泣。事后你可能会发现其实那些让你落泪的事情未必值得你哭一场,更不值得你为此伤害自己的眼睛。

● 产后避免用眼过度

妈妈在产后除了照顾宝宝、哺喂宝宝之外,在闲暇时也会想看看书报、电视等。其实,产后也不是绝对不可以用眼,只是不要过度即可。只要妈妈感觉不到疲劳,是可以在产后2周看一些书报读物、电视的,但是要掌握好度,每次连续用眼最好不要超过2小时,如果感到眼睛不适,就要马上停止。

引起腹痛的原因有哪些

引起腹痛的原因有很多。新妈妈在分娩过程中由于失血过多，或者本来身体气血虚弱，均会产生腹痛，表现为：小腹隐隐作痛，延绵不断，腹部喜热敷、揉按，恶露量少，色淡红、清稀，或兼见头昏眼花、耳鸣、身倦无力，或兼大便结燥、面色萎黄。

新妈妈在月子里若起居不慎，饮食受生冷，或腹部受侵风寒，冷水洗涤，使寒邪乘虚而入，血脉凝滞，气血运行不畅，不通则痛。有的新妈妈产后因过悲、过忧、过怒，肝气不舒，肝郁气滞，则血流不畅，以致气血瘀阻，也会造成腹痛。也有的生产后立、蹲、坐、卧时间过长，长久不变换体位，引起瘀血停留，而致下腹疼痛坠胀，甚至引起腰酸、尾骶部疼痛。主要症状有产后小腹疼痛、喜温喜按或喜温拒按，热敷则减轻。由情志不畅引起者常矢气则痛减，恶露量少、涩滞不畅、色紫暗常夹血块，或兼胸胁胀痛、四肢欠温。

产后腹痛较重怎么办

分娩后，很多产妇可能会发生腹部阵发性疼痛，这是正常的。疼痛时，下腹部呈阵发性疼痛，这是由产后恶露增加、子宫收缩引起的，不必惊慌。但如果疼痛现象超过1周，并为连续腹痛，或伴有恶露色暗红、量多、多血块、有臭味，则多属于盆腔有炎症，应引起重视。

（1）早下床活动。产妇不要卧床不动，应及早起床活动，并按照体力渐渐增加活动量。

（2）注意保暖。注意保暖避寒，勿受风寒。

（3）保持好心情。勿烦恼，保持情绪安宁。

（4）饮食宜清淡，少吃生冷食物。豆类、零食、牛奶、山芋、白糖等容易引起胀气的食物，也以少食为宜。

(5) 保持大便畅通。

(6) 产褥期禁止房事。

(7) 如腹痛较重,并伴有高热(39℃以上),恶露秽臭色暗,应速送医院诊治。

验方调养:

当归、桃仁、香附各12克,川芎15克,甘草、炮姜各5克。分2次煎服,每日1剂。

焦山楂30～50克,生蒲黄5克。上药水煎后冲红糖,在碗中浸泡片刻。早、晚2次服用,每日1剂。

山楂片25克,绿茶2克。水煎汤汁,分3次温服,可反复泡续饮,每日1剂。

产后腰痛有哪些原因

产后腰痛,是新妈妈们容易出现的现象,较为普遍。一般来说,有以下几方面的原因。

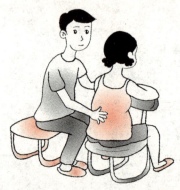

● **生理性缺钙**

怀孕以后,孕妇由于受孕期体内激素的影响,身体各个系统都会发生一定的改变,钙参与骨的代谢,孕妇常规的饮食已经不能满足母体本身和婴儿两者的钙需要量,因此,怀孕时期许多孕妇往往已经具有一定程度的缺钙危险了。分娩以后由于人体处于比较虚弱的状态,新妈妈消耗了大量的能量,身体尚未马上恢复,体内钙元素的水平还处于缺失状态。同时,很多妈妈都在坚持母乳喂养,钙流失也非常严重,在这种缺钙较为严重的状况下,新妈妈就容易出现腰痛现象。

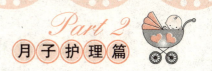

● 劳累过度

由于怀孕生产，骨骼系统会发生变化，骨关节略宽松，肌肉韧带拉长，弹性下降。女性的肌肉、韧带张力与男性相比显得相对较弱，加上有些新妈妈平时身体素质就较差，产后休息不当，过早地持久站立和端坐，更会影响松弛的骶髂韧带恢复健康，因而就会引起肌肉、韧带、结缔组织劳损，进而引发疼痛。

如何预防产后腰痛

均衡合理地进食，避免体重增长幅度过大而增加腰部负担，造成腰肌和韧带的损伤；注意充分休息，坐时可将枕头、坐垫一类的柔软物经常垫在腰后，以减轻腰部的负荷；睡眠时最好取左侧卧位，双腿屈曲，减少腰部的负担；平日要穿轻便柔软的鞋子，避免弯腰等腰部活动过大的举动；在医生指导下，适当地做一些防治腰痛的体操。

● 给宝宝喂奶时注意采取正确姿势

坐着或躺着喂奶的姿势都可以，只要让自己感到轻松和舒适即可。把宝宝放在腿上，让头枕着新妈妈的胳膊，新妈妈可舒服地用手臂托着宝宝的后背，让宝宝的脸和胸靠近新妈妈，下颌紧贴着乳房，这样就会极大减轻新妈妈怀抱宝宝的重压，缓解腰痛。

● 在生活中注意防护腰部

新妈妈在产后保持充分睡眠，经常更换卧床姿势，避免提过重或举过高的物体，不要过早跑步、走远路。经常活动腰部，使腰肌得以舒展。如果感到腰部不适，可进行按摩、热敷疼痛处或洗热水澡，以促进血液循环，改善腰部不适感。平时要注意腰部保暖，特别是天气变化时应及时添加衣物，由于受凉会加重疼痛，因此要避免受冷风吹袭。注意劳逸结合，无法避免久站时，可双腿交替进行弯曲膝盖的动作，让腰部得到休息。

腰腿痛的原因是什么

产后会出现腰腿痛，是因为组成骨盆的骶髂关节受到了损伤的缘故，关节是构成女性分娩时骨性产道骨盆的组成部分，骶髂关节周围被许多坚韧的韧带包围，属于微动关节。

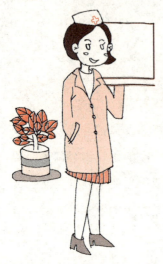

在孕期由于孕激素等作用及分娩过程中引起扩张，使得骨盆周围韧带松弛，分娩过程中引起骨盆各种韧带损伤，再加上产后过早劳动和负重，增加了骶髂关节的损伤机会，引起关节囊周围组织粘连，妨碍了骶髂关节的正常运动。

产后休息不当，过早地持久站立和端坐，致使产妇妊娠时松弛了的骶髂韧带不能恢复，造成劳损。

产后起居不慎，闪挫腰肾，以及腰骶部先天性疾病，如隐性椎弓裂、骶椎裂、腰椎骶化等诱发腰腿痛，经产后更剧。

另外，长期弯腰工作或举重物也可引起骶髂关节退行性变化，容易损伤韧带。

如何防治腰腿痛

女性在产期要注意休息和增加营养，勿过早久站、端坐、负重或劳动；避风寒，慎起居，每天坚持做产后操，可有效预防产后腰腿痛。

为了防止复发，宜选用厚而宽的弹性骨盆带作为骨盆制动。避免弯腰、举重等活动。

产后避免坐席梦思床，以免使腰骶关节进一步受伤。

腰部宜常摇动：做松胯、转腰、俯仰等活动，达到强腰健体的目的。

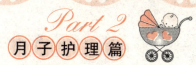

转胯运腰：取站立姿势，双手叉腰，拇指在前，其余4指在后，中指按在肾俞穴上，吸气时，将胯由左向右摆动，呼气时，由右向左摆动，一呼一吸为1次，可连续做8～32次。

引起颈背酸痛的原因有哪些

● 新妈妈不良的姿势

一般哺乳母亲在给小孩喂奶时，都喜欢低头看着小孩吮奶，由于每次喂奶的时间较长，且每天数次，时间长了，就容易使颈背部的肌肉紧张而疲劳，产生酸痛不适感。有的人为了夜间能照顾孩子，习惯固定一个姿势睡觉，造成颈椎侧弯，引起单侧的颈背肌肉紧张疲劳，也会引起颈背酸痛。

● 女性生理因素与职业的影响

由于女性颈部的肌肉、韧带张力与男性相比显得相对较弱，尤其是在产前长期从事低头伏案工作的女性（会计、打字员、编辑、缝纫师），如果营养不足，休息不佳，加上平时身体素质较差，在哺乳时就更容易引起颈、背、肩等部位的肌肉、韧带、结缔组织劳损，而引发疼痛和酸胀不适。

● 自身疾病的影响

一些新妈妈由于乳头内陷、婴儿吮吸时常含不稳乳头，于是不得不低头照看和随时调整婴儿的头部，加之哺乳时间较长，容易使颈背部肌肉出现劳损而感到疼痛或不适。此外，哺乳母亲患有某些疾病，如颈椎病，也会加剧神经受压的程度，导致颈背酸痛。

如何缓解产后手指、腕部疼痛

在分娩时，新妈妈皮肤毛孔、关节打开，加之产后气血两虚，容易使风寒滞留于肌肉和关节中，又因照顾宝宝及家务劳累，使得肌肉关节受到损伤，引起伸腕肌腱炎和腕管综合征。

●伸腕肌腱炎

其引起的疼痛，以大拇指和手腕交界处最为明显，特点为腕部酸痛或疼痛，握拳或做拇指的伸展动作，如写字、握筷子、举杯子及拿奶瓶等活动时会使疼痛加剧，在手臂上能见到条索状肿胀物，如不及时治疗和休息，疼痛会日益加重。

●腕管综合征

是因手臂正中神经在腕管内受累于发炎肿胀的肌肉，引起手指疼痛麻木。开始仅表现为刺痛，经常在睡眠中痛醒，然后活动一下手指会很快消失。但若不及时治疗，数月后还会出现手掌内外肌肉萎缩。

●对上述两症，可采取以下方法缓解

月子里注意避免不要着凉，室内保持干燥通风，温度不可太低。洗浴时应注意水温不要过低，时间不要过长。不要过于劳累，手腕和手指疼痛时必须注意休息，减少家务活动。月子里少吃酸性食物，如香蕉、鸡肉。同时要少饮啤酒，以免加剧疼痛。疼痛一旦发生，应及时去医院就医。在医生的指导下合理用药，千万不要自行用力按摩疼痛处。可适当采用自我热敷的方法，减轻疼痛。热敷用热毛巾，如能加上一些补气养血、通经活络、祛风湿的中草药，效果更佳。

产后乳房胀痛的原因是什么

（1）产后3～5天乳腺不够通畅，乳汁积凝造成。

（2）新妈妈的乳头凹陷，加上乳汁黏稠，新生儿吸吮困难，造成乳房胀痛。

（3）在妊娠期间心情郁闷等使乳房形成硬块，造成乳汁不畅。

（4）新妈妈乳房发炎，导致乳房红肿、疼痛或发热。

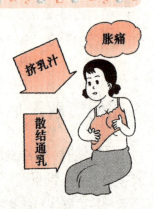

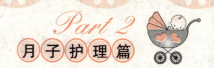

如何减轻乳房疼痛

（1）新妈妈乳房发炎，此时应挤出乳汁，服抗生素和止痛剂，经过1~2周的治疗就可以痊愈。

（2）乳房出现胀痛时，用双手将乳汁挤出。在挤压期间，新妈妈衣服要宽松，多喝水，吃易消化的食物，保持心情舒畅。

（3）给宝宝哺乳时，一定注意排空双侧乳房。如果小宝宝吸不完乳汁应该及时挤出，这样既能减少乳房胀痛，又能促进乳汁的分泌。

（4）使乳腺管内的乳汁集中于乳窦内，便于宝宝吸吮。

产后全身酸痛怎么办

新妈妈在产褥期内出现肢体关节酸楚、疼痛麻木、肿胀等证者称为产后身痛。发生的机制，主要是产后气血虚弱，经络失养，或寒湿之邪乘虚侵入机体，使气血凝滞而致。

● 日常生活的注意事项

（1）新妈妈如果出现全身酸痛或关节疼痛，需要卧床休息，并保证充足的睡眠。

（2）每天下床活动的时间不宜过长，强度不宜过大，以免加重身体酸痛症状。

（3）居室内应保持干燥通风，但新妈妈应避免直接吹风，以免风寒入侵，令病情加重。

（4）新妈妈还应注意保暖，夏季不要睡竹席、凉席，使用空调时温度不宜过低。应保持床铺及衣被的干燥、清洁。

● 运动治疗

（1）腿部肌肉的运动。身体平躺，将右腿尽量抬高，脚尖用力伸直，不可弯曲，然后将腿慢慢地放下。这个动作要完全靠腹肌的力量，双手不要用力。同样的方法抬高左腿，双腿并举，慢慢增加高度。

（2）阴道收缩运动。身体平躺，微微摊开双腿，脚跟用力后缩，臀部向上离地，全身以脚跟和肩部为支撑，两膝并拢，同时紧缩腹部的肌肉。

（3）膝胸卧式。身体俯卧床上，双膝稍微弯曲，抬高臀部，胸部轻贴在床面，双腿分开与肩同宽，保持姿势2~5分钟，起床和睡觉前各1次。

（4）仰卧起坐。不用枕头，身体仰卧着，双手放于胸前，用力举起头部和肩部，仅高于床面即可。

● 饮食调养法

生姜20克，葱白2~3条，红糖适量。先将姜葱煎约15分钟后，加入红糖，趁热服，每天2次。或用母鸡1只，桑枝30克，共炖，吃鸡喝汤。用于外感风寒所致周身关节疼痛，屈伸不利，或痛无定处，或怕冷，或肢体肿胀，得热则舒，舌淡苔白，脉浮缓。

● 推拿调养法

（1）拿肩井，掐揉手三里、外关，采用臂推拿法、拨络叩挠法、推背捏拿法、腿运捏法。适用于血虚型者。

（2）擦风池，掐揉尺泽、曲池、合谷、阴池，掐水沟，膊运关元、风市，掐揉犊鼻，揉身柱、肾俞，采用臂推拿法、扳臂搓理法、推背捏拿法、拨络叩挠法、腿运捏法、揉腿搓摩法。适用于外感型者。

产后足跟痛怎么办

足跟痛表现为足跟一侧或两侧疼痛，不红不肿，行走不便，又称脚跟痛。是由于足跟的骨质、关节、滑囊、筋膜等处病变引起的疾病。因此，预防就要从日常生活做起：

（1）产后一定要注意足部保暖，穿袜子，穿护脚趾、足后跟的鞋子。产后3个月内不要穿高跟鞋和硬底鞋，穿凉鞋、拖鞋时最好穿上袜子。

（2）对疼痛部位热敷，或进行其他物理治疗。

（3）产后要充分休息，但并非必须长时间卧床。产后如无特殊情况，应及早下床活动、散步，并做些产后保健操等运动。这样既能避免发生足跟痛，又有利于产后身体恢复。

怎样预防产后骨盆痛

产妇分娩时产程过长，胎儿过大，产时用力不当，姿势不正确以及腰骶部受寒等，或者骨盆某个关节有异常病变，均可造成耻骨联合分离或骶髂关节错位而发生疼痛。

一般来说，此病几个月甚至1年左右，疼痛会自然缓解，如果长期不愈可用消炎止痛药，即可减轻疼痛，或进行推拿。要防止产后骨盆痛，预防是关键，应注意以下几点：

（1）患有关节结核、风湿症、骨软化症的女性应在怀孕前治愈这些疾病，然后再考虑妊娠。

（2）怀孕后，多休息，少活动，但不能绝对静止不动，不要做过分剧烈的劳动或体育锻炼，但可适当做一些伸屈大腿的练习。尽量避免腰部臀部大幅度的动作或急剧的动作。

（3）产后避免过早下床或在床上扭动腰或臀部。

如何预防产后尾骨疼痛

产后脊柱最下端处产生疼痛，这是因为分娩时骨盆偏于狭窄而胎头较大，在穿过产道时把尾骨挤破了，肌肉也因此而损伤。最明显的表现是仰卧、坐立或入厕用力时会有疼痛感，特别是坐在较硬的东西上可加重疼痛。

针对这种症状，专家给出以下几方面的建议：

（1）一般1~2个月会自然痊愈。临近产期时，若发现宝宝超过4千克或骨盆狭窄的新妈妈，应该使用手术助产，或剖宫产。

（2）疼痛的时候，在患处做热敷，以放松局部肌肉。

（3）躺或坐时，避免疼痛处接触硬物，最好用柔软的垫子或橡皮圈垫。

（4）宝宝满月后仍不见好转应去看医生。

产后为什么会耻骨疼痛

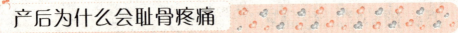

耻骨疼痛最主要的表现是蹲或拿重物时，乃至排便时都有疼痛。严重时，行走迈不开腿及用不上劲。骨盆是由骶骨、尾骨、髋骨、坐骨、耻骨融合而成的。左右两耻骨在骨盆前正中连接，形成耻骨联合。耻骨联合中间有纤维软骨，上下附有韧带。怀孕时体内分泌的激素使得耻骨联合部位逐渐分开，韧带也随之松弛，当新妈妈分娩时，激素就会使耻骨联合处的软骨溶解开，特别是第一胎会因用力猛烈而把耻骨联合撑开，以让胎儿顺利通过。但常常会损伤骨头和韧带，所以产生疼痛。

针对这种症状的防护策略：

（1）新妈妈产后会随着激素作用减退而逐渐恢复。若在怀孕时即有耻骨处疼痛，当时就应减轻活动，甚至卧床休息。

（2）若宝宝体重达4千克，分娩时应该考虑剖宫产，以免造成耻骨联合分离和韧带损伤严重。

（3）疼痛严重的新妈妈需卧床休息，用弹性腹带固定骨盆也对恢复有所帮助。

（4）多吃虾、牡蛎等食物，也可在医生指导下服用补肝肾类药物。

（5）产后多休息，减少上下楼梯及走斜坡路的活动。若是需要走路，要放慢速度，步子也不可太大，以免加重耻骨损伤。

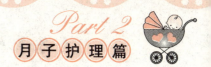

第3节 产后其他疾病的调养

如何预防产后大出血

胎儿娩出后24小时内，阴道出血量超过500毫升时即为产后大出血。这是造成新妈妈死亡的重要原因之一，发生率约占分娩总数的4%~8%，一般多发生在产后2小时以内。如在短时间内大量失血，即会使新妈妈抵抗力降低，就容易导致产褥感染。产后大出血导致失血性休克的时间过长，还可能因脑垂体缺血而坏死，甚至危及生命。因此预防产后大出血极为重要。分娩时应到有条件的医院，以免发生意外。预防产后大出血的措施有如下几条：

● 新妈妈要克服精神过度紧张

在分娩过程中，精神过度紧张会引起宫缩乏力，从而导致胎盘滞留，引起产后出血。另外，在分娩时不要使用过多的镇静剂、麻醉剂，以免使宫缩乏力而引起产后出血。

● 积极处理产程

要及时发现异常头先露或其他阻塞性难产，避免产程延长。产程延长也会引起子宫收缩乏力，引起大出血。

● 保养好子宫部位

胎儿娩出后不要过早牵拉脐带或粗暴按摩子宫，否则会引起胎盘嵌顿。

● 新妈妈尿液要及时排出膀胱

充盈的膀胱会影响子宫收缩，从而阻碍胎盘排出。为防止产后大出血，新妈妈和医生要协作，要互相配合。

产后多汗怎么办

分娩后新妈妈将会出很多的汗,尤其在饭后、活动后、睡觉时汗更多,被称为"褥汗",遇到夏天甚至会大汗淋漓,湿透衣服乃至被褥。这完全是正常现象,新妈妈不必为此担心。

● **产后多汗的原因**

分娩后之所以出汗多,是因为女性怀孕后体内血容量增加,这其中大部分都是水分。分娩以后,身体的新陈代谢和内分泌活动降低,体内潴留的水分必须排出体外,才能减轻心脏负担,有利于产后机体的康复。

新妈妈排泄水分主要有两个途径,一是排尿,二是通过皮肤大量出汗的方式排出。所以,新妈妈在产褥早期不仅尿量增多,而且皮肤排泄功能旺盛。同时,妈妈也会发现,体重在产后1周内迅速减轻。

● **产后多汗的调理**

褥汗虽然是一种正常的生理现象,一般于产后10天左右慢慢好转,但同时也应注意护理。主要护理细节包括以下几点:

室温不要过高,冬春秋季在20℃左右,夏季在28℃以下为好。

每天开窗通风,保持室内空气流通、新鲜,但新妈妈不要对着窗口吹凉风。

穿衣、盖被要合适,"捂"的做法完全是错误的。

出汗多时用毛巾随时擦干,内衣、内裤及时更换。

自然分娩的妈妈产后第2天即可淋浴,但每次不超过5分钟。剖宫产的妈妈应每天擦洗身体,等腹部伤口完全愈合后再进行淋浴。

产后子宫脱垂的原因有哪些

分娩过程中,特别是第二产程延长或有阴道助产手术者,盆底组织过度伸展,张力降低,甚至撕裂致盆底脆弱,若在这种情况下,产妇又过早做体

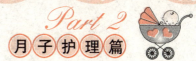

力劳动，尤其是重体力劳动，过重的腹压可将子宫推向阴道以致发生脱垂。子宫脱垂因程度不同，有轻、中、重之分。轻度子宫脱垂（Ⅰ度）：此类病人大多数没有什么感觉，有的可在长期站立或重体力劳动后感到腰酸下坠；中度子宫脱垂（Ⅱ度）：部分子宫颈或子宫体脱出体外，在阴道外；重度子宫脱垂（Ⅲ度）：即整个子宫颈与子宫体全部暴露于阴道口外。

如何治疗子宫脱垂

轻度子宫脱垂病人，可以服用补气升提药物及体育疗法治疗。

一是服用补气升提药物。如补中益气汤。另外可以采用针灸法，针灸百会、关元、中极、三阴交、大冲等穴位，即可见效。

二是体育疗法。具体方法有如下几种：

缩肛运动。用盆底肌肉收缩法将肛门向上收缩，就如同大便完了收缩肛门那样。每天做数次，每次收缩10~20下。

臀部抬高运动。平卧床上，两脚踏床，紧贴臀部，两手臂平放在身体两侧，然后用腰部力量将臀部抬高与放下。每天2次，每次20下左右，并逐步增多次数。

治疗痔疮怎样调养

痔疮常出现在分娩后的2~3周内，产妇因为怕痛，常常不敢大便，由于便秘、排便困难等，使痔更为加重，形成恶性循环。所以，一旦发生痔疮，对其及时进行治疗是非常重要的。

● 药物调养

产后发生痔疮，应用坐药或软膏治疗。痔翻出过大，发生水肿时，应将之还纳回去，方法是在痔的表面涂些油膏，用手指将充血水肿部分慢慢推送

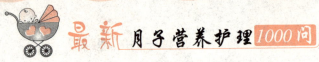

回肛门内，待水肿消退后，病情就会减轻。

● 生活调养

日常生活中，养成良好的生活习惯，少吃辛辣食品；保持大便通畅，多食含纤维丰富的食物，如地瓜、玉米、海带、竹笋、绿叶菜等；常用温水或1∶1000的高锰酸钾水洗肛门；日常生活中要注意变换体位；对能引起腹压增高的疾病如慢性咳嗽等应及早治疗。

只要防治得当，让人苦不堪言的痔疮就无立锥之地。

发生乳房充血怎么办

乳房充血通常会在产后乳腺刚开始分泌乳汁的24～72小时内发生，也有可能发生在给宝宝断奶的过程中。一般而言，产后奶胀是正常现象。产后2～3天，乳房明显增大，皮肤紧张，表面静脉扩张、充血，可形成硬结而感到疼痛。若处理不当，乳房充血影响血液和淋巴回流，严重者腺管阻塞，乳汁不能排出，乳头水肿，致使乳汁在乳房内瘀滞而形成硬结，如果副乳腺有乳汁瘀滞，也可导致乳房胀痛。

乳房充血是新妈妈容易出现的一种产后不适现象。新妈妈往往对此非常担忧，其实没有必要过分顾虑。只要做好合理的防护措施，就可以有效避免这一情况的发生。通常来说，乳腺充血会使乳部胀满、肿大，双乳触痛。这个时候应采用冰块冷敷，几天之后就能消肿。随着乳汁分泌正常，乳房就会变软。若持续肿胀，就要去医院诊治。

乳房湿疹如何护理

乳房湿疹多在哺乳期发生，并且常对称发生，主要发生在乳头、乳晕及周围，急性期可见水疱或溃烂，慢性期皮肤表面可出现肥厚、粗糙及脱屑病

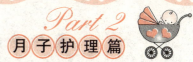

变等现象,乳头可有皲裂,可见色素沉着,即乳晕变黑,或者色斑出现。同时还会出现皮肤瘙痒的感觉,尤其在夜间更为明显。抗过敏药物治疗后症状减轻或痊愈。

乳房湿疹发作后新妈妈应停止哺乳,经常清洗乳房皮肤,不要进食鱼、虾、螃蟹等海鲜类食物及辣椒、大蒜、酒等辛辣刺激性食物,尽量避免搔抓,不用热水及肥皂烫洗。糜烂渗液时用4%硼酸溶液湿敷,干燥后涂乐肤液、皮炎平霜,有止痒作用。

乳头皲裂如何外治治疗

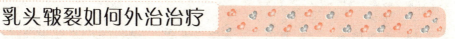

● 香油云南白药膏

取云南白药适量,加入香油少许调匀成稀糊状药膏,外涂于乳头皲裂处,敷料覆盖,胶布固定,每天换药1～2次,连续用药2～3天可愈。具有活血润肤之功效。

● 冰硼香油糊剂

取冰硼散1～2支,加入香油少许,调匀成稀糊状,外敷于乳头皲裂处,敷料覆盖,胶布固定,每天换药2～3次,连续外敷2～3天可愈。可活血润肤,消肿止痛。

● 鸡蛋黄油

取冰片1克,鸡蛋4个。将鸡蛋煮熟去壳取蛋黄,置于铁勺内,用火烤出鸡蛋黄油,去蛋黄,加入冰片(研细末)混匀。用棉签蘸油搽患处,每天外涂,一般用药4天可痊愈。

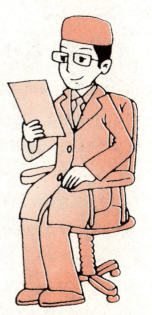

乳头皲裂应注意哪些事项

（1）经常用干燥柔软的小毛巾轻轻擦拭乳头，以增加乳头表皮的坚韧性，避免宝宝吸吮时发生破损。

（2）乳头下陷或扁平会大大影响哺乳，应该积极纠正。每次擦洗乳头时，用手轻柔地将乳头向外捏出来；或用手指轻轻将乳头向外牵拉，同时捻转乳头，再用70%酒精擦拭乳头。待乳头皮肤坚韧后，就不再容易发生内陷。

（3）养成良好的哺乳习惯，每天定时哺乳，每次哺乳时间不宜过长，15~20分钟即可。

（4）每次喂奶前后都要用温开水洗净乳头、乳晕，包括乳头上的硬痂，保持干燥、清洁，防止乳头及乳晕皮肤发生裂口。

（5）裂口疼痛厉害时暂不让宝宝吸吮，用吸乳器及时吸出奶水，或用手挤出奶水喂宝宝，以减轻炎症反应，促进裂口愈合。

产后风怎么办

产后风，按照中医的说法，就是女性在分娩后，因肌表、筋骨大开，身体虚弱，内外空虚，这时，风寒悄悄地乘虚而入。在月子里的恢复期，肌表、筋骨又闭合起来，使风寒停留于体内，形成产后风，也就是所谓的"月子病"。

●产后风的症状

产后风是分娩后感受了外邪、风寒出现的一系列症状。其中以关节疼痛者居多，不少新妈妈常会出现手腕、手指关节和足跟部麻木或疼痛等。此病的成因在于分娩后的新妈妈内分泌发生了变化，全身肌肉、肌腱的弹性和力量下降，关节囊和关节四周的韧带张力减弱，使关节变得松弛。在此状态下，假如新妈妈过早过多地从事家务劳动或过多地抱新生儿，会加重关节、肌腱和韧带的负担，轻易使手腕，手指关节等部位发生劳损性疼痛。而由于新妈

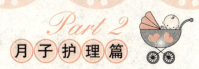

妈在此期间一般卧床休息多，下地活动少，足跟底部脂肪垫变薄、退化、弹性下降，所以易导致足跟脂肪垫出现水肿、充血等炎症，引起疼痛。

● 预防产后风

（1）不宜做过多的家务劳动，特别要注意减少手指和手腕的负担。产后2~3周内绝对不能过度活动关节。多休息，不能过度疲劳。

（2）在照顾新生儿时多依赖家人，如有条件也可以聘请月嫂，避免过于劳累。

（3）坐月子期间一定要注意防风避寒，不能直接吹风，或是喝凉水，饮食方面也不能吃凉或刺激性的食物。

产后患有乳腺炎怎么办

哺乳期乳腺炎是很多新妈妈的困扰，不仅乳房会疼，严重的还会影响哺乳，对宝宝的健康造成一定的影响。对此，除了要及时进行治疗，月子期的新妈妈采取食疗法缓解、治疗乳腺炎也很重要。根据中医疗法，可以进行食疗的乳腺炎有3种症状，不同的症状有不同的食疗方，患有乳腺炎的新妈妈可以针对自己的情况对症下药。

气滞血瘀型乳腺炎

香菇蒸螃蟹

原料 香菇50克（水发，切丝），螃蟹1只（洗净去肠杂），精盐、油、味精各适量。

做法 将香菇和螃蟹放在盘上，加适量味精、精盐、油，入锅内蒸熟服食，每日1次。

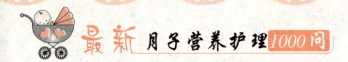

紫茄猪瘦肉汤

原料 紫茄子2个（切片），猪瘦肉60克，鸡蛋1个，精盐、味精、植物油各适量。

做法 将紫茄子与猪瘦肉放入锅中煎汤；然后将鸡蛋打破入汤调匀散开，熟时加入精盐、味精、植物油即可食用。

肝郁气滞型乳腺炎

佛手团鱼汤

原料 佛手10克，团鱼1只（约500克，去肠杂洗净切块），大枣10枚，半边莲20克，白花蛇舌草30克。

做法 将佛手、白花蛇舌草、半边莲、大枣用水浓煎2次，取汁300毫升和团鱼炖熟食用。

气血衰弱型乳腺炎

莲子薏仁炖牡蛎肉

原料 莲子20克（去心），薏仁20克，牡蛎肉100克，姜丝、油、精盐各少许。

做法 将莲子、薏仁、牡蛎肉一起放入锅内，加水适量，加少许姜丝、油、精盐，煮沸后转文火炖50分钟，即可食用。

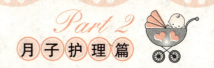

灵芝腐丝汤

原料 猪排骨汤 1000 克，豆腐皮 2 张，枸杞子 20 克，灵芝粉 15 克，番茄 50 克，水发香菇 30 克，精盐、味精各适量。

做法 将猪排骨汤倒入砂锅内，入灵芝粉、豆腐皮丝、枸杞子、香菇丝及适量精盐煮熟，再加入番茄、味精即可食用。

除了以上食疗方，哺乳期的新妈妈还应适当地饮食汤类，如肉汤、鲫鱼汤、鸡汤、排骨汤、淡菜汤等，但不要食用过分油腻的食品，以免引起乳汁瘀积，加重乳腺炎的程度。

产后恶露不尽怎么办

胎儿娩出后，自新妈妈阴道流出的分泌物，内含血液、坏死的蜕膜组织及宫颈黏液等，称恶露。正常情况下，恶露一般在产后 20 天以内即可排除干净，如果超过这段时间仍然淋沥不绝，即为"恶露不尽"，一定要引起注意并及时调整，否则迁延日久会影响身体健康并引发其他疾病。

● 产后恶露不尽的原因

（1）组织物残留。可因子宫畸形、子宫肌瘤等原因，也可因手术操作者技术不熟练，致使妊娠组织物未完全被清除，导致部分组织物残留于宫腔内。此时除了恶露不净，还有出血量时多时少，内夹血块，并伴有阵阵腹痛。

（2）宫腔感染。可因产后洗盆浴，或卫生巾不洁，或产后未满月即行房事，也可因手术操作者消毒不严密等原因致使宫腔感染。此时恶露有臭味，腹部有压痛，并伴有发热，查血象可见白细胞总数升高。

（3）宫缩乏力。可因产后未能很好休息，或平素身体虚弱多病，或生产时间过长，耗伤气血，致使宫缩乏力，恶露不绝。

● 从日常生活做起

（1）分娩后每日观察恶露的颜色、量和气味，正常的恶露，应无臭味但带有血腥味，如果发现有臭味，则可能是子宫内有胎物残留，应立即治疗。

（2）定期测量子宫收缩度，如果发现收缩差，应该找医生开服宫缩剂。

（3）保持阴道清洁。因有恶露排出，应勤换卫生棉，保持清爽，最好暂时禁止行房，避免受感染。

（4）产后恶露不绝，若怀疑有胎盘残留，应及时去医院就诊，并在医生指导下治疗。

● 产前产后预防恶露不尽

（1）分娩前积极治疗各种妊娠病，如妊娠高血压综合征、贫血、阴道炎等。

（2）对胎膜早破、产程长者，给予抗生素预防感染。

（3）分娩后仔细检查胎盘、胎膜是否完全，如有残留者及时处理。

产后牙龈炎怎样护理

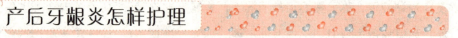

一般来讲，此病证状主要发生于口腔前方的牙齿，而病情程度则由无症状到疼痛、出血不等。其主要表现为牙龈红肿、易出血，严重时牙龈缘甚至会出现溃疡和假膜，有痛感。

发生牙龈炎的新妈妈，在饮食上要多注意补充富含维生素C的食物，如橙子、柠檬等。如果牙龈出血较多，则可以在医生的指导下服用维生素C片剂，以此保证维生素C更好地摄入。

另外，引起牙龈炎的一个重要原因是上火。本来就有牙病的人焦虑后更容易引发牙痛或牙龈肿胀，所以，新妈妈产后宜保持心情愉悦。

新妈妈在产后不要过多食用过冷、过热、有刺激性的食物，否则可能会刺激牙龈，引发炎症。

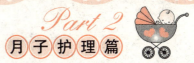

新妈妈在分娩后的第2天就可以刷牙了,这样可以保持口腔的清洁。不过,刷牙时最好顺着牙缝刷,尽量不要触碰受损的牙龈。

产后水肿怎样护理

此病一般表现为下肢甚至全身水肿,同时伴有心悸、气短、四肢无力、尿少等不适症状,还经常伴有食欲不振、头晕、四肢疲倦等症状。产后水肿主要是血液循环不畅和产后激素变化导致代谢不畅引起的。不同类型的水肿症状不同,故应当采取不同的施治方法。针对新妈妈不同程度的水肿,可以通过食用桂圆肉、冬瓜、南瓜以及牛奶、红豆等利水食物,来减轻产后的水肿状况。

另外,新妈妈不要穿会压迫脚踝及小腿的过紧的袜子,以免影响血液回流。如想穿可预防或治疗水肿的弹性袜,应选择高腰式,并在早晨醒来离开床前先穿好。若健康情况允许,可以进行适当的体育锻炼,如游泳对减轻水肿有一定好处。

新妈妈水肿时要吃清淡的食物,控制盐的摄取量,不要吃过咸的食物,如咸鱼、咸菜等,以防止水肿加重。

产后水肿的新妈妈宜少食或不食油炸的糯米糕、甘薯、洋葱、土豆等易引起腹胀的食物。因为腹胀会使血液回流不畅,加重水肿症状。

新妈妈产后不要过于紧张和劳累,要多多休息。

如何调理产后贫血

● **产前注重饮食,预防贫血**

新妈妈最好从孕期就开始预防贫血,注意饮食。准妈妈在孕期如果发生贫血,可以适当服用红枣,有助于孕期能量的摄取和铁的补充。为预防或减

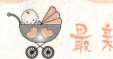

轻贫血,在早孕阶段,就应该多吃猪肝汤、豆腐、水蒸蛋、蔬菜汤等,少食多餐,多吃营养丰富的食品,不能偏食、挑食。如果准妈妈的贫血特别严重,还是应该及时去医院就诊。

● 食疗妙方

枸杞子红豆汤

原料 生猪骨(或羊骨、牛骨)250克,枸杞子15克,红豆30克,大枣10枚。

做法 加水适量一同煮至烂熟,调味后喝汤吃枸杞子、大枣、红豆。每天1次,连服15~30天。

如何应对产后血晕

新妈妈分娩后,最好母婴同室,尽早进行哺乳,以促进宫缩,减少出血量,防止产后出血,避免产后血晕。

新妈妈产后2小时内,要密切关注、监测其生命特征、子宫收缩、阴道出血以及会阴伤口情况,若产后2小时出血大于100毫升,或产后2~4小时小于200毫升,必须及时寻找原因以便及时处理。

要正确处理分娩期的3个产程,防止滞产,促进宫缩,仔细检查胎盘胎膜是否完整,有软产道损伤的新妈妈,应该及时缝合。

要及时治疗可能引起产后出血的疾病,如高血压综合征、肝炎、贫血、羊水过多等,有产后出血史的新妈妈,应该提前择期入院,做好预防产后出血的准备。

若发现新妈妈阴道出血量多或者有休克先兆,应立即采取头低足高位,给氧,迅速给予止血和输血。

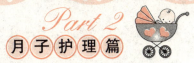

一般来说，产后血晕是产后危急重症之一，如果处理不好，甚至会导致新妈妈死亡，因此，为了新妈妈的身体健康和生命安全，做好产后血晕的预防措施是非常重要的。

产后尿潴留的原因有哪些

（1）分娩时胎儿的头部压迫膀胱，使膀胱黏膜充血水肿，尤其尿道内口水肿造成排尿困难。

（2）产后膀胱肌肉收缩能力差，无力将尿液排出。

（3）产后腹部肌肉松弛，膀胱容量增大，妈妈对尿胀不敏感。

（4）会阴伤口的疼痛抑制了排尿。

如何调理产后尿潴留

（1）如不适应卧位排尿，可改变体位，采取自己便利的排尿体位。如可以取床上半卧位或者坐位排尿，或者下床取蹲坐位排尿。

（2）用温水热敷外阴，或者用热蒸汽蒸熏外阴，由此解除尿道括约肌痉挛，诱导排尿反射。亦可利用流水声（用碗盆等容器倒水而产生哗哗的水流声）诱导排尿。

（3）用热水袋外敷膀胱位置（下腹部正中位置），以改善局部血液循环，有助于加速消除膀胱与尿道的水肿，增进膀胱排尿功能的恢复。

（4）可使用针灸疗法，针刺关元、中极、气海、阴陵泉等穴位。

（5）在严密消毒下进行导尿，持续开放24小时，然后夹住导尿管每4小时开放1次，48小时拔除，一般都能恢复排尿功能。

坐月子尿失禁怎么办

有的新妈妈在喜获爱子的同时也有着另一番难以启齿的心事。每次自己咳嗽、大笑的时候，都会有尿液漏出来。这是由于怀孕、生产的过程损伤了膀胱周围的支撑组织，使各器官相对松弛，使尿液不自主地漏出来。新妈妈怎样才能远离尿失禁的尴尬呢？

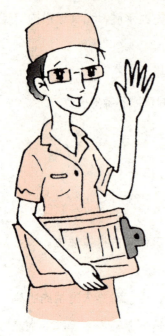

● 运动疗法

运动疗法即是通过强化盆底肌肉张力锻炼，促使漏尿症状减轻或消失。新妈妈可依据自己的身体情况进行练习。

（1）仰卧起坐，平躺于床上进行，每次做10分钟，每天2次。

（2）双腿运动，平卧于床上，快捷而有规律地伸缩双腿，每次10分钟，每天3次。

（3）缩肛运动。做法是：做忍大便的动作，使肛门处于收缩状态，坚持从1数到10后，由嘴缓缓吐气，放松，持续3～5秒。

每天早晚各做1次，每次做50～100遍。

产褥感染的症状表现有哪些

产褥感染的主要症状是发热。其若导致急性阴道炎、宫颈炎，可见外阴伤口肿痛，不愈合，若已成脓，可有脓液流出，而且阴道灼热疼痛，白带量多，呈脓性。急性盆腔炎时，可出现下腹疼痛、白带多且呈脓性或恶露不断、臭秽，严重者可见寒战、高热、头痛、呕吐、腹胀、腹肌紧张、压痛、反跳痛明显。炎性渗出积聚于子宫直肠陷凹处时，则出现肛门坠胀，

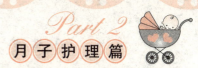

若形成下肢血栓性静脉炎,可见下肢疼痛、水肿、皮肤发白、局部静脉压痛,脱落的细菌会引起脓毒血症,可伴有肺部、肾脏或关节脓肿,最后还可能导致败血症,患者持续高热、寒战,全身中毒症状明显,昏迷,甚至休克。

产褥中暑怎么办

产褥中暑是指新妈妈在室内高温闷热的环境下,体内余热不能及时散发引起的中枢性体温调节功能障碍。

●发生产褥中暑的原因

正常人体在下丘脑体温调节中枢的控制下产热和散热,体温处于动态平衡状态,维持在37℃左右。而新妈妈产后一般体质比较虚弱,中枢体温调节功能发生障碍,在高温、高湿、通风不良的情况下,往往容易导致产褥中暑。

●产褥中暑的症状

产褥中暑的症状有大量出汗、四肢乏力、口渴,严重时会出现面色潮红、剧烈头痛、恶心、呕吐、胸闷加重、呼吸困难、体温升高等症状,有时候体温会上升,可达40℃以上。产褥中暑后如不及时抢救,数小时即可因呼吸循环衰竭而死亡,即使幸存,也会遗留严重的神经系统后遗症。

●预防产褥中暑的小窍门

其实产褥中暑是可以预防的,关键是新妈妈必须破除旧风俗习惯。

(1)注意不能捂得太厉害,卧室要通风换气,而不要密闭不透气,但不要让自己直接吹风。

(2)如果室温过高,应适当开空调或者吹风扇,把房间温度降下来,但不能直接对着新妈妈和新生儿吹。

产褥感染的一般处理方法是什么

● 一般治疗

取半卧位,以利恶露排出,并使炎症局限于盆腔部分,注意营养、休息。必要时输液或少量多次输血,纠正水电解质平衡紊乱。

● 抗生素治疗

常用抗生素有青霉素、链霉素、甲硝唑,如疗效不明显,可改用庆大及卡那霉素等。病情较重者,应做宫颈或宫腔分泌物涂片,确定致病菌类型,根据分泌物、脓液或血培养及药敏试验结果,选用有效的抗生素,经足量抗生素治疗体温仍持续不降者,应考虑有盆腔脓肿或有盆腔血栓性静脉炎可能,须进一步做检查。

● 手术治疗

会阴伤口感染时可局部用湿热敷,如化脓,应提前拆除缝线并扩创引流,亦可用1:5000高锰酸钾溶液坐浴,每日1~2次。盆腔脓肿突入阴道后穹窿者,可于该处先行穿刺,如抽出脓液,可切开放脓,然后插入橡皮管引流。盆腔蜂窝组织炎化脓突入阴道穹窿时,亦依上法处理。盆腔脓肿出现于腹股沟韧带上方者,可于该处行腹膜外切开引流。附件脓肿须剖腹检查,切除脓肿。

产褥感染如何预防

产褥期感染应以预防为主,可从以下几个方面入手:

(1) 加强围生期卫生宣传,保持全身及外阴的清洁。

(2) 妊娠末期禁止性交、盆浴。

(3) 妊娠期注意纠正贫血及治疗局部感染和泌尿道、阴道或宫颈的炎症。

(4) 临产前应注意避免胎膜早破,产程异常者应及早处理,避免滞产、

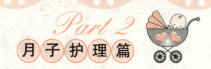

产道损伤、产后出血等引起感染的诱因。

（5）接产中严格无菌操作，正确掌握手术指征。

（6）产后严密观察，对可能发生产褥感染者，应预防应用抗生素；产后控制探视者的数量和时间，对陪护者进行必要的医学指导。

产褥感染如何调养

（1）注意卧床休息，室内安静整洁，空气流通，但应避免直接吹风。保持床铺干燥清洁，卧床不起者注意翻身，防止褥疮发生。

（2）宜取半卧位，以利恶露排出。

（3）高热时，注意观察患者身热出汗情况，必要时，2小时测体温1次。

（4）产褥期严禁房事及盆浴，不做不必要的阴道检查，并保持外阴与纸垫清洁。

（5）饮食以易于消化吸收又富有营养的食物为主，如瘦肉、鸡蛋及各种新鲜蔬菜，夏天可食绿豆汤或西瓜汁等，忌食生冷油腻辛辣刺激品。鼓励患者多饮开水，对不能进食者按医嘱给予静脉补液。饮食中要给予富含B族维生素、维生素C的食物以增强产妇抗病能力。

（6）产后发热、恶露不畅、少腹疼痛者，可给予腹部热敷或艾灸。

（7）加强孕期检查，及时纠正并发症，特别是感染灶及贫血。

（8）对难产病人采取必要的预防感染措施。

（9）若高热、神昏谵语，则为热入心包。若出现面色苍白，四肢厥冷，汗出脉微者，证情危急，应立即报告医生，采取紧急抢救措施。

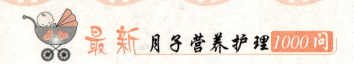

第五章
产后育儿一点通

第1节 了解新生儿的特点

什么是"新生儿"期

母亲生下孩子后,最急切的是想知道孩子是否健康正常。那么,新生儿怎样才算正常呢?其标准如下:

● 呼吸

新生儿降生之后,先啼哭数声,随即开始肺呼吸,生后头2周(安静时)每分钟呼吸为40~50次,超过60次则为异常。

● 脉搏

新生儿脉搏较快,安静时每分钟为120~140次,如超过160次则为异常。

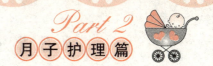

月子护理篇

● 体温

新生儿正常体温为36～37.5℃，低于35.5℃或高于37.5℃者为异常。

● 体重

正常新生儿体重为3000～4000克，如低于2500克，则应按不成熟儿护理。

● 大便

出生1～2天，婴儿大便呈墨绿色，黏稠无味，称为胎粪。喂奶后，大便逐渐转为黄色或金黄（母乳喂养）或淡黄色（牛奶喂养）。颜色不正常或24小时内不排便者为异常。

● 小便

新生儿在出生后24小时内开始排尿，超过24小时不排尿者为异常。

● 皮肤

有些新生儿生后皮肤轻度发黄，这是正常现象，医学上称为生理性黄疸。

大多数新生儿出生2～3天后开始发黄，先见于面、颈，然后遍及躯干和四肢，有时白眼球也可见。出生后4～5天时是高峰期，轻者两三天后消退，一般的7～10天可自行消退，早产儿（不足月或体重低于2500克）生理性黄疸较正常新生儿程度重些，消退也较晚，有时可延至2～4周。正常新生儿皮肤发黄程度较重，10天后黄疸不退或反而逐渐加深，并伴有吃奶不好、精神差等症状，则为病态。

● 光感

新生儿对光有感觉，当给强光照射时，可引起闭目。

● 听觉

出生3～7天后，新生儿听觉逐渐增加，声响可引起眨眼等动作。

● 反射

新生儿出生后，出现觅食、吸吮、伸舌、吞咽等反射动作。

● 头围和胸围

一般头围在33～34厘米，胸围比头围少1厘米左右。如果头围比胸围少得太多，可能为小头畸形；头围比胸围大得太多，可能为脑积水。

新生儿具有哪些特点

● 体温

胎儿出生时体温在37～38℃，生后不久即开始下降，2～3天回升到36℃左右。

● 呼吸和脉搏

新生儿刚出生时呼吸没有规律，以后逐渐地稳定下来，呼吸每分钟30～50次；脉搏也没有规律，一会儿快，一会儿慢，每分钟为120次左右。

● 体重身长

新生儿出生体重平均3200克左右。只要在2500克以上的都属于正常，低于2500克的为低出生体重儿，高于4000克的为巨大儿。出生后3～4天内由于排泄大便，以及身体表面水分的蒸发，体重可减轻200～300克，这是暂时性下降，1周左右可恢复。我国足月新生儿的标准身长为50厘米左右。

● 睡眠

新生儿期一般1天睡15～20小时，以后睡眠时间渐渐缩短。

● 皮肤

出生3～4天婴儿的皮肤变得干燥，有剥落现象；1周以后婴儿皮肤逐渐柔软光润，呈现粉红色。胎儿出生后2～3天，皮肤常出现生理性黄染，此为新生儿生理性黄疸。

新生儿天生就会哪些本领

围生医学研究确立以前，人们曾经误以为新生儿除了会吃，就是成天睡觉，各种能力都是在出生后渐渐养成的。

现代医学研究证明，其实，新生儿出生之后，除了拥有数十种先天性条件反射能力之外，还具有视觉、听觉、嗅觉等多种感觉能力。换句话说，造

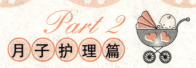

化之初，小家伙就具备了很多种与生俱来的本领，因此，充分发展和训练这些能力，就是早期教育的启动。

● 视觉能力

新生儿生下来第1天，就喜欢看图案，不喜欢看单一色的图形。新生儿对类似人脸图形的兴趣，超过别的复杂图形。要使新生儿看清物体，则应把物体放在距眼20厘米左右处。

新生儿觉醒时，持一只红球距宝宝的脸约10厘米处轻轻晃动。在宝宝看到后，慢慢移动红球，宝宝的眼和头能追随红球移动的方向，头从中线位向左或向右转动，有时还会稍稍抬头向上看，有的还能转动180°看红球。

给宝宝看妈妈的脸时，可以说话或不说话。宝宝注视妈妈后，慢慢移动头向宝宝一侧，然后另一侧，宝宝会不同程度地转动眼和头部，追随妈妈脸移动的方向。

90%以上新生儿都有这种能力。新生儿会追随移动东西看，是大脑功能正常的表现。

● 听觉能力

新生儿对声音有定向力。用一只装有豆粒的小塑料盒，在婴儿看不到的耳朵旁边轻轻地摇动，发出柔和的咯咯的声音，新生儿表情会显得警觉起来，头和眼转向小盒的方向，用眼睛寻找声源。在另一侧耳边摇动小盒，孩子头会转向另一侧。用温柔的声音在新生儿耳边轻轻说："小宝宝，转过来看我，来来来！"孩子会转过来看，换一侧呼唤，宝宝又会转向另一侧。

宝宝不爱听尖锐、过强的音响，当听到噪声时，头会向相反方向转动，或以哭表示拒绝噪声干扰。

● 嗅觉、味觉和触觉

新生儿出生第一天，会表现出对浓度高的糖水的兴趣，吸吮强，吃得多。在第5天时，宝宝能区别自己的乳母和别的母亲奶汁的气味。新生儿触觉很敏感，有的宝宝哭闹时，只要用手放在孩子腹部，或同时抱住宝宝

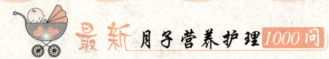

双臂就可以使其安静下来。

● 和成年人交往的能力

新生儿与父母的主要交流方式是哭。正常新生儿的哭有很多原因,如饥饿、口渴、尿布湿等,还有在睡前或刚醒时,不明原因的哭闹,一般在哭后都会安静入睡或进入觉醒状态。新妈妈经过2~3周的摸索,就能理解宝宝哭的原因,给予适当处理。新生儿还会用表情,如微笑或皱眉及运动等,使成年人体会意愿。

● 运动能力

出生后的新生儿具有一定的活动能力,会把手放到嘴边甚至伸进口内吸吮。四肢会做伸屈运动,和宝宝说话时,宝宝会随音节有节奏地运动,表现为转头、手上举、伸腿类似舞蹈动作,还会对谈话者皱眉、凝视、微笑。这些运动的节律很协调,宝宝会试图用手去碰母亲说话的嘴,这是宝宝在用运动方式和成年人交流。新生儿还有反射性活动,扶起直立时会交替向前迈步,扶坐位时头部能竖立1~2秒以上,俯卧位时有爬的动作,嘴唇有觅食的活动,手有抓握动作,还有抓住成年人的两个手指使自己悬空的能力。

● 模仿能力

新生儿在安静的觉醒状态,不但会注视妈妈的脸,还有模仿妈妈脸部表情的奇妙能力。当向对面和宝宝对视时,妈妈慢慢地伸出舌头,每20秒一次,重复6~8次。如果宝宝在注视着妈妈,通常会学样,把小舌头伸到嘴边甚至口外。宝宝还会模仿别的脸部动作或表情,如张嘴、哭、悲哀、生气等。

吸吮手指,是宝宝探索世界的开始吗

当婴儿出生时,他能够使用的唯一器官是他的口。尽管他刚一出生便有了视觉的敏感期,但脑科学认为,儿童的视觉并没有达到完善,他看世界时是模糊的,而口不一样,他刚出生时就能熟练地使用——口是他连接自己和

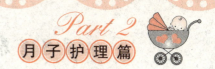

这个世界的最自然的通道。

最初儿童仅仅是用口认识手，发展到后面，儿童会用口认识周围所有的一切，什么东西都能放到嘴里。这个过程也完成和健全了口的功能。并不是儿童不知饥饿，仅仅是因为儿童是用口来认识世界的，直到手被完全唤醒，手的敏感期到来，又帮助和加快了口的敏感期的发展。直到儿童无处不在地到处触摸，口的敏感期就这样逐渐过去。

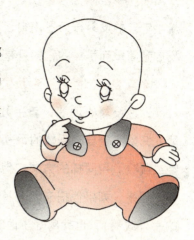

新生儿有哪些常见原始反射

皮亚杰的理论认为，刚刚出生的婴儿的行为中只包含很少的、笨拙的、不完整的和孤立的反射。那些简单的行为，如寻找乳头、吮吸、抓握、频繁地扫视附近的物体等，是构成以后全部智力的基本元素。正常的新生儿一出生就具有一些暂时的原始神经反射行为，这是新生儿特有的本能，是宝宝机体正常的标志。原始反射指人类婴儿具有的先天反射，不受意识控制。这是因为新生儿的神经系统尚未成熟，掌管身体功能的中枢神经仍在发育，其身体功能及对外界刺激的反应主要靠脑干及脊髓的反射动作，这些动作无须思考，会对刺激做出立即的反应。不像成人的大部分行为是出自大脑发出指令，主宰身体相关部位做出适当的反应动作。

● **新生儿反射行为不受意识控制**

新生儿行为的特点是不连续性。如果你把一个东西拿给一个新生儿，他可能根本不会去注意它。如果你知道怎样把他通常紧紧攥着的拳头分开，你就可以想办法把东西放到他手里。如果你这样做了，他会紧紧抓着它，但是不会看它。在出生后的头2个月里，他的抓握反射是以一种孤立的方式发生作用的。一旦他把东西扔了,就别指望他会注意到东西不见了并去寻找它。新生宝宝的反射行为是由自己没有意识的内部或外界刺激所激发的。他们的反应是简单而机械的,并且是完全不受自己意识所控制的。

● 反复训练能让新生儿建立意识行为

通过反复的训练,新生儿的反射行为开始变得更加可靠而有效。此外,婴儿开始协调自己身体的最初标志就是他越来越频繁地把拳头放进嘴里并咀嚼或吮吸。用同样的方式,他会抓起一个物体,偶尔把它放进嘴里咀嚼或吮吸。但是,如果他把东西扔掉了,他就会忘记它的存在。物体一旦离开了他的手(或嘴),也就离开了他的意识。

如何判断新生儿的"睡眠质量"

产褥期的宝宝,大多数时间都在睡觉,只是在饿了的时候,才会醒来吃奶,吃饱以后又会继续睡。在刚刚出生后的一天当中,宝宝大约有 20 个小时都在睡觉。当然,孩子并不是故意"偷懒",而是醒不过来。

新生儿的大脑还没有成熟,尤其是大脑皮质部分还没有起作用,需要时间来慢慢地发育。所以,要尊重孩子的发展规律和需要,不要过多地打扰,要让宝宝好好地睡。需要做的是,当宝宝醒来后,用妈妈温柔的拥抱、充满母爱的抚摸和美味的乳汁供给孩子。在宝宝吃饱乳汁后有兴致的时候,帮助运动运动小手小脚。时间要短一些,孩子很快就会累,而且不喜欢太累。

有一些孩子特别爱睡,吃奶的时候也在睡,遇到这种情况可以轻轻地摇动乳头,抚摸孩子的小手,捏一捏小鼻子,暂时唤醒宝宝,让孩子"打起精神"来吃奶。这样,过一两周以后,孩子就能自己"觉醒"了。

● 宝宝的睡眠特点

宝宝的大脑皮质兴奋性低,外界的声音、光线刺激,对宝宝来说都属于过强、持续和重复的刺激,会使宝宝非常易于疲劳,致使皮质兴奋性更加低下而进入睡眠状态。

在产褥期，宝宝除饿了要吃奶才醒来，哭闹一会儿之外，几乎所有的时间都在睡眠。以后随着大脑皮质的发育，孩子睡眠时间逐渐缩短。

睡眠可以使宝宝的大脑皮质得到休息，从而恢复功能，对孩子的健康十分必要。一般婴儿一昼夜的睡眠时间为18~20个小时。

按照宝宝觉醒和睡眠的不同程度，可以分为6种意识状态：两种睡眠状态——安静睡眠（深睡）和活动睡眠（浅睡）；三种觉醒状态——安静觉醒、活动觉醒和哭闹；另一种是介于睡眠和醒之间的过渡形式，即瞌睡状态。

● **安静睡眠状态**

宝宝的面部肌肉放松，双眼闭合。全身除了偶尔的惊跳和极轻微的嘴唇动作以外，没有其他活动，呼吸很均匀，处于完全休息状态。

● **活动睡眠状态**

眼睛通常闭合，偶然短暂地睁一下，眼睑有时会颤动，经常可见到眼球在眼睑下快速运动。呼吸不规则，比安静睡眠时稍快。手臂、腿和整个身体偶尔有一些活动。脸上常会显出可笑的表情，如做怪相、微笑和皱眉。有时会出现吸吮动作或咀嚼运动。在觉醒前，婴儿通常处在这种活动睡眠状态中。以上两种睡眠状态，约各占宝宝睡眠时间的一半。

● **瞌睡状态**

通常发生在刚睡醒后或入睡前。眼睛半睁半闭，眼睑出现闪动，眼闭合前眼球可能向上滚动。目光变呆滞，反应迟钝。有时微笑、皱眉或噘起嘴唇。常会伴有轻度惊跳。当宝宝处于这种睡眠状态时，要尽量保证孩子安静地睡觉，千万不要因为孩子的一些小动作、小表情而误以为"宝宝醒了"，"需要喂奶了"而打扰孩子的睡眠。

产褥期，孩子睡眠时间较长，一昼夜里需要睡20多小时。这个时期由于宝宝大脑神经发育不健全，各种调节中枢自控能力差，睡眠中容易出现一些无意识的动作和表情。会有吮乳动作、口唇抖动、拥抱反应、不自主微笑、

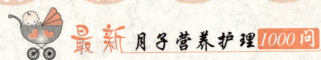

突然哭一声或一阵,而后再平静入睡等。这些都不是病态,属正常生理性反应。遇到上述情况不要惊慌、紧张。如果孩子哭闹不止、多汗、四肢抽动、口唇发绀、表情痛苦、发热或体温不升、哭声低弱等,则可能是病态,要及时找医生就诊,查找原因,及时处理。

刚出生后,新生儿宝宝一天中有20个小时都在睡觉,要尊重孩子的发展规律和需要,不要过多地打扰,要让宝宝好好地睡。

为什么新生儿体温容易波动

新生儿口腔狭小且不能配合,所以口表绝对禁用。一般测颈温、腋温来了解孩子的体温变化。肛门测温较麻烦,平时少用,但当孩子有病,皮肤温度不能反映真实体温时,就必须用肛表测直肠温度。

● 颈部测温

将体温表横置于颈部皮肤褶缝间,使皮肤夹住体温表的感应端,至少夹持5分钟,能夹10分钟最好。该处测温最简便,不必解衣。缺点是体温表不易固定,颈部皮肤温度易受室温干扰,故该处正常体温偏低,为36.3℃。

● 腋下测温

把体温表感应端放在一侧腋窝正中用上臂紧夹即可,至少夹持5分钟。该处测温也较方便,只需稍微解松一些衣服即可,其所得结果的正确性较颈部为高,受室温干扰少,与口腔测温相接近。

为什么新生儿的情绪易变

即使在宝宝醒着的时候,新生儿通常都表现得非常易怒。通常,0~6个月的婴儿的行为在很多情况下都非常相似,但是对不同的婴儿来说,易怒性存在很大差异,易怒性的变化对于婴儿及其母亲有着极大的影响。新生儿的

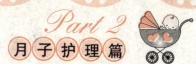

这种易怒不是针对某个人的，给他8~9周的时间，他就会露出令妈妈们陶醉的微笑。

可以说，新生儿情绪转变快速，他们能够异常迅速地从大发雷霆转为心满意足，反之亦然。在出生第1年内，这种易变性会始终存在。这种特点以及其他一些迹象表明，宝宝与妈妈有着不同的情感世界。

新生儿的听力怎么样

一般情况下，新生儿出生72小时内就要接受听力筛查。如果第1次听力筛查没有通过，就需要在出生后42天进行第2次筛查。若还是没有通过，就需要去具备"听力检测"的大医院做全套的听力检查，并最后评估，判断宝宝是否真的有听力问题。

第一次筛查的结果如果不理想，父母也不要急着带宝宝去各大医院做检查，因为有部分宝宝是因为耳道内残留羊水、耳屎，致使检查结果不理想的。这类问题在第2次筛查的时候就可以排除了。如果急着带宝宝做各类检查，新生儿抵抗力较弱，与外界环境过多接触，反而容易感染疾病。

新生儿的手指为什么"掰不开"

宝宝刚出世，一家人欣喜万分。但是，年轻的母亲发现孩子的双手老是攥着拳头，攥拳的样子又和成人不一样，总是拇指和掌心贴在一起，其他四个指头压住拇指。试图掰开宝宝的手，尤其是掰拇指，总是要费点力气，误以为宝宝有什么残疾。

其实，这是新生儿大脑皮质发育尚不成熟，手部肌肉活动调节差的缘故，造成了屈手指的屈肌收缩占优势，而伸手指的伸肌相对无力，表现出来就是紧握两只拳头。

年龄越小,这种现象越明显,这叫做"握持反射",属正常生理现象。随着婴儿的成长。等到了3~4个月,这种现象会逐渐好转,一般6个月时基本消失。因此,婴儿手指掰不开是正常生理现象,做母亲的不要惊慌。

头胎儿比多次胎儿体重更轻吗

头胎新生儿体重轻于以后胎次婴儿的看法,是人们从几千年的经验中得出的,有一定的事实根据。然而,这是建立在早婚早育情况下的事实。自我国实行计划生育、晚婚晚育后,育龄妇女的体质和精神状态有了很大的提高。初产的年龄大多处于25~29岁的最佳生育期,在这一年龄段娩出的初产儿的平均体重不仅高于传统早育初产儿,而且高于育龄妇女平均初产儿17克左右,体质一般也要强于第二、第三胎产儿。因此,在当前1对夫妻只生1个婴儿的情况下,要选择在最佳年龄做最好的投入产出,这不仅能有效地提高胎儿的体重乃至体质,也为今后儿童的保育和培养创造了良好条件。

第2节 新生儿成长护理

护理宝宝有哪些需要注意的

宝宝刚刚降生,身体娇弱,日常护理稍有不慎,就可能会给宝宝带来不适和伤害,所以新爸妈在照顾宝宝时,一定要注意一些禁忌,给宝宝的健康成长开好头。

● 不要频繁给宝宝洗澡

宝宝的皮肤角质层软而薄,血管丰富,吸收能力非常强,如果洗澡次数过频,或洗澡时使用药皂及碱性强的肥皂,会使宝宝皮肤表面油脂被去除而降低皮肤防御功能。

● 不要用洗衣粉洗婴儿衣服

洗衣粉的主要成分是烷基苯磺酸钠。这种物质进入宝宝体内以后,对宝宝体内的淀粉酶、胃蛋白酶的活性有着很强的抑制作用,容易引起人体中毒,如果洗涤不净,就会给婴儿造成危害。因此,婴儿衣服忌用洗衣粉洗。

● 不要把新衣物直接给宝宝穿

新买来的婴儿衣服,必须用柔和的清洁剂清洗以后再给宝宝穿。之所以要先洗后穿,是要洗去新衣服中的漂白粉及其他染料的残质,以免刺激宝宝娇嫩的皮肤。

● 不要拧捏宝宝的脸蛋

许多新爸妈在给宝宝喂药时,由于宝宝不愿吃而用手捏嘴;有时父母在

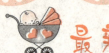

逗孩子玩时，也喜欢在婴幼儿的脸蛋上拧捏，这样做是不对的。婴幼儿的腮腺和腮腺管一次又一次地受到挤伤会造成流口水、口腔黏膜炎等疾病。

● **不要让宝宝睡在新爸妈中间**

许多新爸妈在睡觉时总喜欢把宝宝放在中间，其实这样做对宝宝的健康不利。在人体中，脑组织的耗氧量非常大。一般情况下，宝宝越小，脑耗氧量占全身耗氧量的比例也就越大。宝宝睡在新爸妈中间，就会使宝宝处于一个极度缺氧而二氧化碳非常多的环境里，使宝宝出现睡觉不稳、做噩梦以及半夜哭闹等现象，直接妨碍宝宝正常的生长发育。

● **不要用塑料薄膜做尿布**

塑料薄膜不透气，用它来包裹宝宝，会直接影响其身体皮肤的正常发育，排出体内废料、分泌汗液、调节体温、呼出二氧化碳等功能将会受阻。而且塑料薄膜会随时间老化，从而刺激宝宝皮肤发红、疼痛，一旦细菌侵入，就会发生感染、溃烂，还会引起败血症并危及生命。

● **不要久留宝宝头垢**

保留头垢十分有害，因为头垢是宝宝头皮上的分泌物、皮脂，添加一些灰尘堆积而成。它不但不会保护宝宝的囟门，相反会影响宝宝头皮的生长和生理功能，因此，应及时清洗。

● **不要拍打宝宝的后脑、后背**

在宝宝后脑和脊椎骨的椎管内，有中枢神经和脊髓神经，如果用力拍打宝宝的后脑及后背，会产生压强和震动，很容易使宝宝的中枢神经受到损害。

为什么初乳是新生儿的"黄金粮"

初乳是指母亲生下宝宝后1～3天所分泌的乳汁，由水、蛋白质和矿物质组成，其中的IgA可以阻止细菌、病毒在婴儿的肠道表面附着。所以说初乳是人生的第一次免疫。

产后最初的 72 小时，乳房并不产生乳汁，而产生一种稀薄的、黄色的液体，名为"初乳"。初乳虽然不多，但对新生儿来说初乳是非常珍贵的。初乳中含有丰富的蛋白质及微量元素，可以促进宝宝的生长发育，还含有丰富的免疫球蛋白、乳铁蛋白、溶菌酶和其他免疫活性物质，有助于胎便的排出，防止新生儿发生严重的下痢，并且可以增强新生儿的抗感染能力。

一般宝宝出生 10～15 分钟后就会自发地吸吮乳头，宝宝会凭借先天的本能找到乳头并开始吸吮，这时宝宝吸吮的就是妈妈的初乳。所以，现代医学主张产妇生完孩子后，应尽早开奶。

早开奶可以让婴儿吃上初乳，得到母亲给予的各种营养物质和免疫物质，免受外来细菌的感染；早开奶可以减少婴儿黄疸的发生，因为初乳有促脂类排泄作用；早开奶、早吸吮乳头，可刺激母体泌乳，为母乳喂养开个好头；早开奶还能使产妇减少产后出血。婴儿出生后头几天产妇乳汁分泌之前，初乳可满足婴儿所有的营养需求。

进行婴儿抚触需要注意什么

如何进行婴儿抚触呢？据专家介绍，家长在给宝宝进行抚触按摩的时候要注意以下几点：

● **技术准备**

婴儿抚触共分为头、胸腹、背部和四肢四大部分，抚触者可以牢记"眉头下巴额两边，宝宝微笑到永远；胸部交叉又循环，腹部顺势轻柔按；捏挤搓滚小胖手，摸摸掌心提指尖；背上分分又合合，妈妈爸爸爱满满"的口诀。

● **物资准备**

婴儿抚触的物资准备很简单，家长只需准备一块干净柔软的棉垫，给宝宝穿上舒适透气的小衣服，抚触者洗净双手，再加涂些按摩油就可以了。

● **心理准备**

这一步很关键。抚触者在抚触过程中要面带微笑，向宝宝传达自己的爱

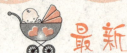

意,才能起到最好的效果。并且抚触还要做到"每天坚持十五分钟",如果"三天打鱼,两天晒网"意义就不大了。

如何给宝宝做抚触按摩

有技巧地对宝宝全身进行爱抚和触摸,整个过程充满了母子间爱的情感交流,还促进了宝宝神经系统的发育,进而提高了宝宝的情商和智商。

● **头面部按摩**

妈妈的两拇指从宝宝的下颌部中央向两侧滑动,让上下唇形成微笑状;再用两拇指从额部中央向额头的两侧推;两手从前额发髻抚向脑后,两中指分别停在耳后。

● **胸部按摩**

妈妈的两手分别从胸部的外下方向对侧上方交叉推进,在胸部画成一个大的交叉。妈妈的手滑动时,要注意肋骨部位的按摩手法,要用小指的指尖,轻轻沿每根肋骨滑动,然后沿两条肋骨之间的部位滑回来。

● **腹部按摩**

腹部按摩沿顺时针方向进行,和肠的蠕动方向保持一致。在画圈的同时,要尽可能放平手掌,轻轻抚摸宝宝的腹部,同时注视着宝宝的脸,观察宝宝是否有不舒服的反应。

● **背部按摩**

妈妈双手捧住宝宝的头向肩膀和背部抚摸。两只手在宝宝的背部来回按摩。按摩时,要五指并拢,使掌根到手指成为一个整体,把注意力集中在手上,保持力度的均匀。对于新生儿,只用双手交替从脖颈滑动到臀部就可以了。

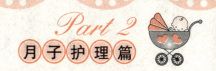

适合新生儿的玩具有哪些

给新生儿选择的玩具一定要有颜色、有声响的,要小型的、柔软光滑、无棱角的,且分量要轻的玩具。下面的玩具可供选用:

悬挂彩球、彩灯、脸谱画、大幅人像画、红色玩具等悬挂玩具,用这些玩具促进视觉的发育。

八音琴、响铃棒、拨浪鼓、能捏出声音的塑料娃娃或动物等音响玩具,用以促进听觉的发育。

小皮球、小木棒、塑料圆环、布娃娃等触摸玩具。以促进触觉的发育。

如何判断新生儿的皮肤是否正常

刚刚出生的新生儿皮肤呈浅玫瑰色。在关节的屈曲部、臀部被胎脂覆盖着,在出生后的三四天左右,新生儿的全身皮肤变得干燥。这是由于在此以前小儿一直生活在羊水里,当他来到新的世界后,皮肤就开始干燥,表皮逐渐脱落。1周以后就可以自然落净,不要硬往下揭。由于新生儿皮肤的角质层比较薄,皮肤下的毛细血管丰富,因此,新生儿在"落屑"以后,他的皮肤呈粉红色,非常柔软光滑。

宝宝总是哭闹怎么办

宝宝不会使用语言来表达他们的需要,哭就是他们的语言,从离开母体的一刹那,新生宝宝就用哭来向世人宣布,他来到了这个世界。宝宝哭的原因有很多,下面我们就来具体分析一下宝宝为什么哭,以及一些简单的解决方法。

● 饥饿

这是宝宝哭的最主要原因。这种哭声短而有力,比较有规律,中间有换气的间隔时间,渐渐急促。

● 哭着玩

这种哭一般是在无声无息中开始的,常常是由几声缓慢而拖长的哭声打头阵,声音较低发自喉咙,这只是要引起新爸妈的注意:宝宝寂寞了。新爸妈应该与宝宝玩耍和交流,唱歌、讲故事给他听,和他一起玩玩具,来消除他的寂寞。

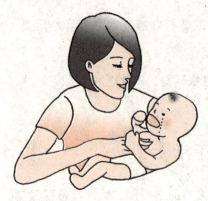

● 不舒服了

因为尿布湿了,太冷或太热了。这时,用手摸摸宝宝的腹部,如果发凉,说明宝宝感到冷了;如果宝宝面色发红,烦躁不安,则表明宝宝太热了。宝宝痛苦地哭,多为消化不良、腹胀等原因,想办法让宝宝打出嗝来,就会觉得好受一些。

● 累了

过度兴奋的宝宝会因为累过头而哭个不停,甚至不肯睡觉。

● 不安

造成宝宝不安的因素有:妈妈上班后的分离、换了保姆、不喜欢陌生的环境和陌生人、单独待在房间里、父母情绪不好等。无论你的宝宝多小,都不要当着宝宝的面吵架。没有人会告诉我们宝宝在想什么,但是家人的吵架会给宝宝的性格和心理留下负面影响,甚至影响智力发育。

● 睡前哭一哭

宝宝的哭声不太大,有规律,比较缠绵,甚至有些不安。稍大点儿的宝宝常常会用手揉眼睛和鼻子,或者哭哭停停,这就是人们常说的——闹瞌睡。临睡前留出20分钟让宝宝安静下来,加之慢慢延长忽视宝宝哭闹的时间,是很有效的方法。

事实上,健康宝宝持续性的哭泣是可以避免的。从小让宝宝建立起一套

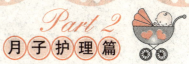

有规律的生活习惯,特别是良好的进食和睡眠习惯的养成,会更有效地控制宝宝的哭闹。

如何测量新生儿的体温

小宝宝从母体一娩出,由于环境骤然变化,体温很快下降。头1~2小时约下降2.5℃,以后体温逐渐回升,并波动在36~37℃。新生儿体温中枢发育未完善,调节功能差,体温不易稳定,寒冷反应与成人不同。受凉时,新生儿没有颤抖反应,而只是依赖一种称为棕色脂肪的物质产热。新生儿的体表面积按体重比例计算较大,而且皮下脂肪较薄,所以很容易散热。加上新生儿汗腺发育不好,排汗功能也差,如果环境温度过高,或者因为怕冻着过度保暖,又未供给足够水分,可使小儿体温升高;反之,环境温度低,小儿体温又下降。

如何预防新生儿发生脱水热

新生儿脱水热多发生在出生后2~4天,宝宝的体温如果不能很快降下来,就可能诱发高热惊厥,造成宝宝大脑缺氧,对大脑有一定的伤害,家长不可大意。

● 脱水热的异常表现

(1)情绪异常。宝宝因为感到燥热,表现出烦躁不安及啼哭。

(2)体温升高。宝宝的体温在短时间内迅速升高,达到39~40℃。

(3)身体脱水。如前囟稍凹陷、口唇及口腔黏膜干燥、皮肤潮红且弹性较差、尿量减少、体重下降等,这些都是宝宝体内水分丢失较多的表现。

● 应对宝宝脱水热的方法

立即给宝宝补充水分。可喂温白开水或浓度5%~10%的葡萄糖水,每2

小时喂一次,每次10～20毫升,直到宝宝的尿量恢复正常。

给宝宝散热。适当降低室内温度,室温宜保持在22～28℃;或打开包裹宝宝的衣被,让宝宝稍微"凉快"一下。

● 预防宝宝发生脱水热的方法

(1) 出生后保暖要适当。虽然新生儿宝宝保暖不良容易发生硬肿症,但并不是越暖越好,只要保证宝宝温暖舒适就可以了。

(2) 宝宝吃奶量要充足。宝宝主要是通过吃奶摄取水分。最初母乳分泌不足时,可在两次喂奶间喂些温开水或浓度5%的葡萄糖水。

哪些护理习惯容易伤害到新生儿

● 摇晃

当宝宝哭闹不止或睡眠不安时,很多年轻的母亲都习惯性地将宝宝抱在怀中或放入摇篮里轻轻摇晃。甚至有的母亲听到宝宝哭得越凶,就摇晃得越快。其实这样对新生儿是相当危险的。人的脑部是一密闭空间,周围有脑脊髓液包住。即使脑部遭受到外来的撞击,脑脊髓液也可以起到缓冲作用。适当摇晃,是可以刺激脑神经的联结,让宝宝安静,但如果长期过度摇晃,可能使宝宝(尤其是10个月内的小宝宝)的大脑在颅骨腔内不断晃荡,未发育成熟的脑组织会与较硬的颅骨相撞,造成脑震荡、脑水肿,甚至颅内出血等。因此,不要以摇晃来哄宝宝。宝宝哭的时候只要抱着他,让他觉得安全就好了。

● 搂睡

不少新妈妈生怕宝宝在睡眠中发生意外,或是夜间醒来产生无助感,因此常常搂着小宝宝睡觉。但如果父母感染了疾病,搂着孩子睡觉,就很容易将细菌传给宝宝。如果妈妈睡得过熟,把孩子压到身下,更可能造成窒息等严重后果。

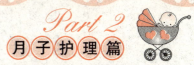

父母跟孩子同睡固然有助于增加感情，但一定要"保持距离"。例如可以将婴儿床放在大人的床边，这样宝宝因害怕黑夜醒来，也方便照顾。

● 亲吻

看到孩子红扑扑粉嫩嫩的小脸蛋，父母总忍不住去亲吻，或是让孩子亲吻自己。然而，新生儿免疫力低下，跟宝宝亲密接触，很可能会使宝宝传染上自己正在患的疾病。大人患的感冒、流行性腮腺炎、扁桃体炎、肝炎、结膜炎等都可能通过亲吻传染给孩子。而让孩子亲吻自己的脸也会带来危险。年轻漂亮的妈妈们，总免不了轻妆淡抹，孩子亲吻时，妈妈面额护肤品中含有的铅、雌激素和香料等便进入了宝宝体内，会引起慢性铅中毒或是性早熟等病证。

因此，千万不要随意亲吻宝宝，尤其是涂了化妆品的妈妈们更需要注意。

如何应对哺乳中的小状况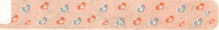

母乳是宝宝最佳的天然食品，最适合宝宝的需要，然而宝宝并不是每一次都能顺利接受母乳，有时也会出现一些小状况。因此，你要仔细地分析一下情况，再确定处理方式。

● 拒绝吸奶

哺乳时最常见的问题是宝宝呼吸困难。如发现宝宝不能够通过他的鼻子在呼吸的同时进行吞咽，就必须注意乳房是否盖住了他的鼻孔。宝宝不能正常呼吸的另一个原因，是因为他鼻塞或鼻子不通畅。请医生开些滴鼻药，以便在每次哺乳前给他滴鼻以畅通鼻道。

如果他醒来，很想吃奶，但却发现他不理不睬、烦躁不安或动来动去，那么，也许宝宝是由于太累而不吸吮乳房。

● 喂哺惊跳

当抱起宝宝喂哺时，一定要把他紧抱在怀中并不断地和他轻声讲话。把头低垂朝向宝宝,使他看得见和注视着妈妈的脸和眼睛。要做到在妈妈周围没有噪声的干扰。当然最好是在他饥饿而开始啼哭之前就把他抱起来喂奶。

● 喂哺咬乳头

宝宝咬乳头是一种自然的行为,宝宝甚至在长牙前都可能着实地咬妈妈的乳头。这时,有的妈妈会禁不住猛然后缩并叫出声来。而宝宝则会被你的叫声惊吓住。如果母亲能沉住气不叫出声来,仅轻柔地说"不要这样",他甚至可在很小的时候就学会不这样做了。

怎样给新生儿洗澡

给新生儿洗澡时一定要注意手法轻柔,并按从头到全身的顺序,一步一步地进行。

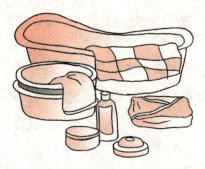

洗澡步骤:

(1)准备好新生儿洗澡所用的物品,如澡盆、毛巾、新生儿专用的清洁用品,以及换洗的衣物、尿布等。

(2)洗澡时室内温度为24~28℃,水温在38~40℃,可以用肘部试一下水温,只要稍高于人体温度即可。

(3)轻柔地帮新生儿脱去衣服,迅速裹上浴巾。

(4)用左拇指、中指从新生儿耳后向前压住耳郭,以盖住耳孔,抱着新生儿,用一专用小毛巾蘸湿,从眼角内侧向外轻拭双眼、嘴、鼻、脸及耳后,以少许新生儿专用洗发水洗头部,然后用清水洗干净,擦干头部。

(5)洗完头和面部后,如脐带已脱落,可去掉浴巾,将新生儿放入浴盆内,以左手扶住新生儿头部,用右手按顺序洗新生儿的颈部、上肢、前胸、腹部,再洗后背、下肢、外阴、臀部等处,尤其注意皮肤皱褶处要洗净。

（6）洗完澡后，要将新生儿用浴巾包好，轻轻擦干，注意保暖。在颈部、腋窝和大腿根部等皮肤皱褶处涂上润肤液，夏天扑上新生儿爽身粉。

（7）给女婴清洗会阴时，应从前向后洗。男婴阴茎包皮易藏污垢，也应定时翻洗。新生儿大部分是包茎，洗时用手轻柔地把包皮向上推一推即可。

如果新生儿的脐带未脱落，洗澡时，不宜将新生儿直接放入浴盆中浸泡，而应用温毛巾擦洗腋部及腹股沟处。注意不要将脐部弄湿，以免被脏水污染，发生脐炎。一旦弄湿了，要及时用棉签蘸75%的酒精擦拭。

如何给新生儿喂药

由于新生儿味觉反射尚未成熟，所以对于吃进的各种饮食的味道并不太敏感，可把药研成细粉溶于温水中给新生儿喝。

如病情较重者可用滴管或塑料饮管吸满药液后，将管口放在患儿口腔颊黏膜和牙床间慢慢滴入，并要按吞咽的速度进行，第1管药服后再滴第2管。如果发生呛咳应立即停止挤滴，并抱起患儿轻轻拍后背，严防药液呛入气管。

新生儿病情较轻者，可使用乳胶奶嘴，让患儿自己吮吸也可服下。但要把沾在奶瓶上的药加少许开水涮净后服用，否则无法保证足够的药量。

也可以将溶好的药液，用小勺直接喂进宝宝嘴里。喂药时最好将孩子的头偏向一侧，把小勺紧贴嘴角慢慢灌入，等宝宝把药全部咽下去后，再喂少量糖水。喂中药汤剂时，煎的药量要少一些，以半茶盅为宜。要加糖调匀，温热后倒入奶瓶服用。一日分3～6次喂完。

怎样护理宝宝的小脐带

● 脐带脱落前的护理

护理工具：棉签、医用酒精（浓度75%）、医用纱布、胶带。

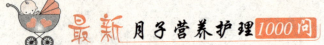

护理步骤：双手洗净，让宝宝仰卧，为避免宝宝乱动而拉扯到脐带，可轻轻按住宝宝，轻轻拉起宝宝的脐带，用酒精将棉签蘸湿，从脐带根部开始消毒，然后从脐带根部由内往外进行消毒。消毒完毕后，将脐带轻轻折叠在右上腹部，覆盖上几层叠好的纱布，然后用胶带固定好纱布。

● 脐带脱落后的护理

脐带脱落后，仍要继续护理肚脐，每次先消毒右上腹部，再消毒其外围，直到确定脐带基部完全干燥才算完成。如果脐带根部发红，或脐带脱落后伤口不愈合、脐窝湿润、流水、有脓性分泌物等现象，应立即就诊。

脐带若是干瘪而未脱落，很可能会让幼嫩的宝宝有磨痛感，在给宝宝穿衣、喂奶时要格外注意不要碰到它，否则宝宝会因磨疼而突然大哭。

怎样给宝宝换尿布

新生儿的皮肤细嫩，最易受损伤。因此，新生儿的尿布应当选用柔软、清洁、吸水性强的白色或浅色棉质旧布。

选好的尿布截成方形，约50厘米见方，需要准备30块左右，供一昼夜间轮换使用。

尿布湿了或脏了，要及时更换，以免宝宝发生尿布性皮炎。

更换尿布时，把宝宝放在毛巾上，取掉脏尿布，用温水轻轻地由前向后，清洗生殖器部分，然后用毛巾轻轻拍干。如果大便污染了尿布，把沾有粪便的部分折到尿布里面并去掉，用棉布或卫生纸擦净臀部，再用温热的肥皂水冲洗并拍干。然后，把方形尿布叠成3～4层（宽度12～15厘米），一头平展地放置在宝宝的臀部至腰下，另一头由两腿之间拉上至下腹部。男婴应当把阴茎向下压，防止小便渗入脐带部。再把方形的尿布叠成三角形，放在长条形尿布下，三角形的两端覆盖在长方形尿布上，尖端由两腿之间拉上固定。

换尿布时，动作要轻，要快，防止宝宝着凉。包扎尿布不要过紧或过松。

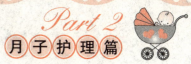

过紧宝宝活动受限,妨碍发育;过松则粪便容易外溢,污染皮肤。

尿布不宜垫得太厚,否则会使宝宝两侧大腿外旋变成"O"型腿,长大后走路有可能呈现"鸭步"状态;尿布也不宜过宽过长,以免擦伤皮肤,而且长期夹在两腿之间会引起下肢变形。

包尿布时,男女有别:女婴的尿液容易向后流,尿布后面要垫得厚一些。男婴的尿液容易向前流,前面要垫得厚一些。

如何清洗宝宝的耳朵

由于吐奶、流汗的原因,宝宝的耳后和耳郭很容易弄脏、结垢,因此还需要常常着重清洗,方法也与洗脸时略有不同。

●单独清洗耳朵前需要知道的

清洗耳朵在宝宝睡觉时最方便,大人要抱住宝宝的头,不要让宝宝左右转动。清洗耳朵前先看看宝宝耳朵有没有异常分泌物流出或出现臭味,若发现有,则应及时带宝宝就医检查。

避免让水流入耳朵内,防止出现感染,若稍有水进入耳朵,以棉花棒擦干即可,不要深入耳道内清洁,以防引起感染。

不需要特别清理耳垢,耳垢很常见,但它们会随着吃奶、说话等活动自然脱出,另外,耳垢并不会影响宝宝的听力,不必刻意清理,如果觉得耳垢实在太多,可请医生帮忙清理。

●如何给宝宝单独清洗耳朵

洗净双手,将婴儿皂在干净的小皂盒里搓出泡沫。

让宝宝躺卧,脸朝向一边,抱住宝宝的头,以手指指腹蘸取一点皂液,像按摩一样轻轻揉搓耳郭和耳后部位,把污垢充分揉开。

用准备好的干净湿毛巾或纱布擦拭耳郭及耳后,将污垢擦干净。

怎样呵护宝宝的私处

● 女宝宝私处护理

女宝宝的阴道本身有一种自净能力，这是因为阴道上皮细胞内含有丰富的糖原，这种糖原由寄生在阴道内的阴道杆菌的分解而生成乳酸，乳酸使阴道内呈酸性环境，可以防止许多致病菌的繁殖。但是阴道总是藏在尿布创造的黑暗环境中，容易受大小便残留的液体、残渣污染，所以女宝宝阴部光靠自净显然是不够的，这就要求妈妈为女宝宝做好清洁。

为女宝宝换尿布时，要彻底清洁宝宝的小屁股。如果宝宝大便，擦拭时，要注意正确的顺序，按照从上到下、从前到后清洁，这样肛门附近的细菌便不会污染到阴道。擦拭时要用婴儿专用的湿巾或干净的脱脂棉。用清水冲洗也遵循此顺序，洗后用干爽的棉布蘸干，可以在空气中暴露一会儿，以使皮肤透气。千万不要清洁新生女宝宝的外阴内部，以免造成不必要的感染。大腿根部的夹缝里也很容易粘有污垢，妈妈可以用一只手将宝宝的夹缝拨开，然后用另一只手轻轻擦拭。一定要等小屁股完全晾干后再穿上尿布。

● 男宝宝私处护理

男宝宝的性器官是由阴茎和阴囊两部分组成。阴茎外面覆盖着一层包皮，将这层包皮向根部拨开，中间就会露出阴茎的顶部，就是龟头。龟头的最顶端有个小口子叫做尿道口，是小便的出口。阴囊有两个，每个阴囊里面都有一个睾丸。男宝宝阴囊、阴茎处的皮肤皱褶多，汗腺多，分泌力强，大量的汗液、尿液及粪便残渣易污染到阴茎、阴囊和会阴区，如果通风不畅，容易导致细菌等微生物的繁殖。另外，阴茎头部冠状沟内容易积淀脏物，形成白色甚至紫黑色的包皮垢。包皮垢是细菌繁殖的温床，它很容易导致包皮和阴茎头发炎。

为男宝宝换尿布或尿不湿时，一定要把会溅到尿液的皮肤，如宝宝的肚

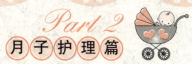

子、腿部、小屁股，用清水清洗干净后再换干爽的尿布。如果男宝宝大便了，先清洁肛门、屁股和腿褶皱处，再用清水清洗男宝宝的睾丸四周，用手指轻轻翻起男宝宝的包皮，用清水冲洗一下宝宝的阴茎。洗干净后，用干净的毛巾蘸干。洗澡时也要注意清洗一下阴茎，但千万不要揉捏拉扯，以免发炎。穿戴纸尿裤的时候，注意把男宝宝的小鸡鸡向下压，使之伏贴在阴囊上。这样做，一是为了不让宝宝尿尿的时候弄湿衣服，另外，也可以帮助宝宝的阴茎保持自然下垂的状态，避免将来影响穿衣的美观。

如何护理好宝宝的小屁屁

由于排便次数增多，宝宝肛门周围的皮肤和黏膜会容易损伤，在护理中要特别注意肛门部位。宝宝排便后，应当用细软的卫生纸轻轻擦拭，或用细软的纱布蘸水轻洗，洗完以后可以涂些油脂类的药膏，以防发生"红臀"现象。

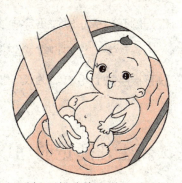

要及时更换尿布，避免粪便、尿液浸渍的尿布与皮肤摩擦而发生破溃。对用过的便具、尿布以及被污染过的衣物、床单，要及时洗涤并进行日照消毒处理。

如何给满月宝宝穿衣服

宝宝满月了，爸爸妈妈会抱着宝宝出去散步、晒太阳。妈妈总是希望把宝宝打扮得漂亮些，什么衣服既漂亮又适合宝宝这个月龄穿呢？

● 为满月宝宝正确穿衣

宝宝的肌肤比较细嫩、滑腻，因此，穿衣非常讲究，需要特别小心。特别是宝宝的手脚活动较多，如果给他穿得太多、太厚，就无法自由活动，不利于宝宝成长。宝宝受到束缚，就会变得非常烦躁，甚至哭闹不止。因此，宝宝穿的衣服要便于他活动，而且要比新生儿时穿得单薄一些。原则是宽松、柔软、式样简单、易穿易洗。

虽然穿衣厚度、件数的多少跟季节相关，但此时宝宝的穿着薄厚要大概与妈妈差不多，这是衡量宝宝穿着的最好标准。

● **不同季节巧搭配**

夏季天气炎热，衣着要凉爽、轻柔，可为宝宝选用棉布、府绸等布料，样式为短袖或无袖圆领开襟上衣，开裆短裤及背心等。

冬季宝宝的衣物应以保暖、轻软为主。棉袄样式可选用和尚领，不要用纽扣，腋下用带子固定。棉裤最好使用腈纶棉，以利于清洗，式样可制成背带连脚开裆裤。里面需穿内衣、内裤、毛衣、毛裤，以有利于保暖和换洗。

春秋季，宝宝可穿棉织薄绒衣裤，但里面要穿棉织内衣裤，以免宝宝皮肤直接接触到毛衣。袖长、裤长不要过长，应露出手脚，让其自由活动。

新生儿睡觉时可以开灯吗

不少父母认为，新生儿怕黑，会给他在床头留一盏灯，这看似乎很温馨的画面，实际上却蕴含了不健康的生活习惯。新生儿睡觉时长期开灯会影响新生儿的视力。

● **影响新生儿睡眠**

任何人工光源都会产生一种微妙的光压力，这种光压力的长期存在，会使人尤其是婴幼儿表现得躁动不安、情绪不宁，以致难于成眠。同时，让新生儿久在灯光下睡觉，进而影响网状激活系统，就会使他们每次睡眠的时间缩短，睡眠深度变浅而容易惊醒。

● **影响新生儿视力发育**

长期在灯光下睡觉，光线对眼睛的刺激会持续不断，眼睛和睫状肌便不

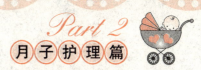

能得到充分的休息。这对于婴幼儿来说，极易造成视网膜的损害，影响其视力的正常发育。

宝宝总是夜里哭怎么办

宝宝夜哭不止，让新爸妈很是苦恼，也十分辛苦。那么宝宝为什么总爱夜里哭呢？新爸妈只要找到原因，宝宝夜哭不止的问题就会迎刃而解。

新妈妈应该依宝宝的具体情况按需哺喂宝宝，宝宝饿了，就及时给宝宝哺乳；宝宝吃饱了，就别强制宝宝吃到规定的量。这可以有效地减少宝宝的夜哭。

哺喂母乳的妈妈尽量避免食用刺激性或含咖啡因、酒精的食物与饮品，以免影响到宝宝的情绪反应。

夜晚及时给宝宝换上干爽的尿布或纸尿裤。

给宝宝创造一个相对安静、想妈妈时就能找到妈妈的睡眠环境。

宝宝所在居室要维持舒适的温度，特别是晚上，不要冷也不要热，保持宝宝身体的舒适。

如果宝宝夜哭，是因为发生了肠绞痛，妈妈不要过于紧张，可以抱起宝宝，有规律地、轻轻地摇一摇，在宝宝小肚子上擦一些消胀气的药膏并按摩一下，或用温毛巾放在宝宝胃部、唱唱歌、洗个温水澡等，都可以有效舒缓宝宝的不适感。如果不能奏效，新妈妈要尽快带宝宝到医院做进一步诊断，在医师指导下使用一些抗组织胺、镇静剂等药物。一般情况下，等宝宝到了3个月大左右时，肠绞痛的发生率将大大降低。

宝宝的头部如何护理

宝宝的囟门被认为是禁区，不能摸，也不能碰。当然必要的保护是应该的，可如果因此连清洗都不允许，反而会对宝宝健康有害。新生儿出生以后，皮脂腺的分泌加上脱落的头皮屑，常在前、后囟门部位形成结痂（因为这里软，脏物易于存留），不及时清洗会使其越积越厚，从而影响皮肤的新陈代谢，还会引发脂溢性皮炎。要是结痂后再用手去抠就更糟，很容易损伤皮肤而感染。

正确的保护要从新生儿期即开始经常地清洗，清洗的动作要轻柔、敏捷，不可用手抓挠；用具要清洁卫生，室温和水温要适宜，结合洗浴进行。如果前、后囟门已经结痂，可用消毒过的植物油或0.5%金霉素软膏涂敷痂上，24小时后用细梳子轻梳1~2次即可除去，除去后要用温水、婴儿香皂洗净。

如何给宝宝洗脸

给小宝宝洗脸是爸爸妈妈每天必做的小事情，可事情虽小，学问却大，尤其对于新爸爸新妈妈来说，更是需要事前指导。

● 洗脸前需要了解的

一般，宝宝每天需要洗2次脸，早、晚各1次，但是夏天可根据情况来看，若宝宝出汗多，可适当增加洗脸次数，洗脸不可贪多，否则会把起保护作用的皮脂洗掉，宝宝的皮肤会因此而出现干、裂、红、痒等症状。

宝宝的洗脸水，水温应控制在35~41℃，水温过高会出现与洗脸次数过多类似的问题，水温过低也会刺激宝宝的皮肤。此外，宝宝6个月以前，洗脸需用经过煮沸的温开水。

给宝宝洗脸前，要准备脸盆、几条毛巾，毛巾应选择柔软的棉制品或清洁用的纱布，且以白色小方巾为佳，并应专用，还要定期清洗、消毒。要注意的是，宝宝洗脸用清水即可，不必使用香皂、洗面奶等洗面用品。

● 给宝宝洗脸的步骤

洗净自己的双手，将宝宝的专用脸盆清洗干净，倒入适量温水，并用水

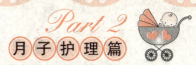

温计测试水温,也可将手腕内侧放入水中,看是否过烫或过凉。

让宝宝平躺在床上,将小毛巾在脸盆中蘸湿,用手心挤掉多余水分,抖开毛巾。

洗眼睛,一手将宝宝的头部掌握住,使他不要左右转动,一手用毛巾的小角分别从鼻外侧、眼内侧开始,由内向外擦洗两侧眼部。

洗鼻子,用消毒棉签蘸一下温开水,将堵塞在鼻腔内的分泌物拭出。

换一条干净的湿毛巾分别轻轻擦洗前额、口鼻周围、面颊、下颌及颈部前后。

检查一下眼、口、鼻中是否有残留的水分,若有则用清洁棉棒吸干净。

● 给宝宝洗脸过程中要注意的

洗脸动作要轻、慢、柔。宝宝的脸部皮肤十分娇嫩,但免疫功能不完善,若皮肤出现破损,就很容易继发感染,因此给小宝宝洗脸时,动作要轻、慢、柔,切莫擦伤了肌肤。

清洗鼻子时,只清洁看得见的地方,不要试着去清洁看不见的里面,否则可能会把脏东西送入。

可以给新生儿枕枕头吗

很多要添新宝宝的家庭,在宝宝还没有出生的时候就张罗着给宝宝准备枕头,"蚕米""蚕丝"枕头是最好的,或者退而求其次准备"荞麦皮""小米"枕头,等等,准备给新生儿"睡头"使用。是否应该给新生儿使用枕头呢?

观察一个新妈妈抱宝宝的本能姿势,就能看出对新生儿来说什么是最舒服的:一只手臂支撑头颈部,头颅略微后仰,另一只手护住后背部,托起身体重量。在妈妈的怀里新生儿能自如转动头部,因为头枕部完全没有压力,转动就没有阻力。而把新生儿放到平床上时,每个细心的新妈妈都会发现新生儿头部贴到床面上时都有一个脖子被折回来的现象，新生儿身体全部到床上以后，脖子的角度与妈妈抱着的时候相比是更向前的，说明平床已经让新生儿的呼吸道变窄了，如果还要给新生儿头枕部垫东西，只会增加呼吸道被挤窄的程度，所以说提前给新生儿用枕头是非自然的方法，还有可能增加其他风险。

怎样和新生儿交流

孩子出生后，父母要多和新生儿交谈和沟通，千万不要以为初生的宝宝听不懂话而不去和宝宝交谈。

宝宝比人们通常想象的要聪明得多。孩子的语言能力应该从还听不懂、说不出的时候即开始培养。在宝宝清醒、精神兴奋的时候，应抓住时机尽可能多地和宝宝说话。

让新生儿醒后躺在床上，然后父母面对面用柔和的声音和宝宝说话，内容可以涉及各个方面，比如认识爸爸妈妈、爷爷奶奶，穿衣、吃饭，常用物体的名称、形状、颜色等。

与宝宝交流时，环境要安静。说话的速度要慢，最多不要超过5分钟。跟新生儿说话时父母要带有笑容，语调要温柔、亲切。在说话的同时，要逗宝宝发声，第2~3周，宝宝就能发出"哦哦"的声音来回应。父母讲得越多，孩子应答得越勤。

与宝宝说话的机会是很多的，如换尿布、喂奶、洗澡时都可以进行。如在吃奶时可以说："宝宝，吃奶了"，玩耍时说："宝宝，开始做游戏了"，洗澡时说："宝宝，要洗澡了"等。要很好地抓住这些时机。多和宝宝交谈，对新生儿的语言发展、大脑的发育均十分有益。另外，可以有意识地给孩子讲故事、唱儿歌，以训练宝宝的语言能力。

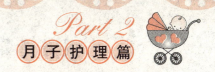

为什么要让新生儿听妈妈的心跳

有经验的产科医生会在新生儿出生后 30 分钟内,把新生儿放置在妈妈胸前,让新生儿听听妈妈的心跳。不管妈妈此刻是否精疲力竭,都应努力抱持新生儿,让新生儿伏在妈妈胸口睡上一小觉。分娩后的搂抱对母子关系的建立和日后安抚新生儿都有事半功倍之效,新生儿的表情也会因此显得安恬及放松。如果新生儿出生后 12 小时还没有躺进妈妈怀抱,不仅会使新生儿情绪上惶惑不安,也会令妈妈对"妈妈"这一角色缺乏直观的认同感。

新生儿鼻子不通气怎么办

新生儿鼻子不通气,可以采取以下方法处理:

如果有分泌物堵塞,可点一滴哺乳母亲的奶汁在孩子鼻腔中,使鼻内污物软化后,用棉丝等物刺激鼻腔致使孩子打喷嚏,利于分泌物的排出;或用棉签蘸少量水,轻轻插入鼻腔清除分泌物。

注意动作一定要轻柔,切勿用力过猛,以防损伤黏膜,造成鼻出血。

对没有分泌物的鼻堵塞,可以采用温热毛巾敷于鼻根部的办法,也能起到通气的作用。

治疗鼻子不通气,还可以用些促使鼻黏膜血管收缩的药物。但这类药物,即使新生儿非用不可,1 天最多也只能滴 1~2 次,因为长时间用药可产生依赖性,造成药物性鼻炎。

可以试着用小棉签蘸点婴儿油,帮宝宝把鼻腔中的污物清除,但动作一定要轻柔,要小心地扶住宝宝的头,不要晃动。

第3节 新生儿喂养

母乳喂养到底有多重要

小儿的发育、健康与喂养方式有着非常重要的关系。母乳是小儿最理想、最适宜的天然营养品，它的热量很高，285焦耳（68卡）/100毫升，所含蛋白质、脂肪、碳水化合物的量及比例都适合小儿的消化能力并符合小儿生长发育的需要。

母乳中所含的免疫球蛋白（主要是分泌型IgA）的性质稳定，能忍受酸碱变化及蛋白分解酶的作用，并能保护肠黏膜不被病毒或细菌侵入。母乳中

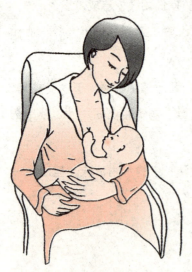

还含有乳铁蛋白、溶菌酶和其他酶类。乳铁蛋白有较强的抗感染作用。近来发现，初乳中含有丰富的免疫物质，可用来治疗某些疾病，如对新生儿致病性大肠杆菌所致的腹泻有一定的疗效。

母乳直接喂养，既经济、卫生、方便，又无污染的危险性，且具有广泛的抗细菌、病毒和真菌的抗体活性，包括对大肠杆菌、白喉杆菌、肺炎双球菌的抗体，对脊髓灰质炎、麻疹等病毒的抗体及对轮状病毒的中和抗体等等。

母乳中还含有较多的乳糖，乳糖可酵解产酸，使母乳喂养儿的粪便pH值降

低，不利于大肠杆菌等致病菌的生存，而使不致病的双歧芽孢杆菌大量繁殖，减少新生儿被大肠杆菌及其他病菌感染的机会。经母乳喂养的小儿，发生过敏症状的极为少见。

此外，母乳喂养还可激发和促进母子的感觉，以及内分泌、生理、免疫及行为的变化，促发母子一系列的天赋行为，增加母子之间的感情。

因此，母乳喂养不仅可降低婴儿的发病率与死亡率，还对婴儿的智力发育及情绪稳定有很大的影响。所以一定要提倡母乳喂养，鼓励母乳喂养，并为此创造良好的条件。

如何掌握喂养新生儿的时间

喂养时间的把握非常重要，喂养不当会给宝宝造成很大的伤害，比如营养不良、智力发育迟缓、胃肠功能混乱等。

母乳喂养的宝宝相对按需喂养，每天至少8次；人工喂养的宝宝相对定时喂养，让宝宝从小养成良好的饮食、睡眠习惯；按宝宝出生后不同的天数，每日喂奶的次数为：生后1周内，每日喂7～8次；生后8～14天，每日喂7次；生后15～28天，每天喂6次；生后1～2个月，每日可喂5～6次；生后3～6个月，每日可喂5次。宝宝夜间喂养可适当延长（新生儿期不超过5小时）。

哪些情况下不宜给新生儿喂奶

妈妈母乳喂养前，不能生气，不能强度运动，不能减肥；喂养时不能逗新生儿笑，不能躺等。

母乳喂养的禁忌一定要注意，因为能直接影响妈妈和新生儿的身体健康。

● 忌有疾病的妈妈母乳喂养

母乳喂养并非人人皆宜。患急性乳腺炎、严重心脏病、慢性肾炎、癫痫、

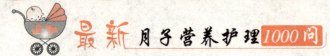

癌症等非传染性疾病的妈妈，患乙肝等传染病的妈妈，患有尚未稳定的糖尿病的妈妈，都不适宜给新生儿哺乳，以免对新生儿和妈妈的健康产生不利影响。

●忌生气的时候母乳喂养

妈妈在生气的时候也不能给新生儿喂奶。因为，人在生气时体内可产生毒素，使乳汁的质量下降。如果在生气时或刚生完气就给新生儿喂奶，会使新生儿吸入带有毒素的奶汁，影响新生儿的健康。

●忌喂奶时逗新生儿笑

喂奶的时候不要逗新生儿笑。吃奶是一件很费力气的事，一不小心就会出问题。如果妈妈在喂奶的时候和新生儿逗笑，就会使新生儿分心，一来容易使新生儿吃不到足够的奶水，二来也容易使奶汁呛入气管，出现呛奶现象，甚至诱发吸入性肺炎。

●忌减肥期母乳喂养

产后大多肥胖，不少妈妈急着减肥而限吃脂肪。但脂肪乃是乳汁中的重要组成成分，一旦来自食物中的脂肪减少，母体就会动用储存脂肪来产奶，而储存脂肪多含有对新生儿健康不利的物质。故为新生儿的安全起见，待断奶以后再减肥不迟。

●忌穿化纤内衣与工作服

化纤内衣的最大危害在于其纤维可脱落而堵塞乳腺管，造成无奶的恶果。故喂奶妈妈暂时不要穿化纤内衣，也不要佩戴化纤类乳罩，以棉类制品为佳。

从事医护工作和在实验室工作的妈妈应该注意，不要穿着工作服给新生儿喂奶。因为工作服是细菌、病毒和一些有害化学物质聚集的地方，穿着工作服喂奶，很容易对新生儿造成伤害。

●忌运动后母乳喂养

人在运动中体内会产生乳酸，乳酸潴留于血液中会使乳汁变味，新生儿不爱吃。据测试，一般中等强度以上的运动即可产生此状，故肩负喂奶重任的妈妈，只宜从事一些温和运动，运动结束后先休息一会儿再喂奶。

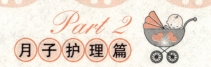

如何判断母乳是否充足

在判断母乳是否充足时,妈妈要细心观察宝宝的各种反应,还可根据自己的乳房满胀判断。

● 根据宝宝下咽的声音来判断

宝宝平均每吸吮2~3次可以听到咽下一大口的声音,如此连续约15分钟宝宝基本上就吃饱了;如果乳汁稀薄,喂奶时听不到咽奶声,即是乳汁不足。

● 吃奶后的满足感

如吃饱后宝宝对妈妈笑,或者不哭了,或马上安静入眠,说明宝宝吃饱了。如果吃奶后还哭,或者咬着乳头不放,或者睡不到2小时就醒,可能是哺乳姿势不对,宝宝没有吸到足够的奶。

● 大小便的次数

宝宝每天尿8~9次,大便4~5次,呈金黄色稠便,这些都可以说明奶量够了。如果尿量不多,大便少,且呈绿色稀便,妈妈就要增加哺喂的次数。

● 根据妈妈乳房的满胀来判断

母乳是否足够,妈妈自己也可通过乳房的满胀情况来判断。

(1)乳房如要撑爆一般地胀,有乳汁从乳头不间断地溢出的满胀感。

(2)乳头挺立,乳尖会有触电的感觉,并会有乳汁溢出的满胀感。

两种情况都有,或者只有其中一种情况,都说明母乳是足够的。如果两种现象都没有,而且乳房还回到了怀孕前的大小,说明母乳已经不足。

母乳较少时怎么办

新妈妈一般都下奶晚,只要让宝宝多吸吮,并保持良好的心情,乳汁就会慢慢变得丰沛起来。

● 宝宝多吸吮有利于新妈妈乳汁分泌

新生儿期，母乳较少不要急着加奶粉，因为有的妈妈可能下奶晚，只要多让宝宝吸吮，并适当饮用些催乳汤汁，乳汁就会慢慢变得丰沛起来。如果不做些努力，急着加奶粉，母乳就会越来越少。

宝宝吸吮次数越多，乳房越排空，妈妈产乳就越多，因此要耐心地频繁哺喂，这是增加乳汁分泌的最有效方法。同时要注意自己的营养和休息，营养好、精神好、心情好才能够奶量多、质量好。如果一开始奶少，可安排几天时间，把宝宝整天抱在怀里，一有机会就喂奶，这样坚持几天，肯定见效。喂完一边乳房，如果宝宝哭闹，不要急着加奶粉，而是换另一边继续喂，乳汁会越吃越多。

● 挤出宝宝吃剩的母乳

有些妈妈的乳汁虽然较少，但是宝宝的食量更小，仍然吃不完，建议在这样的情况下，喂完奶后最好把剩余的挤出在冰箱里冻存，以免给大脑一个错误的信号就是宝宝吃不完，分泌量需要减少。如果是这样，在宝宝满月后，食量增大了，母乳就可能不够供应了。

唇、腭裂新生儿如何用母乳喂养

正常情况下，乳汁是通过口腔的吸吮以及乳房的喷乳反射将乳汁喷入新生儿的口腔内。而唇、腭裂的新生儿吸吮对口腔内负压不够，吸吮力不强，有时乳汁可误入气道或鼻腔，甚至发生窒息。所以，喂养这种孩子时应让新生儿垂直坐在母亲的大腿上，母亲可用手挤压乳房促进喷乳反射。如系唇裂，患儿母亲可用手指压住唇裂处，增加新生儿的吸吮力。由于唇、腭裂患儿吸吮力的低下，每次吃进的乳汁可能相对较少，故在每次哺乳后应用手挤空乳房中的乳汁，然后再用小勺子或滴管喂给新生儿吃，使得新生儿能健康地成长。

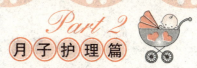

由于这种小儿有反复呼吸道感染的潜在因素,而母乳中又含有多种免疫物质及溶菌酶等,可增加新生儿的抗病能力。

所以,对于唇、腭裂新生儿,更应采取正常的母乳喂养。

早产儿宝宝应如何喂养

早产宝宝的生理功能发育不很完善,要尽一切可能用母乳(特别是初乳)来喂养。

万不得已的情况下再考虑用优质的乳化奶粉,它的成分比较接近母乳。

早产宝宝的吸吮能力和胃容量均有限,摄入量的足够与否,不像足月新生宝宝表现得那么明显,因此必须根据宝宝的体重情况给予适当的喂养量。父母可采用少量多餐的喂养方法。如果父母采用人工喂养,一般体重1.5~2千克的早产宝宝一天喂12次,每2小时喂1次;2~2.5千克体重的宝宝一天喂8次,每3小时喂1次,不过不同宝宝每日的喂奶量差别较大。

早产宝宝的吸吮能力和胃容量均有限,需根据宝宝的体重给予适当的喂养量,少量多餐的方法比较适合喂养早产宝宝,注意喂奶后要让宝宝侧卧,防止呛奶。

上班族妈咪也可以母乳喂养吗

许多妈妈在宝宝4个月或6个月以后,就得回单位上班了。然而,这个时候并不是让宝宝断掉母乳的最佳时期。找到一些适合自己的方法,注意一些要点,一样可以将母乳喂养继续,并且保质保量。

● 让宝宝提前适应

(1)在即将上班的前几天,妈妈就要根据上班后的作息时间,调整、安排好哺乳时间。

（2）可以让家人给孩子喂奶瓶，并要注意循序渐进。应尽量地把喂辅食的时间安排在妈妈上班的时间。

（3）家里人不要在妈妈回家之前的半小时内喂奶。

● 上班时收集母乳

（1）妈妈上班时携带奶瓶，在工作休息时间及午餐时在秘密场所挤乳，然后放在保温杯中保存，里面用保鲜袋放上冰块。

（2）妈妈每天可在同一时间吸奶，这样到了那个特定的时间就会来奶，建议在工作时间每3个小时吸奶1次。如果新妈妈希望将母乳喂养坚持到底，每天就要至少泌乳3次（包括喂奶和挤奶），因为如果一天只喂奶一两次，乳房受不到充分的刺激，母乳分泌量就会越来越少，不利于延长母乳喂养的时间。

（3）下班后携带母乳的过程中，仍然要保持低温，回家后立即放入冰箱储存，所有储存的母乳要注意标明吸出的时间，便于取用。

● 母乳储存

（1）储存挤下来的母乳要用干净的容器，如消毒过的塑胶桶、奶瓶、塑胶奶袋等装好。

（2）储存母乳时，每次都得另用一个容器。

（3）给装母乳的容器留点儿空隙。不要装得太满或把盖子盖得很紧，以防冷冻结冰而胀破。如果长期存放母乳，最好不要用塑胶袋装。

（4）最好按每次给宝宝喂奶的量，把母乳分成若干小份来存放，每一小份母乳上贴上标签并记上日期，以方便家人或保姆给宝宝合理喂食且不浪费。

母乳储存时间表		
储存的方法	足月婴儿	早产/患病婴儿
室温	8小时	4小时
冰箱（4~8℃）	48小时	24小时
冰箱（-18℃以下）	3个月	3个月

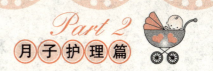

● 哺喂方法

喂食冷冻母乳时，先用冷水解冻，再用不超过50℃的热水隔水温热，冷藏的母乳也要用不超过50℃的热水隔水加热。均匀温热后，用手腕内侧测试温度，合适的奶温应该和体温相当。

（1）不要用微波炉，因为微波炉加热效果并不均匀，可能会烫着宝宝。

（2）直接在火上加热、煮沸会破坏母乳的营养成分，因此最好的办法是用奶瓶隔水慢慢加入温水。

（3）解冻的母乳不可再冷冻，只可冷藏；冷藏的母乳一旦加温后就不能再次冷藏了，需丢弃。

新生儿发热时还能用母乳喂养吗

发热是小儿常见的临床症状，可由多种疾病引起。发热时机体要消耗较多的能量及水分，退热时往往因大量出汗而致体内水分消耗增加。而母乳中含有较多的免疫物质，可使新生儿受感染的机会相对减少，发热的发生率亦相对减低，发热的程度也相对减轻。另外，母乳中还含有大量的水分及多种微量元素，可供给因发热而丢失的液体及电解质，同时也供给了足够的热量。因此，新生儿发热时不但可以正常母乳喂养，而且还要增加喂奶的次数。做到了这一点，新生儿不但不会因发热出大汗而致虚脱，同时还能促进身体健康的恢复。

如何给宝宝添加鱼肝油

新生宝宝很少接触阳光，加上母乳中没有足够的维生素D，因此，要靠口服或注射维生素D来补充。添加鱼肝油就是一种很好的方法。

● 开始添加鱼肝油的时间

从出生的第2~3周起,无论是母乳喂养还是人工喂养,最好都能给宝宝添加一定的鱼肝油,因为母乳、牛奶和一些配方奶粉(维生素A、维生素D强化的除外)中维生素A和维生素D的含量比较少,很难满足宝宝生长发育的需要,添加鱼肝油可以为宝宝补充维生素A和维生素D。

● 添加鱼肝油的方法

维生素A、维生素D含量比例为3∶1的婴儿鱼肝油是目前使用最普遍的制剂,市场上为宝宝特制的维生素A、维生素D制剂类型很多,这种浓度比例既能为宝宝补充足够的维生素D,又不会出现维生素A过量的问题,是专家们一致推荐的剂型。

为宝宝添加鱼肝油一定不能过量,一般以每天1~3次,每次1滴为宜,一天最多不能超过5滴。如果妈妈经常带宝宝到户外晒太阳,宝宝就可以自己在体内合成维生素D,鱼肝油的添加量也应该相应地减少一些。

新生儿需要喂水吗

纯母乳喂养的新生儿两餐之间不用喂水,人工喂养的新生儿两餐之间需要喂水。人工喂养的主要是配方奶或牛奶,其中的蛋白质80%以上是酪蛋白,不易消化吸收。新生儿肾发育不完善,多余的蛋白质需要由肾脏排出体外,所以需要喂水。

● 给新生儿喂水的时间

(1)最好在两次喂奶之间给新生儿喝点水,喝配方奶的新生儿可以在喂奶后喂一两口温白开水,有利于清洁口腔。

(2)睡觉前不要给新生儿喂水,新生儿不会自己控制排尿,若在睡前喝水多了,很容易尿床,会影响新生儿睡眠。

(3)喂奶前半小时不要给新生儿喂水,水稀释胃液,不利于消化。

(4)喂奶后半小时内不给喂水,因为新生儿吃得太饱,容易吐。

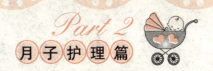

通过宝宝的肤色可以察觉出疾病吗

新生宝宝的某些肤色异常是疾病的预警信号,年轻妈妈们要注意观察。

正常新生儿皮肤颜色为红色,早产儿可表现为粉红色。在宝宝出现某些病证时,肤色也会出现异常。

皮肤偏黄,则可能是某种病理性黄疸。

皮肤苍白,四肢发凉,则可能提示宝宝体温偏低,或者是有些贫血。

皮肤青紫并伴有呼吸困难等症状,则可能是呼吸系统出现了某种病变。

所以,当宝宝皮肤的颜色变得不正常时,一定要及时送往医院诊治,以免贻误病情。

另外,年轻妈妈在给宝宝喂奶、换尿布、洗澡时,对容易感染的脐部、臀部的皮肤,更要细心观察。

单用牛奶喂养有损新生儿健康吗

(1)人奶与牛奶的成分大不相同。例如人奶进入胃凝结成胶冻状,而牛奶则凝结成固体;人奶的脂肪中含有13%的不饱和脂肪酸,而牛奶的脂肪中却几乎没有不饱和脂肪酸,单喂牛奶不利婴儿的消化吸收和营养的需要。

(2)刚生下的婴儿,大脑发育尚不健全,它需要靠吸收乳糖和含有亚油酸的脂肪发育成长;而出生的小牛,大脑发育已经完成,所以在牛奶中含有大量供骨骼和肌肉发育的无机质和蛋白质。而牛奶中含有的这种大量的无机质,对婴儿却不利,容易造成新陈代谢紊乱。

(3)单纯喂牛奶,势必造成婴儿铁质不足、虚胖、贫血。

(4)牛奶喝得太多了还会出现皮炎。一到冬天皮肤粗糙,晚上睡暖和后,全身发痒,使孩子睡不踏实,致使食欲减退。

(5)喝牛奶的孩子容易长虫牙。世界上牙齿最坏的国家——新西兰,也正是牛奶消费量最高的国家。还有瑞典的老农，1天要喝许多牛奶，结果他们中有些人的牙齿就不太好。这是由于牛奶喝得太多，体内钙和磷的比例失调，与血清中钙离子失去平衡，因此，要从骨骼与牙齿中夺取钙离子，这也是导致牙齿损坏的原因。

人工喂养要注意些什么

由于各种原因造成不能进行母乳喂养时需要对宝宝进行人工喂养，相对母乳喂养来说，人工喂养会略显复杂，但只要细心，同样会收到较满意的喂养效果。

● 奶粉冲调的步骤

冲奶之前先用清水及肥皂洗手，拿一个已经消毒的奶瓶。

加入正确数量的奶粉（用专门的奶粉勺），对准奶瓶将奶粉倒入，奶粉需松松的，不可紧压，若不是一平匙，可用筷子或刀子刮平再倒入奶瓶。奶粉的量应按照说明书来取。

往奶瓶中倒入温开水冲泡，冲奶时，水温保持在40～50℃最为适宜，不要用滚烫开水冲泡奶粉，否则易凝结成块，可能造成宝宝消化不良。

冲好水后套上奶嘴，轻轻摇匀即可。

● 奶瓶喂奶的正确方法

刚冲调好的奶会有点烫，应略凉一凉，一般在40℃左右时可以给宝宝喂，可滴一滴奶于手臂内侧，感觉稍有点儿热最为合适，也可以用温度计测量一下。千万不能由大人先吮几口再去喂宝宝，大人口腔里常常有一些细菌，宝宝抵抗力差，吃进去容易生病。

喂奶时，不要将奶嘴直接放入宝宝口里，而是放在嘴边，让宝宝自己找寻，主动含入嘴里；奶瓶不要倾斜过度，奶嘴内

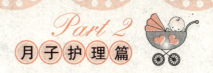

应全部充满奶液以防吸入空气而引起漾乳。

宝宝一下子不容易接受奶瓶、奶嘴的味道,可能拒绝吃奶,喂奶前不妨抱抱、摇摇、亲亲宝宝,会使宝宝很愉悦;还可以用妈妈的衣服裹着宝宝,让宝宝闻到妈妈的气味,减少对奶瓶的陌生感。

为什么不能在新生儿睡觉时喂养

有些妈妈为了让孩子睡得快一点,特别喜欢给宝宝在临睡时吃奶,宝宝边吃奶边睡觉,吃着奶才能渐渐睡去。其实这是个错误的做法,而且对宝宝的影响很大。

容易造成乳牙龋齿。睡眠时唾液的分泌量对口腔清洗的功能原本就会减少,加上奶水长时间在口腔内发酵,会破坏乳齿的结构。要避免此后遗症可在吸完奶水后再用瓶装温开水给宝宝吸两口,稍微清洗口腔内的余奶。

容易吸呛。宝宝意识不清时,口咽肌肉的协助性不足,不能有效保护气管口,易使奶水渗入,造成吸呛的危险。

降低食欲。因为肚子内的奶都是在昏昏沉沉的时候被灌进去的,宝宝清醒时脑海里没有饥饿的感觉,所以以后看到食物会降低欲望。

养成被动的心理行为。人类因有需求才会去谋取,因饿所以要吃,因冷所以要穿衣,因不了解所以要求知。心理行为模式就是这样逐步发展而成的。宝宝如果从小一切都是被动地由大人准备妥当,连最基本的动物求食行为都未能健全具备,又何谈培养日后在众人社会中的求知、求发展、竞争求胜利的主动进取心态呢?所以要养成宝宝有主动觅食的习惯,而非被动给予。

如何判断新生儿是否已吃饱

由于新生儿无法直接用言语和妈妈沟通,新妈妈就要学会通过观察来判断新生儿是否已经吃饱。一般新生儿在出生后的头两天只吸2分钟左右的乳汁就会饱，3～4天后可慢慢增加到20分钟左右。

● 判断新生儿是否吃饱了的方法

（1）喂奶时可听见吞咽声（连续几次到十几次）。

（2）在两次喂奶之间，新生儿很满足、安静。

（3）新生儿大便软，呈金黄色、糊状，每天2～4次。

（4）新生儿体重平均每天增长10～30克或每周增加25～210克。

（5）喂奶前乳房丰满，喂奶后乳房较柔软。

如果新生儿吃完奶后，有以上表现中的任何一条，就表明新生儿已经吃饱了。

混合喂养的最好方法是什么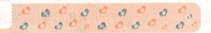

● 方法1

一次只喂一种奶，吃母乳就吃母乳，吃配方奶粉就吃配方奶粉。不要先吃母乳，不够了，再调奶粉。这样不利于宝宝消化，容易使宝宝对乳头产生错觉，可能引发厌食奶粉，拒吃奶瓶。

● 方法2

充分利用有限的母乳，尽量多喂宝宝母乳。母乳是越吸越多，如果妈妈认为母乳不足，而减少喂母乳的次数，会使母乳越来越少。母乳喂养次数要均匀分开，不要很长一段时间都不喂母乳。

● 方法3

夜间最好是母乳喂养。夜间妈妈比较累，尤其是后半夜，起床给宝宝冲奶粉很麻烦；另外，夜间妈妈休息，乳汁分泌量相对增多，宝宝的需要量又相对减少，母乳可能会满足宝宝的需要。但如果母乳量确实太少，宝宝吃不饱，就会缩短吃奶时间，反而影响母子休息，这时就要以奶粉为主了。

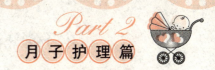

● 方法4

每次调奶粉时,不要调得太多,尽量不让宝宝吃搁置时间过长的奶粉;冲调奶粉后的温度与人体的温度差不多,一般在36℃左右即可。

多胞胎如何同时喂养

许多要当双胞胎母亲的孕妇问,她们是否能够给两个孩子喂母乳。答案是肯定的,你可以这么做。这个任务虽然较艰巨,但很多孪生子的母亲都成功地喂养了他们。

我们知道,母乳对身体很小的或是未成熟的婴儿是极其珍贵的;而孪生子常常占据这两点。如果想母乳喂养,就试一试吧。

如果生了3胞胎,也可能都用母乳喂养。这很有挑战性,但想到母乳喂养的自豪感,尝试一下是很重要的。可以试试这种方法,每次分别给3个宝宝喂一点母乳,然后,给他们婴儿食物。也可以挤出的奶汁,分成3份喂给每个宝宝。因为3胞胎常常身形较小而且未成熟,乳汁对他们来说很宝贵。

如何选择合适的哺乳姿势

对于新手妈妈来说,选择合适的哺乳姿势也是非常重要的。合适、正确的哺乳姿势就是让妈妈和宝宝都舒服的姿势。以下是母乳喂养的几种常用姿势,您可以每种都试试,选择一种让您和小宝宝感觉最舒适的姿势。但是,无论选择哪种姿势,妈妈都必须让宝宝的脸贴向乳房,与宝宝胸贴胸、腹贴腹。

● 摇篮抱法

这是最简单常用的抱法。妈妈手臂的肘关节内侧支撑住宝宝的头,使他的腹部紧贴住妈妈的身体,再用另一只手托着乳房。

●交叉摇篮抱法

这种抱法适合早产儿，或者吮吸能力弱、含乳头有困难的小宝宝。这种抱法和摇篮抱法中宝宝的位置一样。但是这种抱法中，妈妈不仅要将宝宝放在肘关节内侧，还要用双手来扶住宝宝的头部。这样妈妈就可以更好地控制宝宝头部的方向。

●足球抱法

妈妈乳房较大或乳头内陷、扁平时适合这种抱法。将宝宝放在妈妈身体一侧，妈妈用同侧前臂支撑宝宝的背，手则扶住宝宝的颈和头，另一只手托着乳房。这样易于观察宝宝是否已叼牢乳头，以便形成有效哺乳。

●侧卧抱法

这种抱法适合于经过剖腹产手术的妈妈，可以避免宝宝压迫伤口。妈妈在床上侧卧，与宝宝面对面。然后将自己的头枕在臂弯上，使宝宝的嘴和自己的乳头保持水平方向。用另一只胳膊的前臂支撑住宝宝的后背，手则托着宝宝头部。这种做法可以让妈妈在宝宝吃奶时得到休息，有利于妈妈产后恢复。

如何饮用配方奶粉

有时候，为了避免宝宝醒来后不能及时喝到奶水而哭闹，妈妈们会提前调配一瓶奶备用，但要切记，冲调好的奶要盖上盖子放入冰箱里储存。

冲调好的配方奶应于 24 小时内用完。喝剩下的配方奶，如果剩余量较少，最好倒掉；如果剩余量很多，可以放入冰箱中储存，但也不能存放过长时间，最好在 1 小时之内喝掉。

从冰箱中取出的配方奶，要在加热后饮用。加热时，可用碗装好热水，然后把奶瓶放在热水里隔水烫热。也可以将装有奶的奶瓶直接放在热水龙头下冲，直到冲热为止。

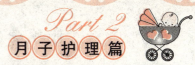

不要用微波炉热奶，这样可以避免局部过热的奶水烫伤宝宝口腔。也不要把温热的奶放在保温瓶中保存，这种方式将会促进细菌的快速繁殖生长。

满月宝宝的发育测评

满月的孩子，可以称之为婴儿。一逗他会笑，小胳膊、小腿也总是喜欢呈屈曲状态，两只小手握成拳。

● 身体发育指标

发育指标	出生时	满月时	宝宝成长记录
体重（千克）	2.5～4	4.6～4.9	
身长（厘米）	47～53	55.6～56.5	
头围（厘米）	33～34	37.1～37.8	
胸围（厘米）	32	36.5～37.3	
坐高（厘米）	33	37.5	
囟门（厘米）	前囟1.5～2；后囟0～1		

● 智能发育水平

大运动：拉腕坐起，头部能竖直片刻。

精细动作：触碰手掌会紧握拳。手握拳头的时候比较多，能自动抓紧触及其手掌的大小合适的东西。如你用手指去触摸他的手掌，他会不由自主地抓紧你的手指。

适应能力：能追随物体而转移视线，听声音有反应。对于内耳传来的重力与移动的感觉有反应。如你正在抱着他时，突然把他放低会感到惊慌。

语言发展：发出细小喉音。

社交行为：眼跟踪走动的人。

第4节 新生儿常见疾病护理

新生儿需要做哪些体检

新生儿出生后的第一次体检一般在出生后42天时进行，在新生儿期，妈妈也可在家给新生儿做一些简单的体检。

新生儿的主要体检项目：

（1）称体重：妈妈抱着新生儿站在磅秤上称体重，减去大人的体重，即为新生儿体重。

（2）量身高：让新生儿躺在桌上或木板床上，在桌面或床沿贴上一个软尺。在新生儿的头顶和足底分别放上两块硬纸板，读取头板内侧至足板内侧的长度，即为身长。

（3）量头围：将软尺的零点（0cm部分）放在左右两眉的眉弓（是眉毛的最高点），将软尺沿眉毛水平绕向新生儿的头后，经过新生儿脑后的最高点，然后将软尺绕回前脑，所得数据便是新生儿的头围。

（4）量胸围：让新生儿平躺在床上，将软尺零点固定于乳头下缘，使软尺接触皮肤，经两肩胛骨下缘绕胸围一圈回至零点，读取的数值即是胸围。

（5）量体温：新生儿体温测量以腋下最方便、最常用，在腋下因各种原因无法测量时，可用肛门内测量。

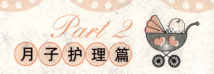

如何在家护理患儿

新生宝宝生病时，有时需要在家中进行护理，父母除按日常护理之外，还要给予特殊的关照，特别是要观察新生儿的病情变化。

护理前认真洗净双手，换上干净的衣服。保持房间内的温度，避免他人接触新生宝宝。护理时除按时喂药外，要趁更换尿布和衣服时，摸摸宝宝的小手、小脚，粗略掌握体温的变化，必要时应测量体温。喂奶时速度要比平时缓慢，边吃边观察宝宝的吸吮及吃奶量有无变化。要随时查看新生儿的精神状况、面色和呼吸情况，观察其与平时有无异样。

宝宝体温高于38℃或低于35.5℃时，或者吃奶吸吮无力、吃奶量不及平日的一半、不吃奶、呛奶或反复呕吐，均说明病情有变化，要及时咨询医生。

如果宝宝面色苍白、口唇发青、安静时呼吸次数每分钟多于60次，那么就是病情危重的表现。此时应及时将新生儿送往附近医院治疗，不能继续留在家中护理。否则会因延误病情，而导致不良后果，甚至可能危及新生儿的生命。

新生儿一旦患病，就会出现"四不"：不吃、不哭、体温不升、体重不增。这几个症状有时会先后出现，有时会同时出现，有的患儿某个症状会特别明显。但这只是新生儿患病的共有表现，而非早期症状。如果等到宝宝出现这些症状，那就说明早就患上疾病了，这时去治疗，恐怕就要耽误了。爸爸妈妈应掌握新生儿常见病的早期症状以及这些疾病的特异性，及早发现，及早治疗。

新生儿脑膜炎怎么办

● 症状表现

脑膜炎可有硬脑膜炎、蛛网膜炎和软脑膜炎。硬脑膜炎多继发于颅骨感染。自从抗生素广泛应用以来，此病之发病率已大为减少。软脑膜炎包括蛛网膜和软脑膜炎症，则颇为常见。目前脑膜炎实际上是指软脑膜炎而言。

脑膜炎的早期症状有：

（1）嗜睡。

（2）发热、发病较急，高热甚至可达39℃以上。

（3）呕吐，拒绝饮食。

（4）啼哭增加，睡不安稳。

（5）严重头痛甚至惊厥，抽筋。

（6）讨厌强光和巨大的声音。

（7）如果未及时治疗，随着病情加重，婴幼儿会出现颈部僵硬，头向后仰，背部僵硬，整个身体向背后弯曲似"弓"字样症状。

● **产生原因**

脑膜炎绝大部分由病原体引起，由脑膜炎双球菌引起的流行性脑膜炎是其中最主要的类型；少数则由刺激性化学药品如普鲁卡因、氨甲蝶呤引起。脑膜炎有3种基本类型：化脓性脑膜炎、淋巴细胞性脑膜炎（多由病毒引起）、慢性脑膜炎（可由结核杆菌、梅毒螺旋体、布氏杆菌及真菌引起）。

● **易发人群**

2～6岁的儿童是脑膜炎的多发群体，孩子越小，危害越大。

● **应对方法**

细菌性脑膜炎是一种有生命危险的疾病，应立即治疗。

（1）常规治疗。患上脑膜炎，患儿应到医院就医，直至感染完全被根除，大约需2周时间。如果患儿感染上细菌型脑膜炎，将会使用大剂量抗菌药物，可能用静脉注射。抗生素被广泛采用治疗细菌性脑膜炎。因为抗生素对病毒性脑膜炎不起作用，应该加用抗病毒的药物。还经常采用输液和休息疗法。

（2）辅助治疗。脑膜炎发病快并有生命危险，因此在采用选择疗法前应接受急诊治疗。

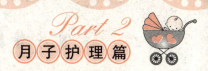

新生儿出现腹泻怎么办

宝宝腹泻时，对脂肪的不耐受性明显增高，所以喂养时需适当减少脂肪的摄入量。

● 母乳喂养的宝宝

如果是母乳喂养，可以增加母乳喂养的次数，以补充水分。平时一侧乳房喂 10 分钟后换另一侧，腹泻后可以改为 5～7 分钟后即换另一侧。另外，还要适当减少喂奶量，不但缩短每次喂奶的时间，还要延长喂奶间隔，这样可以减小消化压力。

这样坚持 1～2 天后，腹泻一般可以减轻，就算腹泻没有减轻，也要恢复正常喂奶，否则宝宝容易营养不良。

另外，哺乳的妈妈在这段时间要少吃含脂肪类的食物，减少乳汁里的脂肪含量。

● 人工喂养的宝宝

如果是奶粉喂养，可以将奶粉调稀一点，按照 1 份奶粉 2 份水的比例喂 1～2 天后，恢复正常喂奶。

有人认为宝宝腹泻时，消化能力下降，消化不了乳类食品，转而给宝宝喂米汤，其实对宝宝来说，米汤相对于乳类更难消化，因为米汤的主要成分是碳水化合物，而乳类的主要成分是乳蛋白，比碳水化合物容易消化得多。所以，给腹泻的宝宝喂米汤的做法是不对的。

新生儿肺炎怎么办

宝宝刚刚降生，呼吸系统和免疫系统都尚未发育完全，因此在宝宝的新生儿期，肺炎是特别需要防范的疾病之一，新手父母应该小心护理。平时的妥当护理，能够极大地降低宝宝患病的概率。

●判断宝宝是否患了肺炎的通常办法

（1）观察胸凹陷。小于2个月的宝宝吸气时可以见到胸壁下端明显向内凹陷，称之为胸凹陷。如果宝宝既有呼吸增快又有明显胸凹陷，就有可能患上重度肺炎，必须住院治疗。

（2）数呼吸。根据世界卫生组织制定的儿童急性呼吸道感染控制规划（ARI）方案所定：当小于2个月的宝宝，在安静状态下每分钟的呼吸次数大于或等于60次，可视为呼吸增快；如果数两个1分钟均大于（或等于）60次可确定此患儿呼吸增快，有可能患了肺炎，应该带宝宝到医院诊治。

●新生儿肺炎的护理

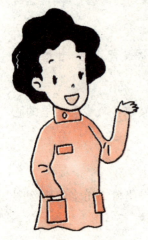

（1）乳汁吸入性肺炎的护理。对于患有乳汁吸入性肺炎的宝宝，妈妈在哺乳时一定要仔细；如果用奶瓶喂奶，奶嘴孔要大小合适。喂奶时，宝宝最好是半卧位，上半身稍高一点；喂奶后，轻轻拍打宝宝背部，排出胃内的气体，再观察一会儿，发现有漾奶现象，应及时抱起宝宝，拍拍后背。如果宝宝呛咳比较严重，并有发憋、气促等情况，要及时到医院就诊。

（2）因感染引起的新生儿肺炎的护理。宝宝出生后，要给宝宝布置一个洁净舒适的生活空间，宝宝所用的衣被、尿布应柔软、干净，哺乳时的用具应彻底消毒。新爸妈和其他接触宝宝的亲属在护理宝宝时要注意洗手，特别是外出回来时，一定要用肥皂、流水洗净手再接触宝宝。

感冒的家人要尽量避免接触宝宝，如果新妈妈感冒，应戴着口罩照顾宝宝和给宝宝喂奶。也不要让太多的客人探访宝宝，更不要让客人近距离接触宝宝，以防病菌传播和感染。

如果宝宝其他部位存在感染，如皮肤感染、脐炎、口腔感染等，病菌也可能通过血液循环至肺部而引起肺炎。因此新爸妈如果发现宝宝有脐炎或皮肤感染等情况，应立即带宝宝去医院治疗，防止病菌扩散，引起肺炎。

新生儿感冒怎么办

● 症状表现

感冒是宝宝最为常见的疾病之一。在一年内往往反复发生感冒数次之多。

宝宝感冒轻重程度相差很大。轻者，只是流清水鼻涕、鼻塞、喷嚏，或者伴有流泪、微咳、咽部不适，一般3~4天能自愈。有时也伴有发热、咽痛、扁桃体发炎以及淋巴结肿大。发热可持续2~3天至1周左右。宝宝感冒时还常常伴有呕吐、腹泻。重者，体温高达39~40℃或更高，伴有畏寒、头痛、全身无力、食欲减退、睡眠不安等全身症状。

● 并发症

宝宝感冒来不得半点马虎，治疗不及时，或者治疗不当，常常引起许多并发症，常见的有鼻窦炎、口腔炎等，也可引起咽后壁脓肿、扁桃体周围脓肿、气管炎及肺炎。有时感冒还会通过血液循环遍及全身，引起败血症、脓胸、脑膜炎等严重疾病，危及生命。

● 易发人群

婴幼儿和学龄前儿童。

● 应对方法

可给宝宝服用抗生素，抗生素可以通过杀灭或抑制细菌成长而起到抗感染作用。治疗感冒合并细菌性感染，一般需用足量抗生素7~10天，而且每天要服药2~4次。

● 家庭护理

（1）让宝宝充分休息，患儿年龄越小，越需要休息，待症状消失后才能恢复自由活动。

（2）按时服药。就大多数感冒而言，多数是由于病毒所致，抗菌药物无效，特别是早期病毒感染，抗生素非但无效，滥用抗生素还会引起机体菌群失调，有利病菌繁殖，加重病情。

（3）小儿感冒发热期，应根据宝宝食欲及消化能力不同，分别给予流食或面条、稀粥等食物。喂奶的宝宝应暂时减少次数，以免发生吐泻等消化不良症状。

（4）居室安静，空气新鲜，禁烟，温度宜恒定，不要太高或太低。有喉炎症状时更应注意，这样才能让患儿早日康复。如果发热持续不退，或者发生并发症时，应及时去医院诊治，以免发生意外。

新生儿出现发热如何处理

宝宝体温往往下午和夜里偏高，流汗时也偏高。宝宝上午正常状态下一般测量腋温为36～37℃，如果超过40℃，则可能引起惊厥发作，甚至造成脑损伤，新爸妈应该高度重视。

新生宝宝发烧后，体温在38℃以下时一般不用处理，多喝些水就可以。可如果体温超过38.5℃，就要立即看医生了。在使用药物降温的同时，也要配合物理降温，每过1个小时要测量一次宝宝的体温。

● **新生儿的体温测量法**

口测法：舌下测5分钟，正常值为36.3～37.2℃。

肛测法：肛门测5分钟，正常值为36.5～37.7℃。

腋测法：腋窝下测5分钟，正常值为36～37℃。

● **新生儿发热降温法——物理降温**

物理降温是给发热的新生儿降温的最有效的方法。

（1）多喝温开水。给宝宝多喝温开水，补充体液，非常有效实用。但禁忌喝冷水，因为会加重病情。

（2）温水擦浴。用温水擦拭宝宝的全身，这个方法适合所有发热的宝宝，水的温度在32～34℃比较适宜，每次擦拭的时间为10分钟以上。擦拭的重点部位在皮肤皱褶的地方，如颈部、腋下、肘部、腹股沟处等。

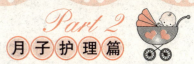

(3) 自然降温。这种方法适用于 1 个月以下的宝宝，特别是夏天，只要把宝宝的衣服敞开，放在阴凉的地方，宝宝的体温就会慢慢下降。

(4) 空调降温。也可以通过调节空调的温度，来给宝宝降温。如果宝宝发热时伴随有畏寒、寒战，就不能使用空调降温。

● 新生儿发热增减衣服须知

宝宝发热，穿衣就要多加注意，增减衣服要配合宝宝发热的过程。当体温开始上升，宝宝会觉得冷，此时应添加长袖透气的薄衫，同时可以给予退热药；服药半小时之后，药效开始发挥作用，身体开始出现散热反应，宝宝会冒汗，感觉到热，此时就应减少衣物。

新生儿出现黄疸怎么办

新生儿黄疸一般分为生理性黄疸、病理性黄疸和母乳性黄疸。

● 生理性黄疸

生理性黄疸是指一些新生儿出生 2~3 天后，全身皮肤、眼睛、小便等会出现发黄，到出生第 5~6 天时，发黄最为明显。

出生后，新生儿建立自己的呼吸系统，体内的低氧环境得到改变，对红细胞的需求减少，于是大量的红细胞被破坏，分解产生胆红素，但是这时新生儿的肝功能还没有发育完善，酶系统发育不成熟，不能把过多的胆红素处理后排出体外，使得血液中的胆红素增多，这就出现了生理性黄疸。

● 病理性黄疸

如果新生儿的黄疸出现的时间过早，黄疸的程度过重，或者在生理性黄疸减退后又重新出现，而且颜色加深，同时伴有其他症状，就可能是病理性黄疸。

● 母乳性黄疸

母乳性黄疸既非生理性黄疸，也非病理性黄疸，是指有的全部由母乳喂养的新生儿在母乳中葡萄糖醛酸苷酶的作用下使小肠中重复吸收胆红素引起的黄疸。

● 黄疸护理与就诊

（1）生理性黄疸：一般不需要治疗，可自行消退。但在黄疸期间要让宝宝多喝温开水或葡萄糖水以利尿。

（2）病理性黄疸：如果新生儿黄疸出现早于24小时，进展快，程度重，消退晚，退而复现，就可能是病理性黄疸，需及时去医院治疗。

（3）为了预防新生儿黄疸，妈妈和宝宝都应该尽量避免接触能诱发溶血的药物、化学物品，禁用可诱发溶血性贫血的氧化剂药物，忌食蚕豆，忌与樟脑丸接触。

如果宝宝的黄疸在出生后12~24小时就出现，且黄疸色很重，持续2周后不退，哭闹较多、体重下降，应就医治疗。

新生儿出现脐炎怎么办

● 症状表现

胎儿出生以前，脐带是母亲供给胎儿营养和胎儿排泄废物的必经之路，出生后，在脐根部结扎，剪断。一般生后3~7天脐带残端脱落，因为脐带血管与新生儿血液相连，如果保护不好，会感染而发生脐炎，甚至造成败血症危及生命，所以要精心护理。

（1）脐带根部发红，或脱落后伤口不愈合，脐窝湿润、流水，这是脐带发炎的最早表现。以后脐周围皮肤发生红肿，脐窝有浆液脓性分泌物，带臭味，脐周皮肤红肿加重，或形成局部脓肿、败血症，病情危重会引起腹膜炎，并有全身中毒症状：发热、不吃奶、精神不好、烦躁不安等。慢性脐炎时，局部形成脐部肉芽肿，为红色肿物突出，常常流黏性分泌物，很久都不能治愈。

（2）脐带轻度发炎时，仅在脱落的伤面有少量黏液或脓性分泌物，周围皮肤发红。如未得到及时有效的治疗，病情会迅速发展，出现脐部脓肿，并殃及大部分腹壁，同时伴有发热、哭闹、呕吐等表现。

● 产生原因

新生儿的脐带残段，一般在生后3～6天即干燥脱落，在此期间脐带受到污染及尿浸渍，或接产时对脐带消毒不严，均可使脐带被细菌感染而发炎。

● 并发症

有的继发脓毒败血症或破伤风。

● 家庭护理

（1）操作时要注意保暖，室温应在23～24℃，最好选择在29～31℃的辐射床上进行，避免脐部暴露在外的时间过长，一般在5～10分钟，操作前洗手，避免冷手直接刺激患儿皮肤。

（2）改变不良卫生习惯，加强人们的卫生保健意识。脐部有污染应及时清洗消毒，保持脐部干燥、清洁。勤换尿布，避免尿液污染脐部，每次沐浴后用无菌干棉签把脐凹水吸干。重视脐部护理，一旦发现脐部有渗脓渗血，不能疏忽大意，应及时到医院就诊，以免延误病情。

新生儿便秘怎么办

新生儿便秘要根据具体情况来区别处理，如果新生儿2～3天解1次大便，但精神状况及体重增加正常，就不是病。

新生儿早期有胎粪性便秘，是由于胎粪稠厚积聚，在乙状结肠及直肠内，排出量很少，若于出生后72小时尚未排完，则新生儿表现为腹胀、呕吐、拒奶，这时可用温盐水灌肠或开塞露刺激，胎粪排出后症状消失不再复发。如果随后又出现腹胀，这种顽固性便秘要考虑先天性巨结肠症。

新生儿便秘大多数发生在吃牛奶或配方奶的新生儿中，2～3天解1次大便。如果新生儿排便并不困难,并且大便也不硬,新生儿精神好,体重也增加,这种便秘就不是病,而是新生儿排便的一种习惯。

如果除大便次数明显减少外,每次排便时还非常用力,并且排便后可能出现肛门破裂、便血,应及时处理。可在新生儿的肛门内放置甘油栓,或细小的肥皂条以帮助排便。

新生儿呕吐怎么办

很多宝宝存在呕吐现象。而在日常生活中新妈妈又经常会将宝宝呕吐和溢乳混淆起来,其实二者有一定差别。溢乳是宝宝吃完奶后几分钟,就有一两口奶从嘴里吐出或是从口角自然流出,这是正常的生理现象,不是病态。

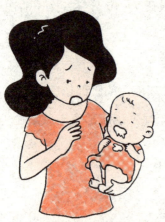

因为宝宝在出生后3个月间,贲门肌肉仍未发育健全,好比胃的出口处紧而入口处松,所以容易引起胃内的奶汁倒流,出现溢乳现象。妈妈喂完奶后,把宝宝竖直抱起靠在自己肩上,轻拍宝宝后背2~3分钟,让宝宝通过打嗝排出吸奶时一起吸入胃里的空气;再把宝宝放到床上,躺下入睡时,头稍抬高,身体向右侧卧,就可以避免宝宝溢乳的现象。

而呕吐之前,往往可以看到宝宝烦躁不安,呕吐时宝宝带着痛苦的表情,呕吐物经常从胃中冲出来,呈喷射性,多伴有奶块、绿色胆汁,或者伴有宝宝发热、腹泻,这就要考虑宝宝是否患了胃肠炎、脑膜炎等,因为这已经是病理性呕吐,必须及时治疗。

宝宝呕吐会丢失大量水分,因此宝宝呕吐后,应该及时给宝宝补充适量水分。在宝宝呕吐过后30分钟左右再喂水,量不要多,水以凉开水或者温开水为宜。呕吐后的宝宝可以停止进食,待呕吐程度缓和后,再恢复进食。一定要在医生指导下服用药物,如呕吐持续,应及时就医。

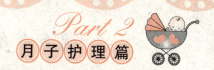

冬季新生儿尿液呈白色正常吗

冬天，新生儿排出的尿呈白色一般是正常的生理现象，多喝水可以帮助缓解。

● 新生儿尿液呈白色的原因

冬天气候寒冷，新生儿们喝水较少，尿液中的无机盐浓度偏高，很不容易溶解，在新生儿尿尿时随尿液排出体外，就会使尿变成白色。当新生儿吃了能使尿中无机盐结晶含量增多的粮食、水果、蔬菜时，也会出现白色尿。

● 护理方法

这种白色尿不需要特殊治疗，只要在冬季注意为新生儿保暖，使新生儿多喝水即可，吃辅食后则应多吃新鲜蔬菜和水果，尿液中的无机盐结晶就会溶解，尿色就会清澈了。

新生儿患了泪囊炎怎么办

新生儿鼻泪管下端的开口还未开放，或被上皮碎屑阻塞，导致鼻泪管阻塞，泪液瘀积于泪囊内，成为细菌繁殖的场所，继而引起继发性感染，就会使宝宝患上泪囊炎。患儿多在出生后1~7天或稍后的时间内发病。

泪囊炎一般表现为慢性和急性两种，而以慢性最常见，原因是由于毒力强的细菌，如链球菌或混合肺炎链球菌等感染所致。它的主要症状是眼屎多，稍大的宝宝可伴有流泪，挤压泪囊区往往有脓性分泌物流出。

泪囊炎的治疗：

（1）给新生儿擦拭分泌物时应将指甲剪去磨平，以防损伤新生儿皮肤。

（2）一旦发现宝宝有经常流泪、结膜充血及眼屎增多等症状，应及时就诊。

(3) 在新生儿泪囊炎初期，可用拇指按摩宝宝泪囊区，并向鼻泪管方向推压4～5次，每日2～3次。可减轻宝宝泪囊炎症状。

(4) 2个月以上的宝宝必须去医院进行泪道冲洗。

(5) 4个月大的宝宝仍然未能痊愈者，需进行泪道探通手术。

新生儿出现鹅口疮怎么办

有些新生儿口腔黏膜会长出一些像奶块一样的东西，类似积存在黏膜上的稀粥残渣，不易擦掉，严重时会连成一片，布满于口腔两侧、舌面、上颚，甚至蔓延到新生儿的咽喉后壁、食管、肠道、喉头、气管、肺等部位。这就是人们常说的鹅口疮。防治新生儿患鹅口疮，妈妈主要是要注意乳头和新生儿食具的卫生。

● 鹅口疮的主要表现

鹅口疮初期一般没有疼痛感，不会影响新生儿进食，但如果任其发展，则会造成新生儿吞咽困难、呛奶、呕吐、声音嘶哑、呼吸困难，严重时还会引起败血症、脑膜炎等严重并发症。

● 鹅口疮的预防

鹅口疮主要是乳头、食具不卫生，使霉菌侵入口腔黏膜导致的。

(1) 母乳喂养时，应保持乳房及乳头的清洁。乳汁有抑菌作用，结束哺乳后，妈妈可以挤出少量乳汁，涂在乳晕处，待其自然干燥，可以隔离病菌。

(2) 人工喂养时，每次喂奶后，都要把新生儿的奶瓶、奶头清洗干净，并煮沸消毒。其他喂奶用的物品（如小毛巾等）要与成人分开，每次用后都要煮沸消毒，并在阳光下晒干。

每次喂奶后，再给新生儿喂几口温开水，可冲去留在口腔内的奶汁，霉菌就不会生长了。

● 鹅口疮的护理

新生儿得了鹅口疮以后，首先应检查有没有使用抗生素不合理的情况，如有应及时纠正。然后，用棉签蘸些制霉菌素溶液（每10毫升冷开水中含20万单位制霉菌素），涂在新生儿的患处；或用2%～3%碳酸氢钠溶液（也就是小苏打溶液）为新生儿清洗口腔；或在新生儿的患处涂些冰硼散或硼砂甘油。以上药物每天可涂3～4次。同时要注意为新生儿补充复合维生素B和维生素C。每日2次，每次1片，压碎成粉，加水溶解后给新生儿喂食。

新生儿发热怎么办

新生儿在发热时，通常还伴有面红、烦躁、呼吸急促、吃奶时口鼻出气热、口腔发热发干、手脚发烫等症状。

● 发热的原因

（1）环境温度过高而致的发热（如室内生火炉而致室温过高）。新生儿体温调节功能还没发育健全，不能维持产热和散热的平衡，从而身体温度会随着外界环境温度的变化而变化。

（2）脱水热。新生儿皮下脂肪少，皮肤面积相对较大，散热快，易脱水，尤其是在炎热的夏天出生的新生儿，由于大汗、进奶少等因素，很容易发生脱水，随之出现体温升高（达38～40℃）。

（3）产后感染一般发生在产后1周左右，宝宝常因病毒、细菌、立克次氏体、原虫、螺旋体、霉菌等所引起的急性感染造成的呼吸道疾病、支气管炎、败血症、脓肿、皮肤脓疱等病证而发热。

● 发热的护理

新生儿发热首先要看医生。在医生的指导下进行家庭护理，不要随便使用退烧药，以免引起毒性反应。

（1）新生儿体温在38℃以下时，一般不需要处理，但是要多观察，多喂些水，几个小时后宝宝体温就可以恢复到正常。

（2）如体温在38～39℃之间，可将褥褓打开，将包裹宝宝的衣物抖一抖，然后给宝宝盖上较薄些的衣物，使宝宝的皮肤散去过多的热，室温要保持在15～25℃。

（3）宝宝体温高于39℃时，可用酒精加温水混合擦拭降温，高热会很快降下来。酒精和温水的比例应为1∶2。可以用纱布蘸着酒精水为宝宝擦颈部、腋下、大腿根部及四肢等部位。

（4）降温过程中，要注意给宝宝喂水（白开水或糖水均可以）。这是因为，宝宝在发热的过程中要消耗掉大量的水分，要给予及时的补充。

新生儿出现红屁股怎么办

新生儿红屁股是由于没有及时给新生儿换被大小便污染的尿布导致的。

防治新生儿红屁股，主要靠护理。如果措施得当，很快就会出现好转。在新生儿大便后或换尿布时，用温开水（注意，不要用肥皂）为新生儿清洗一下小屁屁，用洁净的棉布吸干后再涂些植物油，让新生儿的屁屁晒晒太阳，每天2～3次，每次10～20分钟，1～2天就能恢复。

给新生儿涂抹油类及药膏时，要用棉签贴在皮肤上轻轻滚动，而不能上下涂刷，那样会导致脱皮。在为新生儿清洗红屁股时，要用手沾水轻柔地清洗，不要用毛巾直接擦洗，清洗完后要用毛巾轻轻吸干。

第 5 节 适合新生儿的美食

软煎鸡肝

原料 鸡肝 100 克，面粉少许，鸡蛋清、精盐、植物油各适量。

做法 ①将鸡肝洗净，摘去胆囊，切成圆片，撒上精盐、面粉，蘸满蛋清液备用。

②锅置火上，放油烧热，下入鸡肝，煎至两面呈金黄色即可。

排骨荷兰豆汤

原料 新鲜玉米 100 克，荷兰豆 50 克，排骨 150 克，水适量。

做法 ①排骨用热水氽烫，锅内加适量水（不要太多，汤浓一点）熬汤。

②将材料一起放入，煮开后用文火炖 1 小时，肉可以研碎与汤同喂，也可以做粥。

橘子汁

原料 橘子 1 个。

做法 ①将橘子外皮洗净，切成两半。

②将每半只置于挤汁器旋转几次，果汁即可流入槽内，过滤后即成。每个橘子约得果汁40毫升。饮用时加1倍水和少量糖。

胡萝卜番茄汤

原料 胡萝卜1/2根，番茄1/2个，高汤2大匙。

做法 ①胡萝卜清洗干净、去皮，番茄氽烫去皮后搅拌成汁。

②用插菜板将洗净的胡萝卜插成丝，再磨成泥状。

③锅中倒入少许高汤，放入胡萝卜泥和番茄汁，用大火煮开，到熟透后即可熄火。

红枣苹果汁

原料 新鲜红枣20枚，苹果1个。

做法 ①红枣、苹果清洗干净，再用开水略烫备用。

②红枣倒入炖锅加水用微火炖至烂透。

③用小刀将苹果切成两半并去核，用小勺在苹果切面上将果肉刮出泥。

④将苹果泥倒入锅中略煮，过滤后给宝宝食用。

黄油牛肉汤

原料 牛肉50克，胡萝卜30克，葱头15克，番茄30克，黄油10克。

做法 ①将牛肉洗净切碎，加水煮熟、待用；胡萝卜洗净，切碎、煮软；葱头、番茄去外皮切碎，待用。

②将黄油放入锅内，烧热后放入葱头，搅拌均匀，再将胡萝卜、番茄、碎牛肉放入黄油锅内，用小火煮烂即可。

虾肉泥

原料 新鲜虾肉（河虾、海虾均可）50 克，香油 1 克，清水适量，精盐少许。

做法 ①将虾肉洗干净，放到碗里，加上少量的水，放到蒸锅里蒸熟。

②将虾肉捣碎，加入精盐、香油，搅拌均匀即可。

虾仁小馄饨

原料 虾仁 50 克，少筋猪腿肉 50 克，鸡蛋 1 个，小馄饨皮 10 张，精盐适量。

做法 ①猪腿肉绞碎，和虾仁一起拌匀，加精盐，打入鸡蛋，再拌匀。

②将馅料用小馄饨皮包裹，煮熟即可。

鸡蛋黄鱼饼

原料 黄鱼肉 100 克，鸡蛋、葱头各 1 个，牛奶 3 大匙，精盐、淀粉、植物油各适量。

做法 ①将黄鱼肉洗净，剁成泥；葱头去皮，洗净切末。

②将鱼泥放入碗内，加入葱头末、鸡蛋、牛奶、精盐、淀粉，搅成稠糊状有黏性的鱼肉馅，待用。

③将平锅置火上，放入油，把鱼肉馅制成 8 个小圆饼入锅内，煎至两面呈金黄色即可。

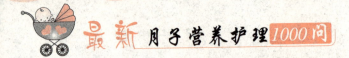

蔬果虾蓉饭

原料 大虾2只,番茄1个,香菇3朵,胡萝卜1个,西芹少许,米饭适量。

做法 ①把番茄放入开水中烫一下,然后去皮,再切成小块;香菇洗净,去蒂切成小碎块;胡萝卜切粒;西芹切成末。

②大虾煮熟后去皮,取虾仁剁成蓉。

③把所有配料放入锅内,加少量水煮熟,最后再加入虾蓉一起煮熟,把此汤料淋在米饭上拌匀即可。

甘薯鱼肉饭

原料 甘薯30克,鳕鱼肉50克,白米饭2/3碗,绿色蔬菜(菠菜、白菜等)适量。

做法 ①甘薯洗净去皮,切成0.5厘米的方块,浸水后用保鲜膜包起来加1大匙水。放入微波炉加热约1分钟,鳕鱼肉用热水烫过备用。

②将白米饭倒入小锅中,再将水、处理过的甘薯、鳕鱼肉及绿色蔬菜放入小锅一起煮熟即可。

油菜鲤鱼粥

原料 鲜鲤鱼50克,大米100克,小油菜一棵,葱、姜各适量。

做法 ①鲤鱼清洗干净,去鳞去内脏,取无刺的净鱼肉50克,切成小块。

②将鲤鱼块与大米一起煮粥。

③在八分熟时加入葱花、油菜等,煮熟即可。

奶油豆腐

原料 豆腐 100 克，奶油半杯，白糖少许。

做法 ①将豆腐切成小块。

②将豆腐与奶油加水同煮，煮熟之后加一点点白糖调味即可。

酸奶菠菜糊

原料 菠菜叶 5 片，牛奶半小匙，酸奶 1 小匙，清水适量。

做法 ①将菠菜叶加水煮烂，过滤（留菜）并磨碎。

②将牛奶与酸奶混合并搅匀，加入碎菠菜搅拌。

麻酱小花卷

原料 面粉 400 克，面肥 100 克，温水 200 克，碱液适量，芝麻酱 50 克，红糖 20 克，花生油 1 小勺。

做法 ①将面粉加入面肥、温水和匀，发起，加入碱液揉匀，盖上湿布醒 30 分钟。

②将芝麻酱 50 克放入锅内，加入红糖、花生油调匀待用。

③将发面团擀成长方片，拌匀上述馅料，卷成卷，用刀剁成 40 个相等的段，然后将每两段摞起拧成花卷，码入屉内，用旺火蒸 15 分钟即熟。

鸡丁健脑菜

原料 鸡肉 100 克，核桃仁 25 克，黄瓜 25 克，葱、姜、酱油、花椒粉、精盐、味精、植物油、水淀粉各适量。

做法 ①鸡肉切成丁，用调味料上浆；黄瓜切丁；葱、姜切好备用；核桃仁炸熟。

②炒锅上火加油，将鸡丁炒熟，捞出沥油。

③锅上火留底油，煸葱、姜至香，放入鸡丁、黄瓜丁与调味料，最后放入核桃仁，然后用水淀粉勾芡装盘即可。

海带肉丝

原料 肥瘦猪肉50克，水发海带100克，水淀粉1小匙，炒菜油、酱油、精盐适量，葱姜末少许。

做法 ①水发海带洗净，切成细丝，放入锅中蒸15分钟，视海带软烂后，取出待用。

②肥瘦适度的猪肉用清水洗净，切成肉丝。

③将油放入锅内，热后下入肉丝，用猛火煸炒1~2分钟，加入葱姜末、酱油搅拌均匀，投入海带丝、清水（以漫过海带为度）、精盐，再以猛火炒1~2分钟，用水淀粉勾芡出锅即成。

鳕鱼什锦丁

原料 鳕鱼肉100克，腰果50克，鸡蛋清1个，青椒块、红椒块各25克，植物油适量，葱末、姜末、蒜末各5克，精盐、味精各1/2小匙，水淀粉1大匙，香油1/2大匙，鸡汤50克。

做法 ①将鱼肉洗净、切丁，加适量精盐、味精、水淀粉调匀，用蛋清上浆备用。

②锅点火，油烧至四成热，放鱼丁滑散、滑透，捞出沥干，油烧至五成热时，放腰果炸至熟透，捞出沥油待用。

③锅中留适量底油，先放入葱末、姜末、蒜末、青椒、红椒炒香，再添

入鸡汤，加入精盐、味精调匀，然后放入腰果、鱼丁翻炒至入味，再用水淀粉勾芡，淋入香油，出锅装盘即可。

甜豆浆

原料 黄豆100克，白糖50克。

做法 ①将黄豆择洗干净，浸泡7小时（夏季4小时），捞出后放入豆浆机中榨成汁。

②将制好的豆浆倒入碗中，加入白糖，稍煮一会儿即可。

芙蓉蛋卷

原料 鸡蛋2枚，鱼肉35克，葱2条，腊肠1/4条，葱花、姜末、酱油、生粉、精盐、熟油、生油各适量。

做法 ①将鱼肉剁烂，调入生粉、葱花、姜末、熟油、酱油混合，加水几滴，顺时针方向拌至胶状。

②把蛋磕开，加少许精盐打匀。

③起锅下生油，将已打匀的蛋液倒进锅内，铺开成薄片，用文火煎至刚熟，取出后放在鱼肉、腊肠条和葱段上，卷成圆筒放在碟子上，放进锅内蒸至熟，然后取出用刀斜切成小卷即可。

红烧鱼面筋

原料 净青鱼肉150克，黑木耳15克，山药30克，精制油300克，鸡蛋1个，葱段、姜片、鲜汤、水淀粉各适量，酱油、麻油、黄酒、糖各少许。

做法 ①将剔净鱼骨的青鱼肉切条入搅拌机绞成泥状，加鸡蛋、水适量打匀；黑木耳、山药切丁备用。

②将搅拌好的青鱼蓉用小汤勺舀入热油中，炸成金黄色捞起备用。

③炒锅中留少许油放入葱、姜爆香，加鲜汤、酱油、黄酒、糖烧开，倒入青鱼、黑木耳、山药。加水淀粉勾芡，淋上麻油，撒上葱段即可。

蔬菜豆卷

原料 豆皮1张，绿豆芽50克，胡萝卜20克，甘蓝菜40克，豆干50克，精盐、香油各适量。

做法 ①先将甘蓝菜洗净、切丝备用；胡萝卜洗净、去皮，切丝备用。

②绿豆芽洗净；豆干洗净、切丝备用；将所有准备好的原料用热水烫熟，然后加少许精盐和香油拌匀。

③将拌好的原料均匀放在豆皮上，卷起用中小火煎至表皮金黄。

④待放凉后切成小卷，摆入盘中即可。

糖水樱桃

原料 熟透樱桃100克，绵白糖50克，水适量。

做法 ①将樱桃洗净，去核去蒂，放入锅内，加入绵白糖及水，用文火煮15分钟，煮烂备用。

②将樱桃搅烂，倒入水杯内，晾凉后喂食。

南瓜黄桃派

原料 南瓜250克，干炸粉2包，黄桃3只，淀粉、糖、蔬菜叶子各适量。

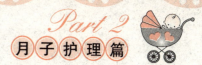

做法 ①南瓜煮熟后碾压成泥,加入干炸粉,拌匀。

②黄桃去皮,切成小丁,煮熟,加入淀粉拌成糊糊状,放少许糖,备用。

③起油锅炸南瓜泥,装盘后浇上黄桃糊糊,再配上烫熟的蔬菜叶子即可。